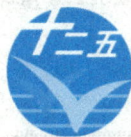

全国中医药行业中等职业教育"十二五"规划教材

中西医结合儿科

（供中医、中医护理专业用）

主　编　王龙梅（山东中医药高等专科学校）
　　　　于　酩（甘肃省中医学校）
副主编　徐文海（甘肃省酒泉卫生学校）
　　　　刘传旭（曲阜中医药学校）
　　　　吕亚平（山东省烟台丽华妇科医院）
　　　　马　芸（云南省大理卫生学校）

中国中医药出版社
·北 京·

图书在版编目（CIP）数据

中西医结合儿科/王龙梅，于酩主编 . —北京：中国中医药出版社，2016.1（2022.8重印）

全国中医药行业中等职业教育"十二五"规划教材

ISBN 978 – 7 –5132 – 2619 – 6

Ⅰ. ①中… Ⅱ. ①王… ②于… Ⅲ. ①小儿疾病 – 中西医结合 – 诊疗 – 中等专业学校 – 教材 Ⅳ. ①R72

中国版本图书馆 CIP 数据核字（2015）第 133010 号

中 国 中 医 药 出 版 社 出 版

北京经济技术开发区科创十三街 31 号院二区 8 号楼

邮政编码 100176

传真 010–64405721

三河市同力彩印有限公司印刷

各地新华书店经销

*

开本 787 × 1092 1/16 印张 19.5 字数 433 千字

2016 年 1 月第 1 版 2022 年 8 月第 2 次印刷

书 号 ISBN 978 – 7 – 5132 – 2619 – 6

*

定价 39.00 元

网址 www.cptcm.com

全国中医药职业教育教学指导委员会

全国中医药行业中等职业教育"十二五"规划教材

《中西医结合儿科》编委会

主　　编　王龙梅（山东中医药高等专科学校）
　　　　　　于　酩（甘肃省中医学校）

副 主 编　徐文海（甘肃省酒泉卫生学校）
　　　　　　刘传旭（曲阜中医药学校）
　　　　　　吕亚平（山东省烟台丽华妇科医院）
　　　　　　马　芸（云南省大理卫生学校）

编　　委　（以姓氏笔画为序）
　　　　　　马国义（甘肃省中医学校）
　　　　　　许孟霞（四川省达州中医学校）
　　　　　　高　菲（山东中医药高等专科学校）
　　　　　　徐雅轲（郑州市卫生学校）
　　　　　　董婧婧（山东省烟台市莱山区黄海路街道社区卫生服务中心）

前　言

中医药职业教育是我国现代职业教育体系的重要组成部分，肩负着培养中医药多样化人才、传承中医药技术技能、推动中医药事业科学发展的重要职责。教育要发展，教材是根本，是提高教育教学质量的重要保证，是人才培养的重要基础。为贯彻落实习近平总书记关于加快发展现代职业教育的重要指示精神和《国家中长期教育改革和发展规划纲要（2010—2020年）》，国家中医药管理局教材办公室、全国中医药职业教育教学指导委员会紧密结合中医药职业教育特点，适应中医药中等职业教育的教学发展需求，突出中医药中等职业教育的特色，组织完成了"全国中医药行业中等职业教育'十二五'规划教材"建设工作。

作为全国唯一的中医药行业中等职业教育规划教材，本版教材按照"政府指导、学会主办、院校联办、出版社协办"的运作机制，于2013年启动编写工作。通过广泛调研、全国范围遴选主编，组建了一支由全国60余所中高等中医药院校及相关医院、医药企业等单位组成的联合编写队伍，先后经过主编会议、编委会议、定稿会议等多轮研究论证，在400余位编者的共同努力下，历时一年半时间，完成了36种规划教材的编写。本套教材由中国中医药出版社出版，供全国中等职业教育学校中医、护理、中医护理、中医康复保健、中药和中药制药等6个专业使用。

本套教材具有以下特色：

1. 注重把握培养方向，坚持以就业为导向、以能力为本位、以岗位需求为标准的原则，紧扣培养高素质劳动者和技能型人才的目标进行编写，体现"工学结合"的人才培养模式。

2. 注重中医药职业教育的特点，以教育部新的教学指导意见为纲领，贴近学生、贴近岗位、贴近社会，体现教材针对性、适用性及实用性，符合中医药中等职业教育教学实际。

3. 注重强化精品意识，从教材内容结构、知识点、规范化、标准化、编写技巧、语言文字等方面加以改革，具备"精品教材"特质。

4. 注重教材内容与教学大纲的统一，涵盖资格考试全部内容及所有考试要求的知识点，满足学生获得"双证书"及相关工作岗位需求，有利于促进学生就业。

5. 注重创新教材呈现形式，版式设计新颖、活泼，图文并茂，配有网络教学大纲指导教与学（相关内容可在中国中医药出版社网站 www.cptcm.com 下载），符合中等职业学校学生认知规律及特点，有利于增强学生的学习兴趣。

本版教材的组织编写得到了国家中医药管理局的精心指导、全国中医药中等职业教育学校的大力支持、相关专家和教材编写团队的辛勤付出，保证了教材质量，提升了教材水平，在此表示诚挚的谢意！

我们衷心希望本版规划教材能在相关课程的教学中发挥积极的作用，通过教学实践的检验不断改进和完善。敬请各教学单位、教学人员及广大学生多提宝贵意见，以便再版时予以修正，提升教材质量。

国家中医药管理局教材办公室

全国中医药职业教育教学指导委员会

中国中医药出版社

2015 年 4 月

编写说明

《中西医结合儿科》是"全国中医药行业中等职业教育'十二五'规划教材"之一。中西医结合儿科是中西医临床医学专业的主干课程之一，主要供中等职业学校中西医结合儿科专业的教学使用，也可作为其他中西医儿科临床工作的参考用书。在编写过程中，我们参照了新世纪全国高等医药院校规划教材《中西医结合儿科学》（王雪峰主编）、全国高等院校《儿科学》（王卫平主编）和普通高等教育"十二五"国家级规划教材《中医儿科学》（汪受传主编），以及其他中西医儿科学专著，力求反映当前中西医结合儿科学领域的最新成果和进展，突出继承性、科学性和实用性，达到思想性、科学性、先进性、启发性和适用性的统一。

本教材分总论和各论两部分，共十六章。总论内容主要有绪论和儿科学基础两章，系统阐述了我国中西医儿科学的发展历史、基础知识及中西医诊疗概要等。各论内容主要介绍儿科常见病和中医相关证证，共十四章，包括新生儿与新生儿疾病、呼吸系统疾病、循环系统疾病、消化系统疾病、泌尿系统疾病、神经系统疾病、小儿常见心理障碍、造血系统疾病、结缔组织病及免疫性疾病、营养性疾病、感染性疾病、寄生虫病、小儿危急症的处理、中医相关病证。

本书突出病证结合、优势互补，体现中西医结合儿科的专业特点，突出职业教育特色，并在精选的中西医儿科常见疾病和疑难病的相关内容中加入近年儿科学的研究成果。本书编写的具体分工如下：第一章及附录由王龙梅编写，第二、三、十六章由于酩、马国义编写，第四章由徐雅轩编写，第五、七章由马芸编写，第六、十二章由徐文海编写，第八、九章由许孟霞编写，第十章由吕亚平、董婧婧编写，第十一、十三章由刘传旭编写，第十四、十五章由高菲编写。我们在编写过程中尽量做到结构严谨、叙述层次分明、文字流畅易懂，强调创新意识和实际应用能力的培养，尽可能体现中西医结合儿科临床实用的特点，力求为学生的理论知识、实践技能和综合素质的协调发展创造条件。

限于学识与经验的欠缺，书中难免有疏漏与不足，殷切期望使用本教材的师生和同行专家提出宝贵意见，以便再版时修订、更新和完善。

《中西医结合儿科》编委会
2015 年 7 月

目 录

总 论

总　论

第一章　绪　论

🗂 **学习目标**

1. 掌握中西医结合儿科学在基础理论及临床实践方面的主要成就。
2. 熟悉中医儿科学在各个历史时期的重大进步、重要医家及其著作和学术思想。
3. 了解西医儿科学在我国儿科领域的影响和贡献。

中西医结合医学是在中医学、西医学的基础上发展起来的，与中医学、西医学组成我国医学体系的三大主体部分。中西医结合儿科学是中西医结合医学的重要组成部分，它是在我国中西医结合的临床实践中产生和发展起来的一门新的临床学科。中西医结合儿科学是研究自胎儿至青少年这一时期机体生长发育、生理病理、预防保健与疾病诊治的医学科学。

一、中医儿科学理论体系的形成和发展

中医儿科学是在中医药理论的指导下，研究小儿生长发育、预防保健，以及其所患疾病的病因病机、病证诊断与防治规律的临床学科，它是中医学中发展最早的学科之一，是中医学的重要组成部分。几千年来，我国历代医家付出了极大的努力，积累了丰富的临床经验，为人类留下了极其宝贵的医学遗产。

中医儿科学的发展可划分为四个阶段。

（一）中医儿科学的萌芽期（远古至南北朝）

追溯中医儿科学起源，早在商代殷墟甲骨文中就有涉及儿科的病名"龋""蛊""贞子疾首"等的记载。马王堆出土的《五十二病方》中除了记载"婴儿病痫""婴儿瘛"等疾病外，还简要介绍了治疗的药物和方法。《黄帝内经》中有"婴儿者，其肉脆，血少，气弱"，"乳子中风热"及"胎病"的记载，并对小儿生长发育、生理特点，以及多种儿科疾病的病因病机、证候和预后进行了论述。《史记·扁鹊仓公列传》记载"扁鹊……入咸阳，闻秦人爱小儿，即为小儿医"，这是我国历史上对儿科医生的最早记载。该书还记述了西汉名医淳于意（仓公）用下气汤治疗小儿"气鬲病"，此为最早的儿科医案。东汉末年著名医学家张机（字仲景）所撰《伤寒杂病论》，确立了六经辨证、脏腑辨证，受到历代医学家的推崇，对后世儿科辨证理论体系的形成产生了重要的影响。《伤寒论》中记载的麻杏石甘汤，至今仍是用于治疗风热闭肺喘证的有效方剂。据《隋书·经籍志》记载，南北朝医药书中专门列出了儿科、产科等医事分科，同时也出现了有关儿科医学的专著，如王末钞的《小儿用药本草》（2卷）、徐叔响的《疗少小百病杂方》（37卷）等。

（二）中医儿科学的形成期（隋代至宋代）

隋唐时期，政府非常重视医学教育，设立了太医署作为医疗和医学教育的机构。太医署下设各科，由"医博士"授课，其中专设少小科，学习年限为5年，并在严格的考核制度下定期对学生进行考核，促进了儿科专业的发展。这一时期，还涌现出许多著名的儿科医家及著作。如巢元方的《诸病源候论·小儿杂病诸候》中介绍儿科方面的疾病多达6卷，255候，对儿科疾病的病因病理和证候阐述得十分详细。王焘的《外台秘要》40卷中有86门均为小儿疾病的防治，儿科用方多达400首。这个时期最为著名的医家是孙思邈，他著有《备急千金要方》60卷，分《千金要方》与《千金翼方》各30卷。这是一部宏伟的医学传世巨著，书中把《少小婴孺方》2卷列于卷首，用方达300多首，为我国最早记录儿科理法方药的著作。

《颅囟经》为我国现存最早的一部儿科专著，据考可能著于唐末宋初，书名取小儿初生时颅囟未合之义。其贡献可归纳为3个方面：一是提出小儿为"纯阳之体"，概括了小儿生机蓬勃、发育迅速的生理特点；二是详细论述了小儿脉法及惊、痫、癫、疝、痢的证治，对火丹论述尤详；三是内服方多数采用丸、散，有利于小儿给药，说明当时已重视小儿用药的剂型。

北宋钱乙是中医儿科学术发展史上一位有杰出贡献的医家。现存《小儿药证直诀》（3卷），为其弟子阎季忠编辑。钱乙认为，小儿为纯阳之体，生理上属"五脏六腑未全，全而未壮"，病理上为"脏腑柔弱，易虚易实，易寒易热"，因此，治疗时慎用攻下及峻补之法。他结合《黄帝内经》的脏腑理论和张仲景的辨证论治思想，创立了以五脏为纲的小儿辨证方法，为后世医家所推崇。钱乙对儿科四大证（痧、痘、惊、疳）有较为详细的记载；对惊风和癫痫做出了明确的鉴别，指出痫的特征为"口作五畜声"，惊风有急惊与慢惊之分，并提出急惊用凉泻，慢惊用温补的治疗大法。钱乙的许多优秀方剂，如泻白散、升麻葛根汤、导赤散、异功散、七味白术散、六味地黄丸等，至今仍被广泛地运用于儿科临床，也被其他学科广为采撷。钱乙的学术思想对中医儿科学的发展产生了重大影响，因此被后世称为"儿科之圣"。

北宋时期，各地天花、麻疹等时行疾病流行。山东名医董汲擅用寒凉法治疗此类病证，总结了用白虎汤、青黛等药物治疗痘疹的经验，其撰写的《小儿斑疹备急方论》是第一部有关天花、麻疹的专著。

陈文中是南宋时涟水、扬州一带的名医，对于小儿痘疹的治疗具有独特的经验，因著《小儿痘疹方论》，临床擅用温补，为痘疹用温补学派的创始人，对我国痘疹治疗的发展起了推动作用。陈氏不仅是位痘疹专家，对小儿杂病亦随证施治，皆收奇效。其著有《小儿病源方论》一书，提出了"元阳为本，亟当固养"的学术观点，另外他还总结了"养子十法"。陈文中治痘疹主温补与钱乙、董汲治痘诊主寒凉两种学术思想的争鸣，促进了中医儿科学的发展，为儿科疾病的辨证论治提供了全面的理论依据和丰富的治疗方法。

南宋初医家刘昉等编著了《幼幼新书》40 卷，刊于 1150 年。该书整理、汇集了宋代以前儿科的学术成就，并附有己见。该书用药、治法详备，除常用的丸、散、膏、丹外，亦有针法、灸法及外治法，对临床有较高的参考价值，是当时世界上内容最完备的儿科专著，成为后人研究宋代以前儿科文献的主要著作。

由此可以看出，到了宋代，已形成了完整的儿科学体系，为后世中医儿科学的进一步发展奠定了基础。

（三）中医儿科学的发展期（元代至中华人民共和国成立前）

中医药学在金元时代进入了一个百花齐放、百家争鸣的新时期，以金元四大家为首的名家各有所长，对中医儿科学的发展起到了极大的推动作用。如善用寒凉的刘完素，善用攻下的张从正，善用温补的李东垣，善用滋阴的朱丹溪，他们的学术争鸣丰富了儿科学的内容。刘完素在其所著《宣明论方·小儿门》中指出，小儿病者，纯阳热多，冷少。张从正提出养生当论食补，治病当论药攻，主张慎用补法，注意饮食调理。李东垣将脾胃学说应用于儿科，他创立的补中益气汤至今仍广泛应用于儿科。朱丹溪著有《幼科全书》，根据"阳常有余，阴常不足"的观点，把滋阴法应用于儿科。金元四大家对儿科学的发展做出了重大的贡献。

元代儿科名医曾世荣，编著了《活幼心书》（3 卷）和《活幼口议》（20 卷），将小儿疾病的病因、病机、诊治等编成七言四句歌诀，并加以注释，以便初学者理解和诵记。其对惊风的认识有独特之处，如将急惊风归纳为四证八候，提出镇惊、截风、退热、化痰的治法，所拟的琥珀抱龙丸沿用至今。

明代儿科医家鲁伯嗣所著的《婴童百问》将儿科病证设为百问，分条论述，详述病源、证候和治法，所附方剂 800 余首，多为常用良方。

明代薛铠、薛己父子精于儿科，《保婴撮要》为其儿科代表作。书中共论儿科病证221 种，附有很多验案、验方。薛铠、薛己对小儿疾病的辨治以钱乙的五脏辨证为依据，尤重视温补脾肾，对儿科临床参考价值很大。

明代世医万全，广纳前人经验，继承家学，著有《育婴家秘》《幼科发挥》《片玉心书》等。他在钱乙五脏辨证纲领的基础上，提出"阳常有余，阴常不足"，"肝常有余，脾常不足"，"心常有余，肺常不足"及"肾常虚"的"三有余，四不足"的观点，对后世探讨小儿的生理病理特点具有重要的指导意义。他十分重视小儿护养，提出"预养以培其元，胎养以保其真，蓐养以防其变，鞠养以慎其疾"的育婴四法；在处方用药方面，注重保护胃气，提出"五脏有病，或泻或补，慎勿犯胃气"。万全还汇集整理了万氏祖传和自己的临床经验，总结了 100 多个家传验方，其中许多方剂，如玉枢丹、牛黄清心丸等，一直沿用至今。其学术理论与临床经验对儿科学的发展起着积极的推动作用。

明代对医学图书进行了大规模的收集和编辑。由朱橚等人编撰的《普济方》是中国历史上最大的方剂书籍，全书大致分为 12 个部分，其中卷 358～408 为儿科。王肯堂《证治准绳·幼科》是一部集明以前医学大成的名著，书中对各种疾病证候和治法的叙述"博而不杂，详而又要"，历来为医家所推崇。明代医学家张介宾（字会卿，号景岳），著《景岳全书》，其中《小儿则》2 卷以论述儿科杂病为主，临证用药注重甘温扶阳，对促进儿科学的发展，做出了一定的贡献。

清代医家辈出，如清代儿科医家夏禹铸在其所著的《幼科铁镜》中提出"有诸内而形诸于外"的著名论点，在临诊时重视望诊，从望面色、审苗窍来辨脏腑的寒热虚实，并用"灯火十三燋"治疗脐风、惊风等证。对惊风的治法提出"疗惊必先豁痰，豁痰必先祛风，祛风必先解热，解热必先祛邪"的理论，至今仍有现实指导意义。谢玉琼的《麻科活人全书》综合各家治疗麻疹的心得，加上自己丰富的临床经验，将麻疹各个阶段的辨证与治疗做了详细的介绍，是一部有影响的麻疹专著。

陈复正，字飞霞，集平生之经验撰写成《幼幼集成》（6 卷）。全书汇集、整理了清代以前的儿科理论与临床经验，广集诸说，独抒己见，首创"赋禀""护胎"和"初生护持"的观点，同时对小儿指纹诊法的作用进行客观地分析、归纳，并概括为"浮沉分表里，红紫辨寒热，淡滞定虚实，三关测轻重"，成为中医儿科诊断学的重要组成部分。

清代吴瑭不仅是温病大家，也是一位儿科专家。其所著的《温病条辨·解儿难》提出了小儿"稚阳未充，稚阴未长"的生理特点；易于感触，易于传变的病理特点；"稍呆则滞，稍重则伤，稍不对证，则莫知其乡"的用药特点；并详述麻、痘、惊、疳四证的病因与治法，对儿科临证具有指导意义。

清代叶天士的《临证指南医案·幼科要略》、沈金鳌的《幼科释谜》、周震的《幼科指南》、王清任的《医林改错》等也各有特色。

清代《医宗金鉴》是乾隆四年由太医吴谦负责编修的一部医学教科书，共 90 卷，其中《幼科杂病心法要诀》6 卷，将清代以前的儿科学做了一次全面的整理和总结，内容极为丰富，条理分明，立论精当，切合临床应用。还有清代的《医部全录》，载有儿科 100 卷，内容丰富，影响甚广。

明清时期，由于国际交往日趋频繁，许多传染病传入我国，特别是麻疹、天花最为猖獗。此时，专论痘疹的医著占一百二十余种，如蔡维藩的《小儿痘疹袖金方论》、徐谦的《仁端录》、万全的《痘疹世医心法》、翁仲仁的《痘疹金镜录》等，从这些宝贵的著作中可以看出中医儿科学对痘疹的防治积累了极为丰富的经验。"稀痘方"是牛痘接种发明以前预防天花的方法，如郭子章《博集稀痘方论》中载有"稀痘方"，间以饮未痘见，辄饮辄效。《三冈识略》记载用痘浆染衣，让未出痘的小儿穿着，可以诱发轻症天花。这是原始的人痘接种法，在明朝隆庆年间已经盛行并推广到各地。清代俞茂鲲的《痘科金镜赋集解》中记载：闻种痘法起于明朝隆庆年间（1567～1572 年）宁国府太平县（今安徽太平）……由此蔓延天下。至 17 世纪，人痘接种法先后流传至土耳其、俄国、朝鲜、日本、英国等国。我国的人痘接种法较英国人琴纳发明的牛痘接种（1796年）早 200 多年，是世界免疫学发展的先驱。

（四）中医儿科学发展的新时期（中华人民共和国成立后）

中华人民共和国成立以后，由于党和政府对中医事业的高度重视，中医学有了迅速发展，儿科领域出现了崭新的局面。古代所称的中医儿科四大证——麻、痘、惊、疳中的痘已经消灭，麻疹成为强弩之末的散发性疾病，重证的惊风与疳证也逐渐少见，尤其是普遍推广了小儿计划免疫后，由传染病所引起的急惊风的发病率已大为减少，新生儿破伤风的发病率也明显下降。在儿科基础理论方面，对稚阴稚阳、纯阳学说，五脏"有余"和"不足"及变蒸学说等进行了深入探讨，认识趋于一致。在治疗方面，中医儿科已经掌握了暑温、胎黄、硬肿症等病证的证治规律，并取得可喜成果；对病毒性肺炎、支气管哮喘、癫痫等病证的认识与治疗也取得很大的进展；对乙脑的治疗不但提高了治愈率，而且减少了后遗症；在麻疹减毒活疫苗发明之前，中医治疗麻疹的经验及成效的影响也是极为深远的；对小儿麻痹症，运用"清热解毒、芳香辟秽、宣痹通络、柔肝息风"等治疗也取得一定效果；中西医结合治疗小儿重症肺炎，中医中药治疗迁延性肺炎的经验也被广泛推广，尤其是对腺病毒感染性肺炎的治疗，在临床实践和研究方面都做出了成绩；其他如菌痢、百日咳、猩红热、急慢性肝炎、急慢性肾炎、秋季腹泻等儿科常见病的防治研究工作，也取得了一定的成就。

随着中医学高等医学教育的建立和发展，中医学进入了继承、发扬、创新的快速发展时期。我国于 20 世纪 50 年代开始现代中医中等及高等教育，70 年代开始中医儿科学硕士生教育，80 年代开始中医儿科学博士生教育。随着专科、本科、研究生不同层次教材的相继问世，不仅对中医儿科学的基础理论、基本知识和基本技能有了较好的继承和发扬，还培养了一批中医儿科人才，为学科的发展奠定了坚实的基础。20 世纪 80 年代后，我国还出版了大量中医儿科的学术著作，如王伯岳、江育仁主编的《中医儿科学》集古今儿科之所长，系统论述了中医儿科学的基础理论和临床常见病的辨证论治。江育仁、张奇文主编的《实用中医儿科学》，分基础篇、临床篇、治法篇，是一部具有实用价值的学术著作。《中医儿科学》的教材历经多次修订和补充，内容不断更新和完善，对中医儿科学的基础理论、基本知识和基本技能有很好的继承和发展。

中医儿科学学术交流也十分活跃。1983 年 9 月成立了中国中医药学会儿科专业委员会，各省、市、自治区也相继建立了中医儿科专业委员会，这对促进全国中医儿科界的学术交流，推动中医儿科学的发展，起到了积极的作用。

二、西医儿科学的传入及在我国的发展

进入 19 世纪，西方近代医学才开始发展。德国儿科起始较早，在婴儿喂养、传染病诊治方面有一定的贡献，以后法、英、美接踵而起，并迅速发展，开始根据能量计算营养的需要，用白喉抗毒素治疗白喉患儿，分离出脊髓灰质炎病毒及引起婴幼儿腹泻的大肠埃希菌等，并对儿童心理学开始研究。19 世纪下半叶西方医学传入中国，20 世纪 30 年代，西医儿科学在我国开始受到重视，国内开始兴办医学院校，1937 年中华医学会儿科学会成立，随后各大城市医院开始普遍设立儿科；1943 年，我国近代儿科学奠基人诸福棠主编的《实用儿科学》成为我国第一部较完整的近代儿科医学参考书；20 世纪 50 年代国家卫生部门选派高级西医儿科医师系统学习中医，开创了中西医结合儿科学的新领域；1950 年《中华儿科杂志》创刊，同时在我国部分医学院校开设儿科系；1960 年全国第一本高等医药院校教材《儿科学》出版；20 世纪 70 年代后期，中华儿科学会相继成立了各专业学科组，并逐步恢复了儿科硕士、博士和博士后的培养体制，为我国培养了大批儿科骨干人才；20 世纪 80 年代，全国各省市陆续建立了儿童医院，有些省市和医学院校还设立了儿科研究所，各大医院纷纷成立儿科监护病房（PICU）和新生儿监护病房（NICU）；80 年代以后，基因诊断与基因治疗的问世，对儿科学的发展起到了划时代的作用。

西医儿科学具有十分广泛的医学基础，它所涉及的基础学科有胚胎学、解剖学、生理学、生物化学、病理学、药理学、遗传学、免疫学、微生物学、营养学、心理学等。西医儿科学充分利用现代科学技术的各种先进手段，把对疾病的认识深入到微观世界直到分子水平，不仅能确定某些感染性疾病的病原，而且能确定局部组织器官的病理损害。西药在药物制型及给药方式上快速敏捷，便于小儿接受，也为中医儿科提供了借鉴。

三、中西医融会贯通，创立中西医结合儿科学

半个世纪以来，我国儿科工作者通过中医学习西医或西医学习中医，坚持从事中西医结合儿科研究，不但继承和发扬了中医儿科学，而且又与西医儿科学有机结合，创造性地发展了我国独特的中西医结合儿科学。中医儿科学的形成与发展根植于中国古代哲学"天人合一"的整体观，以辨证论治为其主要诊疗特点，其思维模式是宏观的，是哲理与医理的统一；而西医儿科学的形成则是根植于近代自然科学的唯物辩证观，充分利用现代科学技术的发展成果，其思维模式偏重于微观，并受到近代还原论的较大影响。中医学与西医学有共同的研究对象、共同的价值标准、共同的学科属性和共同的发展方向。两种医学的神似之处是中西医结合的前提和基础。"有诸内必形诸外"是中医司外揣内、辨证论治的理论柱石，而西医学在诊断过程中同样应用"视其外应，测知其内"的法则；中医学倡导"天人合一"的整体观，而西医学则强调神经内分泌系统调控下各器官系统的协调统一。中医临证，讲究同病异治、异病同治，急则治标、缓则治

本，讲究治病必求其本，这些治则同样为西医学所遵循。中医的汗、吐、下、和、温、清、消、补八法，也同样体现在西医学的治疗中。

我国儿科医师通过运用现代科学的方法和手段，对中医儿科学的基础理论和临床诊疗进行多方面的研究，中西医结合取长补短，融会贯通，取得了丰硕的成果。

（一）辨病与辨证结合，形成整体和微观结合的儿科诊疗和评价体系

"病证结合"已成为目前公认的中西医结合的诊断和疗效评价模式，在临床上宏观辨证与微观辨证的互补和统一得到承认和重视。西医的辨病从微观角度了解疾病的病因、病机及病理演变过程，但缺乏整体性和个体化；而中医辨证则反映机体患病后的整体状态，但缺乏精确性。宏观辨证需要微观辨证的补充，而微观辨证也需要宏观原则的指导，这是因为微观病理信息的搜索不仅使四诊资料大为丰富，从而提高证的清晰度和可见度，而且使得针对证的形态学和功能学改变进行合理化选药成为可能。微观辨证促进了临床疗效的客观判定，并使证的诊断趋于快速和准确。辨病与辨证的结合，加深了对疾病的认识和对疗效评价的客观性。

（二）中、西医儿科学治疗手段的结合，提高了临床疗效

西医辨病和中医辨证的较好结合，使中西医治疗手段的结合成为可能。中医和西医治疗手段在临床上结合应用，可取长补短，优势互补，极大地提高临床疗效。例如，对脾与消化系统疾病的研究表明，对腹泻、缺铁性贫血、小儿佝偻病、厌食症表现为脾虚者，采用扶正固本、健脾益气的方法，对木糖吸收率、免疫功能及血清免疫球蛋白均有提高作用。国内学者根据"肺朝百脉""内结为血瘀""污血为血瘀"的理论，结合现代医学对肺炎时充血、水肿、血瘀、血栓等病理改变的认识，总结了病毒性肺炎"血瘀证"的辨证规律，采用活血化瘀疗法取得明显的疗效。中西医结合治疗小儿感染性休克、心力衰竭、呼吸衰竭、肾衰竭、急性脑内高压等，提高了对急危重症抢救的成功率。中、西医儿科学治疗方法的结合提高了临床的疗效。

（三）中西医结合儿科学的科研工作不断深入

中西医结合儿科学在临床上的广泛应用也极大地推动了中西医结合儿科学的科研工作。临床采用大样本、多中心、随机和对照的原则，对单纯中医治疗或单纯西医治疗病例与中西医结合治疗病例的疗效进行客观评价，结果表明，中西医结合治疗可明显提高总体疗效或改善临床症状和体征，提高患者的生存质量。与此同时，病证结合动物模型的建立，使应用现代科学技术探讨中医药或中西医结合治疗的机理研究也不断深入，为中西医结合的科学研究奠定了坚实的实验基础。

随着中医儿科文献资料的整理和挖掘，经方与验方现代研究的开展，各医学流派学术理论的深入探讨，中医儿科学的宝藏将会不断被探明；随着科学技术的进步与基础医学的进展，西医儿科学的诊疗手段也将不断更新。目前，中、西医儿科学虽然没有达到完全的融会贯通，但其结合在临床实践中的优势已越来越引起医学界的重视。国家已经

将中西医结合专业教育定位在高层次教育上，许多中、西医院校都相继开设了中西医结合七年制和五年制专业。随着西医学的不断发展，在对人类基因全序列的解读和研究过程中，西医学专家已经认识到了生命网络调控的复杂性，他们也力图摆脱还原论的束缚，开始重视用系统的观点（整体观点）研究人体和自然界，相信不久的将来，中医学和西医学一定会在一个更高的层次实现真正的有机结合。

习　题

1. 据我国古代文献记载，最早有小儿医的时期是
   A. 春秋战国至两汉　　　　B. 秦至两汉　　　　　　C. 隋唐
   D. 唐朝　　　　　　　　　E. 宋朝

2. 我国古代文献记载最早的小儿医是
   A. 巫方　　　　　　　　　B. 巢元方　　　　　　　C. 孙思邈
   D. 钱乙　　　　　　　　　E. 扁鹊

3. 我国现存最早的一部儿科专著是
   A. 《小儿药证直诀》　　　B. 《小儿卫生总微论方》　C. 《颅囟经》
   D. 《幼幼新书》　　　　　E. 《小儿病源方论》

4. 我国最早专篇记载儿科理法方药的著作是
   A. 《小儿药证直诀》　　　B. 《颅囟经》　　　　　　C. 《小儿用药本草》
   D. 《诸病源候论》　　　　E. 《备急千金要方》

5. 首创小儿五脏辨证法则，并对惊风和癫痫做出明确鉴别的医家是
   A. 万全　　　　　　　　　B. 陈飞霞　　　　　　　C. 王肯堂
   D. 钱乙　　　　　　　　　E. 夏禹铸

6. 小儿痘疹用温补方药的创始人是
   A. 钱乙　　　　　　　　　B. 董汲　　　　　　　　C. 陈文中
   D. 刘锡　　　　　　　　　E. 曾世荣

7. 汇集宋代以前的儿科学术成就，为当时世界上内容最完备的儿科专著是
   A. 《幼幼新书》　　　　　B. 《活幼心书》　　　　　C. 《活幼心法》
   D. 《全幼心鉴》　　　　　E. 《幼科发挥》

8. 薛铠、薛己父子所著的儿科专书是
   A. 《保婴撮要》　　　　　B. 《婴童百问》　　　　　C. 《育婴家秘》
   D. 《幼科要略》　　　　　E. 《证治准绳·幼科》

9. 我国的"人痘接种法"起于
   A. 唐代　　　　　　　　　B. 宋代　　　　　　　　C. 元代
   D. 明代　　　　　　　　　E. 清代

10. 《幼幼集成》的作者是
   A. 万全　　　　　　　　　B. 王肯堂　　　　　　　C. 夏禹铸
   D. 陈复正　　　　　　　　E. 沈金鳌

第二章　儿科学基础

学习目标

1. 掌握小儿的生理病理特点及体格发育各项指标的正常值，掌握小儿中西医的体格检查方法。
2. 熟悉小儿的年龄分期及母乳喂养的优点，熟悉小儿液体疗法。
3. 了解儿童保健及儿科疾病的诊断与治疗的基本知识。

第一节　小儿生理病理特点

小儿从出生到成人，都处于不断生长发育变化中，无论在形体、生理，还是在发病、病理及其他方面，都与成人有着显著的不同，因此不能简单地将小儿看成是成人的缩影。掌握小儿的生理、病理特点对指导儿童保健及儿科疾病的防治有着十分重要的意义。

一、生理特点

（一）脏腑娇嫩，形气未充

脏腑，指五脏六腑；娇嫩，指娇气、柔嫩，不耐攻伐之意；形，指形体结构，即四肢百骸、筋肉骨骼、精血津液等有形物质；气，指生理功能活动，如肺气、脾气、肾气等；充，即充实、完善之意。所谓脏腑娇嫩，形气未充，即概括说明小儿时期机体各系统和器官的形态发育尚未成熟，生理功能也尚未健全，还处在不断成熟和完善的过程中。年龄越小，这种特点越显著。

历代医家对此特点的论述颇多，如《灵枢·逆顺肥瘦》曰："婴儿者，其肉脆、血少、气弱。"《小儿药证直诀·变蒸》说："五脏六腑，成而未全……全而未壮。"《小儿病源方论·养子十法》说："小儿一周之内，皮毛、肌肉、筋骨、脑髓、五脏六腑、营卫、气血，皆未坚固。"《育婴家秘·发微赋》说："小儿血气未充……肠胃脆弱……神气怯弱。"这些描述都体现了小儿具有脏腑娇嫩，形气未充的生理特点。

从脏腑娇嫩，形气未充的含义来看，五脏六腑的形和气皆属不足，因而古人有"肺常不足""脾常不足"及"肾常虚""肝常有余""心常有火"之说。

肺居五脏之上，为五脏六腑之华盖，清虚而娇嫩，主一身之气，司呼吸，主宣发肃降，开窍于鼻，外合皮毛。肺之气有赖脾之精微充养，脾胃健旺，则肺卫自固。小儿脾常不足，故肺亦不足，外邪容易乘虚而入，而致外感疾病。西医认为，小儿有鼻道狭窄、鼻腔短小、血管丰富、气管支气管管腔狭窄、软骨弹性差、黏液腺分泌不足、纤毛运动差等生理特点，从而不易将异物及微生物清除，再加上皮肤黏膜娇嫩，屏障功能差等生理特点，因而呼吸道的抵抗力差，容易出现感冒、咳喘等。这是小儿呼吸道感染性疾病易发的内因。

脾运化水谷精微，为后天之本，气血生化之源。小儿时期，生长发育迅速，对水谷精微之需求相比成人较多，因而，相对于小儿旺盛的生机，其脾胃运化功能就显得不足，若稍有饮食不慎，就会导致运化失司而发生脾胃疾病。这种生理特点，古人称之为"脾常不足"。西医也认识到，生理上与成人相比，小儿胃壁薄，胃容量小，纳食少；功能上与成人相比，消化酶少，胃蠕动弱，因而消化功能弱。这是小儿消化道疾病发病率高的内在原因。

肾为先天之本，体禀父母，内寄元阴元阳，滋润和温养其他脏腑之阴阳，故曰"生命之本"。而小儿时期，正处生长发育之际，元阴元阳有赖后天脾胃充养，因而表现出骨骼未坚、齿未长或长而未坚、婴幼儿二便不能自控或自控能力弱、青春期前的女孩无"月事以时下"、男孩无"精气溢泻"等生理现象，古人曰"肾常虚"。

不仅如此，小儿心肝二脏同样未臻充盛，功能未健。心主血脉，主神明，小儿心气未充，心神怯弱未定，表现为脉数，易受惊吓，思维及行为的约束能力较差；肝主疏泄，主风，小儿肝气未实，经筋刚柔未济，表现为好动、易发惊惕、抽风等症。由于心肝二脏的特点是体阴而用阳，故小儿所患病症以阳气上亢、发热、躁动为特点，故曰"有余"。这仍然是小儿脏腑娇嫩，形气未充的体现。

综合小儿脏腑娇嫩、形气未充的特点及其在全身形体和五脏的反应，清代医家吴鞠通将此高度概括为"稚阴稚阳"。所谓"阴"，是指体内的精、血、津液等物质；"稚阴"指的是精、血、津液，也包括脏腑、筋骨、脑髓、血脉、肌肤等有形之质，皆未充实、完善。所谓"阳"，是指体内脏腑的各种生理功能活动；"稚阳"指的是各脏腑的功能活动均属幼稚不足和不完善，需要不断地生长发育，充实完善。

（二）生机蓬勃，发育迅速

生机，指生命力，生长状态。生机蓬勃，发育迅速，是指小儿在生长发育过程中，无论机体的形态结构，还是各种生理功能，都在迅速地、不断地向着成熟完善的方面发展。年龄越小，生机越旺盛，生长发育也越快。以体格增长为例，小儿出生时体重平均为3kg，身高为50cm，1年后，迅速增加为体重10kg，身高75cm。神经、精神、心理的发育也相当迅速。

古代医家将这种生机旺盛，勃勃向上的生命状态概括为"纯阳"。如《颅囟经·脉法》说："凡孩子三岁以下，呼为纯阳，元气未散。"所谓"纯"，指小儿未经情欲克伐，胎元之气尚未耗散；所谓"阳"，即以阳为用。说明小儿生机旺盛，发育迅速，如旭日初升，草木方萌，蒸蒸日上、欣欣向荣的蓬勃景象。

总之，"稚阴稚阳""纯阳之体"的理论，都是古代医家说明小儿生理特点的理论，前者是指小儿机体柔弱，阴阳二气幼稚不足，形体和功能均未臻完善，体现了小儿弱势的一面；而后者是指小儿在生长发育过程中，生机蓬勃，发育迅速，活力充沛，生机旺盛，体现了小儿潜在的优势，这也是古代哲学思想在儿科学的具体体现。

二、病理特点

小儿的病理特点是由其生理特点决定的。由于小儿脏腑娇嫩，形气未充，抗病能力也较弱，故发病容易、传变迅速；小儿生机蓬勃，发育迅速，故脏气清灵、易趋康复。

（一）发病容易，传变迅速

小儿较成人容易患病，且患病后较成人易于传变发展。由于小儿脏腑娇嫩，形气未充，对疾病的抵抗力较差，加之寒暖不能自调，乳食不能自节，故一旦调护失宜，外则易为六淫所侵，内则易为饮食所伤，表现为易于发病，且患病后易于传变，年龄越小则越显突出。正如《温病条辨·解儿难》曰："脏腑薄，藩篱疏，易于传变；肌肤嫩，神气怯，易于感触。""邪之来也，势如奔马，其传变也，急如掣电。"

由于五脏在生理上呈现"肺常不足、脾常不足、肾常虚、心常有火、肝常有余"之生理特性，相应地在病理上也会呈现以下特性：基于肺常不足，小儿肌肤疏薄，腠理不密，易为六淫和疫疠之邪所伤，外感疾病和疫疠温病多发；由于小儿脾常不足，因而饮食稍有变更，调护失宜，即可运化失司，出现腹痛、泄泻、呕吐、积滞、疳证等脾胃病证，因此小儿脾胃疾病更为多见；由于小儿"肾常虚"，精髓未充、骨气未成，若禀赋不足，后天再失于调养，就可出现先天性疾病和遗传性疾病如五迟、五软、鸡胸、龟背、遗尿；基于肝常有余、心常有火的特点，小儿易患发热、惊风、抽搐等症。这是由于小儿内脏精气不足，体禀纯阳之性，故外邪入侵，从阳化火，充斥内外，外见发热，内伤神明，则惊悸、烦躁、昏迷，引动肝风则抽搐。总之，小儿有"肺娇易病、脾弱易伤、心热易惊、肝盛易搐、肾虚易损"的特点。

传变迅速指小儿患病后易由轻症转重症，重症转危重，防不胜防。正如古人所言"易虚易实，易寒易热"。易虚易实，是指小儿一旦患病，则邪气易实而正气易虚，实证往往可迅速转化为虚证，或者转为虚实并见之证，出现错综复杂的证候。比如小儿感受外邪（轻症），极易化热化火，灼伤肺津，炼液为痰，痰热闭阻肺络，又可发生肺炎喘嗽（重症、实证）；进一步发展，肺气闭阻，心血运行不畅，又致心阳虚衰、阳气外脱之证（危症、虚证）。又如小儿内伤乳食，发生泄泻（实证），若暴泻或久泻，则极易津伤液脱，出现伤阴或阴损及阳、阴阳两伤之证（危症、虚证）。易寒易热，指小儿患病后寒证易转为热证，热证易转为寒证。小儿体禀"纯阳"，如表寒证不及时疏解，风寒可迅速化热入里，致阳热亢盛，热盛生风；同时，小儿又"稚阳未充"，虽然生机旺盛，但阳气并不充盛，因此又易于阳虚转寒。如急惊风（实热证），可因正不胜邪瞬即出现面色苍白、脉微肢冷等虚寒危象。

总之，小儿机体处在生长发育的动态中，五脏功能均不成熟，防病能力较弱，易受致病因素影响而为病，且患病后病情转变迅速，变化多端。这正是小儿生理上的弱势在病理上的反应。

（二）脏气清灵，易趋康复

清灵即清嫩灵活，形容小儿脏腑之气清轻灵便，反应敏捷，患病后，一旦及时治疗，很快康复。这是基于小儿生机蓬勃，发育迅速的生理特点所决定的。

由于小儿体禀纯阳，生机蓬勃，精力充沛，加之病因单纯，且少七情之伤，无色欲之念，并对药物的反应比成人灵敏，因此，小儿患病虽有起病急、变化快的不利一面，但只要诊治准确、及时、方法得当，好转与康复也较成人快。明代医家张景岳《景岳全书·小儿则》云："其脏气清灵，随拨随应，但能确得其本而撮取之，则一药可愈。"正是反映了小儿机体潜在的优势。因此，在儿科临床，对疑难危重症的抢救治疗，不可因一时病情凶险而丧失信心，应密切细致观察，及时准确处理，力争转危为安。

第二节　小儿年龄分期

儿童的生长发育是一个连续渐进的过程，随着年龄的增长，儿童的解剖、生理和心理在不同年龄阶段都表现出特定的规律性。为便于观察和分析儿童生长发育的状况，一般将其年龄按生长发育规律做以下分期。

一、胎儿期

从受精卵形成到小儿出生，称为胎儿期。从孕妇末次月经首日算起，共40周（约280天）。此期以胎儿组织器官的迅速生长和功能的渐趋成熟为主要特点。胎儿完全依赖母体而生存，尤其胚胎期（受精后的前8周），此期受精卵迅速分化到初具人形，为胚胎细胞高度分化期，对多数致畸因子高度敏感，易造成流产或各种畸形。因此，胎儿的保健应从孕母做起。

二、新生儿期

从胎儿娩出、脐带结扎至生后28天，称为新生儿期。此期是小儿脱离母体，适应新环境的阶段，由于各种生理功能尚未完善和协调，因此发病率高，死亡率也高；同时，分娩过程中的损伤、感染、先天性畸形也常在此期表现。因此，新生儿的保健应掌握此期特点，全面进行护理。

三、婴儿期

自出生 28 天后至 1 周岁，称为婴儿期，又称乳儿期。此期小儿体格生长尤为迅速，为生长第一高峰期。身体要摄入大量的热量和营养素（尤其是蛋白质）以满足生长需求，而其消化和吸收功能尚未完善，因此容易发生消化紊乱和营养不良；6 个月后，自母体获得的抗体逐渐消失，而自身免疫功能又未成熟，加之户外活动增多，因而易患传染病和感染性疾病。因此，指导合理喂养，做好计划免疫在本期尤为关键。

四、幼儿期

自 1 周岁后至 3 周岁，称为幼儿期。此期小儿生长速度较前减慢，而智能发育较前突出，如语言、动作、交往能力增强，但对危险事物的识别能力差，容易发生意外事故和中毒；由于活动范围增大，自身免疫力仍很低，故呼吸系统疾病和传染病发病率较高；乳牙出齐，正值断乳前后，若断奶方法不当，极易发生消化紊乱和营养不良。因此，合理喂养、计划免疫、做好看护是本期重点。

五、学龄前期

自 3 周岁以后至 6～7 岁前，称为学龄前期。此期儿童的特点是生长速度较前更慢，但智能发育更趋完善，求知欲强，好奇、好问、好模仿，具有较大的可塑性，要注意培养其良好的道德品质和行为习惯，为入学作准备。此期易患免疫性疾病，如哮喘、肾炎、风湿热等，应注意防治，同时仍应做好安全教育，防止意外事故发生。

六、学龄期

自 6～7 岁后至 12～14 岁青春期前，称为学龄期。学龄期儿童体格呈稳步增长，除生殖系统外，其他器官的发育到本期末已接近成人水平，淋巴系统发育处于高潮，脑的形态发育基本完成，控制、理解、分析、综合能力增强，是接受科学文化知识的重要时期。此期发病率较前降低，应安排有规律的生活和学习，注意预防近视、龋齿，端正坐、立、行的姿势，保证充足的营养和睡眠。

七、青春期

青春期的年龄范围一般为 11～20 岁。女性青春期的开始年龄和结束年龄都比男性早 2 年左右。青春期是儿童到成人的过渡阶段，此期儿童体格生长再度加快，出现第二个生长高峰；继而生殖系统发育渐趋成熟，女孩有月经出现，男孩有精子排出，第二性征逐渐明显。此期由于神经内分泌调节不稳定，常出现心理、行为和精神方面的不稳定，所患疾病多与内分泌及自主神经功能紊乱有关，如月经不调、痤疮、肥胖症、贫血、甲状腺肿等。因此，在保健上，除保证供给足够的营养以满足快速生长发育的需要外，应及时给予心理辅导、生理卫生和性知识教育，以保证其身心健康。

第三节　儿童生长发育

生长发育是一个重要的生命现象，始于精卵结合，止于青春期结束。生长发育是小儿机体的基本特征，也是儿童不同于成人的重要特点。生长指身体和器官的长大，表示机体量的增加；发育指细胞、组织、器官的分化完善和功能成熟，是质的变化。生长发育即是机体量和质的演变过程。因此，临床工作者必须熟悉其规律，才能对儿童的健康状况做出正确的评价和提出指导意见。

一、小儿生长发育规律

（一）连续性和阶段性

生长发育在整个儿童时期是一个连续的过程，从无间断，但并非匀速进行，有快有慢。如年龄越小，体格生长速度越快。出生后第1年体重和身长增长很快，第2年以后逐渐减慢，至青春期生长速度又加快，出现第2个生长高峰。

（二）不平衡性

是指在同一个时期，各系统器官的发育水平不等同。神经系统发育最早；淋巴系统在儿童期生长迅速，于青春期前达高峰，此后逐渐降到成人水平；生殖系统发育最迟；心、肝、肾、肌肉的增长和体重的增加相平行。

（三）一般规律

生长发育遵循以下规律：①由上到下：先抬头，后抬胸，再会坐、立、行；②由近及远：从臂到手，从腿到脚，从躯干到四肢，呈以躯干为中心向四肢放射状。③由粗到细：先出现大动作，且欠精确，以后出现精细动作，如从全掌抓握到手指拾取，由不协调到协调；④由低级到高级：先从看、听等感性认识，发展到记忆、思维等理性认识。

（四）个体差异

生长发育虽然按一定的规律进行，但在一定的范围内受遗传、营养、教育、环境的影响而存在较大的个体差异。因此，对于每个个体应考虑到影响其生长发育的不同因素，然后才能做出正确的判断。

二、小儿体格生长

反映儿童体格生长状况的常用指标有体重、身长（高）、坐高、头围、胸围和上臂围等。

（一）体重

体重是身体各部分重量的总和，是反映儿童体格生长与营养状况的灵敏指标，也是临床上计算热量、用药及液体疗法的客观依据。

测量方法：清晨起床排空大小便，脱去衣帽，矫正体重计指针为"0"。

参考值：新生儿出生时平均体重为 3kg。1 岁以内婴儿体重增长很快，前半年每月平均增长 0.7kg，后半年每月平均增长 0.5kg。1 岁时体重约为出生时 3 倍；2 岁时约为出生时 4 倍；2 岁以后至青春期，小儿体重每年平均增长 2kg。故小儿体重可按以下公式粗略推算：

≤6 月龄婴儿体重（kg）＝出生时体重＋月龄×0.7

7～12 月龄婴儿体重（kg）＝6＋月龄×0.25

1 岁至 12 岁小儿体重（kg）＝年龄×2＋8

12 岁以后为青春发育阶段，受内分泌的影响，体重增长较快，不能按以上公式推算。女孩 12～14 岁，男孩 14～16 岁体重逐渐接近于成人。若体重低于正常标准 15% 以上时，应考虑营养不良或其他慢性疾病；若体重增长快，超过一般规律时，应考虑肥胖症、巨人症等疾患。

(二) 身长（身高）

身长是头、脊柱及下肢长度的总和，是反应骨骼发育的重要指标。

测量方法：婴儿使用卧式侧板，仰卧，两腿伸直，头顶及足底接触侧板的两端，所得数字即为身长，精确读数到 0.1cm。3 岁以上儿童使用身长计测器，精确读数到 0.1cm。

参考值：足月新生儿出生时的平均身长为 50cm；第 1 年内增长最快，约为 25cm，1 岁时身长约为 75cm；2 岁时身长约为 85cm；2 岁以后的增长较平稳，2 岁至青春期前平均每年增长 5～7cm，2～12 岁身高（长）的估算公式：身高（cm）＝年龄×7＋70；进入青春期出现第 2 次增长高峰，持续 2～3 年，此期增长速度快，且与性别、民族、遗传等因素有关，不能按以上公式推算。

影响身高的内外因素很多，如种族、遗传、内分泌、营养和疾病等因素。身高显著异常者大多由先天性骨骼发育异常或内分泌系统疾病所致；身高一般低于正常 30% 以上者为异常，多见于佝偻病、营养不良、软骨发育不全、呆小病、侏儒症等。

(三) 头围

头围的大小反映了颅骨和脑的发育水平。

测量方法：用软卷尺自眉弓上方最突出处，经枕后结节绕头一周的长度。读数精确到 0.1cm。

参考值：新生儿出生时为 34cm，1 岁时为 46cm，第 2 年增长减慢，2 岁时为 48cm，5 岁时 50cm，15 岁时接近成人为 54～58cm。

头围测量在 2 岁前最有意义，头围过大常见于脑积水和佝偻病后遗症，头围过小提示脑发育不全及小头畸形。

（四）胸围

胸围代表了肺、胸廓及胸部肌肉的发育水平。

测量方法：用软尺由乳头向后背经肩胛角下缘绕胸一周的长度，取呼气与吸气时测得的平均值。

参考值：出生时胸围平均为32cm，比头围小1~2cm，一般在12~18个月胸围赶上头围。1岁左右头胸围大致相等，以后胸围逐渐超过头围。2岁以后胸围应大于头围，但若营养状况良好，1岁时胸围即可以超过头围。新生儿胸围呈圆筒状，前后径和横径相差无几，年龄渐长，横径增加较快，渐似成人胸型。

胸围过小，见于佝偻病及营养不良；显著的胸部畸形，见于佝偻病、迁延性或慢性肺炎、哮喘病、心脏病等。

（五）上臂围

上臂围代表上臂肌肉、骨骼、皮下脂肪和皮肤的发育水平，间接反映了儿童的营养状况。在无条件测量体重和身高的地方，可通过上臂围的测量来筛查5岁以下儿童的营养状况。

参考值：1岁以内臂围迅速增加，1~5岁间增加1~2cm。超过13.5cm为营养良好，12.5~13.5cm为营养中等，不足12.5cm为营养不良。

（六）骨骼和牙齿

1. 颅骨 通常根据头围的大小、骨缝和囟门闭合的迟早来衡量颅骨的发育。骨与骨之间的缝隙称为骨缝及囟门。

参考值：颅骨缝在出生时略分离，于3~4个月时闭合。前囟为额骨与顶骨之间的空隙，出生时对边中点连线的长度为1.5~2.0cm，以后逐渐缩小，在1~1.5岁时闭合。枕骨与顶骨之间的空隙为后囟，出生时很小或已闭合，最迟于生后6~8周闭合。

儿童的前囟门检查十分重要。早闭或过小可见于小头畸形，迟闭、过大可见于维生素D缺乏症、先天性甲状腺功能低下症等。前囟饱满表示颅内压增高，见于脑积水、脑炎、脑膜炎、脑瘤或维生素A中毒；而凹陷则见于脱水的儿童。

2. 脊柱 脊柱的变化反映椎骨的发育。新生儿的脊柱仅呈轻微后凸，3~4个月随着抬头动作的发育出现颈椎前凸（第一弯曲），6个月能坐时出现胸椎后凸（第二弯曲），1岁左右开始行走时出现腰椎前凸（第三弯曲），到6~7岁时这三个脊椎的自然弯曲才被韧带所固定，这对加强脊柱弹性、保持身体平衡有利。因此，要特别注意学龄儿童坐、立、走的姿势，选择适当的桌椅，保证儿童脊柱的正常形态。

3. 长骨 长骨的生长主要依靠其干骺端的软骨骨化和骨膜下的成骨生长使之增长、变粗。当干骺端骨质融合后，长骨即停止增长。

测量方法：通过摄左手及腕部X线片可了解腕骨、掌骨和指骨的发育情况，判断其骨龄（骨骼成熟年龄）。这是评价生长发育状况的一个十分重要的指标。

临床常通过测定骨龄以协助诊断某些疾病，如患有生长激素缺乏症、甲状腺功能低下症的儿童，骨龄明显落后；而患有中枢性性早熟、先天性肾上腺皮质增生症的患儿，骨龄常超前。

4. 牙齿 人的一生有两副牙，即乳牙和恒牙。乳牙共 20 颗，生后 4～10 月第 1 颗乳牙开始萌出，最晚 2 岁半出齐，2 岁以内乳牙数约为月龄减 4～6。6～7 岁开始长出第一个恒牙（第一磨牙），又称六龄齿，以后乳牙逐渐脱落，按长出先后换成恒牙；12～15 岁长出第二磨牙；第三磨牙在 17 岁以后长出，也可能终生不长，故恒牙为 28～32 颗。出牙为生理现象，个别儿童可有低热、流涎、睡眠不安、烦躁等现象。严重的营养不良、佝偻病、甲状腺功能减低症和先天愚型患儿可有出牙迟缓、牙釉质差等表现。

三、生殖系统发育

生殖系统的发育受内分泌系统下丘脑－垂体－性腺轴的控制。从出生到青春前期，小儿生殖系统的发育处于静止期。进入青春期，性腺才开始发育，并出现第二性征。因此，在各系统中生殖系统的生长发育最迟。性早熟指女孩在 8 岁以前，男孩在 10 岁以前出现第二性征；性发育延迟指女孩 14 岁以后，男孩 16 岁以后仍无第二性征出现。

（一）女性生殖系统的发育

包括女性生殖器官的形态、功能发育和第二性征发育。女性生殖器官包括卵巢、子宫、输卵管、阴道。第二性征发育的顺序一般是乳房、阴毛、初潮、腋毛。青春前期卵巢的发育非常缓慢，月经初潮时卵巢尚未完全成熟，随着卵巢的成熟，性功能才能逐渐完善。

（二）男性生殖系统的发育

包括男性生殖器官的形态、功能发育和第二性征发育。男性生殖器官包括睾丸、附睾和阴茎。第二性征生长发育的顺序依次为睾丸、阴茎、阴毛、腋毛、胡须、喉结、变声，全部经历需 2～5 年，个体差异大。出生时睾丸大多已降至阴囊，10 岁前睾丸发育很慢，进入青春期开始迅速生长发育，附睾、阴茎也同时发育。开始分泌的男性激素包括由睾丸分泌的睾酮和肾上腺皮质分泌的雄酮，随即出现阴囊增长，皮肤变红、变薄，阴茎增长、增粗，继而出现第二性征。

四、神经心理发育

（一）感知发育

1. 视觉 新生儿已有视觉感应功能，但视觉不敏锐，只能短暂注视较近处（15～20cm）缓慢移动的物体，可出现一时性斜视和眼球震颤，3～4 周内消失。新生儿后期视觉感知发育迅速；1 个月可凝视光源，开始有头眼协调；3～4 个月看自己的手；4～5

个月认识母亲面容，初步分辨颜色，喜欢红色；1~2岁喜看图画，能区别形状；3岁起便可筛查儿童的视力。

2. 听觉 出生时中耳鼓膜有羊水潴留，听力较差；3~7日后羊水逐渐吸收，听觉已相当好；3~4个月时头可转向声源，听到悦耳声时会微笑；7~9个月时能确定声源，开始区别语言的意义；1岁时听懂自己的名字；2岁后能区别不同声音；4岁时听觉发育完善。听觉的发育对小儿语言的发展有重要意义。

3. 味觉与嗅觉 出生时已可对酸、甜、苦、辣等不同味道产生不同的反应，4~5月时对食物的微小改变已很敏感，是味觉发育的关键期，故此时应添加各类辅食，使其适应不同味道的食物。出生时嗅觉的发育已相当完善，闻到乳味便会寻找乳头，3~4月时能区别香味和臭味。

4. 皮肤感觉 包括触觉、痛觉、温度觉和深感觉等。新生儿的触觉已相当灵敏，尤其是眼、口唇、前额、手掌、足底等部位，触之便有反应，如瞬眼、张口、缩回手足等；新生儿出生时痛觉已存在，但不很灵敏；出生时的温度觉比较灵敏。

5. 知觉 1岁末已有空间知觉和时间知觉的萌芽，3岁儿童能区别上、下，以后能区别前、后、左、右。

（二）运动发育

运动与肌肉的发育，与中枢神经系统的发育有密切的关系，并影响大脑的发育，故在儿童早期，运动发育是婴儿心理发育的重要基础。运动发育可分为大运动（包括平衡）和细运动两大类。运动发育的规律是：自上而下，由近到远，由不协调到协调，先正向动作后反向动作。大运动，指抬头、翻身、坐、爬、站立、走、跑、跳等。细动作，是指手指的精细动作，如新生儿两手紧握拳，生后3个月时能有意识地握物，3~4个月时能玩弄手中物体，6~7个月时出现换手、捏与敲等探索性动作，9~10个月能用拇指取细小物品，12~15个月时能用匙取食、乱涂画，2~3岁会用筷子，4岁能自己穿衣、绘画及书写。

（三）语言发育

语言是人类特有的高级神经活动，用以表达思维、观念等心理过程，是衡量智能发育的重要指标。语言发育必须具备正常的发音器官、听觉和大脑语言中枢，并要与周围人经常有语言交往。语言能力分为理解和表达两方面。小儿学语，先理解后表达，先学发音然后才能用词法和句法。新生儿啼哭是语言的开始，然后咿呀作语；6个月时能发出个别音节；1岁时能连说两个重音的字，会叫"妈妈"，可先单音节、双音节，后组成句子；4岁时能清楚表达自己的意思，能叙述简单事情；6岁时说话完全流利，句法基本正确。9个月~2岁是语言发育的关键时期。

（四）心理活动的发育

人的心理活动包括感觉、记忆、思维、想象、意志、情感情绪和性格等众多方面。

1. 注意 注意可分无意注意和有意注意。前者是在感知的基础上自然发生的，而后者为自觉的、有目的的注意。婴儿以无意注意为主，随着年龄的增长、语言的丰富和思维能力的发展，逐渐出现有意注意。5～6岁后儿童能较好地控制自己的注意力。自婴幼儿起应培养注意力，激发儿童的兴趣，加强注意的目的性。

2. 记忆 记忆是将所学得的信息贮存和"读出"的神经活动过程，是人脑对过去认识的反应。记忆分为形象记忆、逻辑记忆、情绪记忆和动作记忆。婴幼儿只是按事物的表面性质记忆信息，记忆的特点是短暂且内容少，当思维、理解、分析能力的发展成熟时，才有逻辑记忆，一般出现在学龄期后。

3. 思维 思维是应用理解、记忆和综合分析能力来认识事物的本质和掌握发展规律的一种精神活动，是心理活动的高级形式。思维的发展可分为4个阶段：感知动作思维、具体形象思维、抽象逻辑思维和辩证逻辑思维。1岁以后的儿童开始出现思维活动，3岁前以具体形象思维为主，随着年龄的增长，逐渐学会了综合、分析、分类、比较和抽象等思维方法，最后发展成独立思考的能力。

4. 早期的社会行为 儿童的社会行为是各年龄阶段相应的心理发展的综合表现，与家庭经济，文化水平，育儿方式及小儿的性格、性别、年龄等有关。智能的判断很多基于社会行为的成熟状况。

5. 想象 想象是人感知事物后在脑中创造出从未有过的或将来可能出现的事物形象的思维活动。1～2岁儿童模仿妈妈的动作给布娃娃喂饭就是想象的萌芽；3岁后会将几个布娃娃放在一起，设想是爸爸、妈妈和自己；学龄期想象力开始迅速发展。

6. 情绪 是人们对事物、情景或观念所产生的主观体现和表达。新生儿出生后不适应宫外环境，常表现为焦躁不安、啼哭，而哺乳、抚摸、摇动、怀抱则可使其情绪变得愉快。婴儿的情绪表现特点为时间短暂、反应强烈、容易变化、外显而真实。随着年龄的增长，儿童逐渐能够有意识地控制自己，情绪渐趋稳定。

五、小儿变蒸学说

对于小儿的生长发育规律，古代医家以变蒸学说加以阐述。变蒸学说始见于西晋王叔和的《脉经》。其云："变者，变其情态；蒸者，蒸其血脉。"小儿处于一生中生长发育的旺盛阶段，其形体、神智都在迅速不断地变化，蒸蒸日上，故称变蒸。

至于变蒸周期，以生后32日为一变，两变为一小蒸，十变为五小蒸。小蒸毕，共320日。小蒸后是大蒸，前两个大蒸各为64日，第三个为128日。大、小蒸共576日。小儿在变蒸中可出现轻重不一的发热症状，经过变蒸，不仅其形体不断地成长，其脏腑功能也不断地成熟与完善。

变蒸学说总结出这样一些规律：儿童生长发育在婴幼儿时期最快；生长发育是一个连续不断的过程；在生长发育中，形、神相应发育，同步发展；变蒸周期逐步延长，说明婴幼儿发育随着年龄而逐步减慢，以后生长发育趋于平缓。关于变蒸学说的内涵和价值，历代医家见仁见智，众说纷纭。但变蒸学说揭示的婴幼儿生长发育规律是符合实际的，对于认识小儿生长发育的特点，研究当代儿童的生长发育规律有重要的借鉴价值。

第四节　小儿喂养与保健

合理的喂养和科学的儿童保健，是保证小儿营养供给、促进其健康成长的重要因素。

一、营养基础

营养是保证小儿生长发育和身心健康的重要物质基础。小儿营养与成人的不同之处在于其提供的各种营养素和能量要保证不断的生长发育所需，营养不足可导致生长发育迟缓，甚至引起营养不良病症。

（一）能量的需要

能量对维持机体的新陈代谢十分重要。能量由食物中的营养素（糖类、脂肪、蛋白质）供给。小儿对能量的需要包括五个方面：

1. 基础代谢所需　指在清醒安静状态下，维持人体功能的最低能量。包括维持体温、肌肉张力、循环、呼吸、肠蠕动和腺体活动等基本生理活动的代谢所需。婴幼儿期基础代谢所需的能量约占总能量60%。

2. 生长发育所需　小儿能量的特殊需要。生长发育越迅速，需要量越大，此项需要量与生长速率成正比。1岁以内婴儿增长最快，这项所需能量约占总能量的25%～30%，以后逐渐减少。如饮食所供能量不能满足需要，则生长发育便会迟缓，甚至停止。

3. 食物的特殊动力作用　食物在消化吸收过程中所消耗的能量，叫食物的特殊动力作用。可因各种食物的性质、成分不同而消耗量也不同，如蛋白质较高，糖类和脂肪较低。婴儿摄取蛋白质较多，故此项能量消耗约占总热量的8%～10%。

4. 活动消耗　用于肌肉活动所需要的能量。不同小儿根据活动量大小所需的能量极不一致。如1岁以内小儿活动每日所需为63～84kJ/kg（15～20kcal/kg），多动好哭者比安静的小儿需要的能量可高出3～4倍。随年龄增长，需要量渐增。

5. 排泄消耗　指食物中一部分未经消化吸收的食物随粪便排出体外，主要为脂肪和蛋白质，一般不超过食物所含能量的10%。如腹泻及其他消化功能紊乱时，能量的丢失明显增加。

以上五方面所需能量的总和，称为能量需要的总量。小儿能量需要的总量相对比成人多，年龄越小，需要量相对也越大。1岁以内婴儿需要的能量总量为每日460kJ/kg（110kcal/kg），以后每增加3岁每日减去42kJ/kg（10kcal/kg），到15岁每日约为250kJ/kg（60kcal/kg）。但这只是根据正常婴幼儿所需能量得出的平均数，个体间有很大差异。总能量供给不足，可使小儿反应淡漠、活动减少，日久可使生长减慢、体重下降；反之，长期能量摄入过多，可引起肥胖。

（二）营养素的需要

1. 蛋白质 是构成人体组织细胞的基本成分，也是保证各种生理活动的物质基础，同时可提供部分热能。其供能约占总能量的8%～15%。婴儿蛋白质每日需要量2～4g/kg，1岁以后蛋白质需要量逐渐减少，直到成人的每日1.1g/kg。长期缺乏蛋白质，可致生长发育迟缓、营养不良、贫血、水肿等，严重者可导致死亡。而蛋白质摄入过多时，可致消化不良、便秘。

2. 脂肪 是供给机体能量的重要营养素，所供的能量约占每日总能量的35%～50%；也是人体组织和细胞的主要成分，并能协助脂溶性维生素的吸收，防止体热散失，保护脏器不受损伤。婴幼儿所需脂肪每日约4g/kg，6岁以上儿童每日需2.5～3g/kg。脂肪缺乏时，可致营养不良和各种脂溶性维生素缺乏症；脂肪过多，可致消化不良、食欲不振或酸中毒。

3. 碳水化合物（糖类） 是机体最主要的供能物质，供能量约占总能量的一半。另外，糖类还可与脂肪酸或蛋白质结合，参与细胞的多种生理活动。1岁以内每日约需糖12g/kg，2岁以上每日约需10g/kg。食物中糖类过多，发酵过盛，过分刺激肠蠕动，可引起腹泻。糖类摄入不足，可引起低血糖，机体将脂肪和蛋白质分解产生酮体而致酸中毒。

糖类、脂肪、蛋白质三种营养素（也叫产能营养素），除其特有的生理作用外，均可产生热能，在总能量供应中，应有一定的比例，以适应不同年龄小儿的生理所需。故在膳食安排时必须合理处理三种产能营养素，使其发挥最佳作用，以提高热能的生物学价值。

4. 维生素与矿物质 维生素是维持机体正常代谢和生理功能所必需的一大类有机化合物的总称。其不产生能量，人体需要量甚微，但体内不能合成或合成量不足，必须由食物供给。维生素的种类很多，根据其溶解性可分为脂溶性和水溶性两大类。脂溶性的维生素（维生素A、维生素D、维生素E、维生素K），易溶于脂肪，大部分贮存于脂肪组织，不需每日供给，排泄缓慢，缺乏时症状出现较迟，但过量易致中毒。水溶性的维生素，包括维生素B族（B_1、B_2、B_6、B_{12}、PP、叶酸）和维生素C，因易溶于水，多余部分可迅速从尿中排泄，不易贮存，故需每日供给，缺乏后症状迅速出现，过量时一般不易发生中毒。

矿物质对人类的造骨、造血、免疫及内分泌等功能起着重要的作用。儿童最紧要的矿物元素是钙、磷、铁、铜、钠、钾、碘、锌八种。婴幼儿易缺钙和铁，乳类含钙量多，铁主要来源于蛋黄、瘦肉、动物肝脏、青菜等食物。

5. 水 是构成机体体液的主要成分，并能调节体温，对维持体内环境起着重要作用。小儿时期体内水分较多，约占体重的70%～75%。新生儿更高，约占体重的80%。水的需要量取决于机体新陈代谢和的能量的需要，并与饮食的质和量，以及肾脏的浓缩功能有关。如小儿年龄越小，总能量的需求越大，需水量也多；进食量大，摄入的蛋白质和无机盐多，需水量就增多。正常婴儿需水量每日为100～150mL/kg，14岁时为50mL/kg。若婴儿每日摄水量少于60mL/kg，即可发生脱水症状。若超过正常需要量可增加尿量的排泄，在心、肾功能不全时，可发生水肿、循环衰竭等。

二、婴儿喂养

主要有母乳喂养、部分母乳喂养和人工喂养三种形式。

（一）母乳喂养

母乳是婴儿最理想的天然营养品，应大力提倡。

1. 母乳喂养的优点

（1）**营养丰富、比例适宜**　母乳中含有蛋白质、脂肪、糖、矿物质和维生素等丰富的营养物质，且各种营养素比例适宜，易于吸收和利用，是婴儿期前 4～6 个月最理想的食物。母乳中所含的蛋白质 70% 为乳清蛋白，在胃内凝块小。母乳含不饱和脂肪酸较多，容易消化。母乳中含糖量多，90% 为乙型乳糖，利于双歧杆菌生长，抑制大肠杆菌繁殖，故母乳喂养的小儿很少发生腹泻。

（2）**增强免疫力**　母乳中含有丰富的抗体、活性细胞和其他免疫活性物质，故能有效地抵抗微生物入侵，使婴儿较少患消化道和全身感染性疾病。如初乳中含丰富的SlgA，在胃中不被消化，在肠道中发挥免疫防御作用；母乳中含丰富的乳铁蛋白，可发挥抑制细菌生长的作用。

（3）**喂哺简便**　母乳的温度及泌乳速度适宜，不需加热和消毒，不易污染，可直接喂哺，省时省力，十分经济。

（4）**增加母婴情感**　母亲的抚摸、目光的对视、温柔的话语，都能使婴儿获得安全感，促使其心理发育，并能使母亲及时发现小儿疾病。

（5）**有利母亲健康**　母亲产后哺乳可刺激子宫收缩，促进母亲早日恢复；并且，母乳喂养还能减少乳母患乳腺癌和卵巢肿瘤的可能性。

2. 母乳喂养的注意事项　孕母产前应做好身、心两方面的准备和积极的措施。婴儿出生后，尽早开奶，最好母婴同室，按需喂哺婴儿。乳母的营养状况、精神状态及是否有效刺激和排空乳房是维持乳量的主要因素。乳母应加强营养、睡眠充足、心情愉快、不随便服药，如母亲患有急性肝炎、活动性肺结核、严重的心肾疾病等均不宜哺乳，患乳腺炎时可暂停哺乳。

3. 断乳　随着婴儿逐渐长大，母乳已不能完全满足其生长发育的需要，同时婴儿的消化功能也逐渐完善，乳牙开始萌出，咀嚼功能加强，可逐步适应非流质饮食。自生后 4～6 个月起应逐渐添加辅食，减少哺乳次数。当婴儿长到 8～12 个月时可以完全断乳。若婴儿患病或遇酷暑、严冬，断奶可延至婴儿病愈、秋凉或春暖季节。

（二）部分母乳喂养

因母乳不足或因其他原因，加用牛乳、羊乳或配方乳补充，即为部分母乳喂养。如每次先哺母乳，将乳房吸空，然后再补充其他乳品，此为补授法；如每日用其他乳品代替 1 至数次母乳喂养，称为代授法。部分母乳喂养时最好采用补授法，这样可使婴儿多得母乳，且刺激乳腺分泌乳汁，防止母乳迅速减少。不得已采用代授法时，每日母乳次数最好不少于 3 次，否则泌乳量会进一步减少，以致最后只能完全改用人工喂养。

（三）人工喂养

由于各种原因母亲不能喂哺婴儿时，可选用牛、羊乳或其他代乳品喂养婴儿，称为人工喂养。人工喂养不如母乳喂养，但如能选用优质乳品或代乳品，调配恰当，供量充足，注意消毒，也能满足小儿的营养需要，使生长发育良好。

牛乳是最常用的代乳品，其所含的蛋白质虽然高于人乳，但以酪蛋白为主，在胃中形成较大的凝块，不易消化；牛乳中含不饱和脂肪酸少，低于人乳；牛乳中的甲型乳糖有利于大肠杆菌生长。为纠正其不足，食用时加蔗糖、水，可使乳凝块变小，有助于消化。

牛乳的配制包括稀释、加糖和消毒三个步骤。生后不满 2 周采用 2∶1 奶（即 2 份牛奶加 1 份水），以后逐渐过渡到 3∶1 或 4∶1 奶，满月后即可进行全奶喂养。加糖量为每 100mL 加 5~8g。婴儿每日约需加糖牛奶 110mL/kg，需水每日 150mL/kg（包含牛乳量）。目前，常用的乳制品还有全脂奶粉、配方奶粉、鲜羊乳等。对牛奶过敏的婴儿，还可选用大豆类代乳品进行喂养。

（四）辅助食品添加

添加辅食时应根据婴儿的实际需要和消化系统的成熟程度，遵照循序渐进的原则进行。添加辅食的原则有：①从少到多，以使婴儿有一个适应过程；②由稀到稠，从米汤开始到稀粥，再到软饭；③由细到粗，从菜汁到菜泥，乳牙萌出后可试食碎菜；④由一种到多种，习惯一种食物后再加另一种，不能同时添加几种。若出现消化不良时应暂停喂食，待恢复正常后，再从小量喂起。天气炎热或婴儿患病时，应暂缓添加新品种。各种辅助食品的添加顺序见表 2-1。

表 2-1　婴儿辅食添加顺序

月龄	食物性状	添加的食物	餐数	主餐	辅餐
4~6 个月	泥状食物	含铁配方米粉、稀粥、蛋黄、菜泥、水果泥	6 次	奶	逐渐加至 1~2 次
7~9 个月	末状食物	粥、烂面条、饼干、全蛋、鱼、肝、肉末	4 次	奶	2 次饭
10~12 个月	碎食物	稠粥、软饭、面条、馒头、碎肉、碎菜、豆制品	3 次	饭	2~3 次奶

三、小儿保健

小儿保健是针对小儿生长发育过程中的影响因素，采取有效措施，加强有利条件，防治不利因素，促进和保证小儿健康成长的综合性防治医学。保健的内容包括：日常调护、健康检查、体格锻炼、预防接种、合理教育等内容，而各年龄分期的保健侧重点也不同。

（一）胎儿期及围生期的保健重点

父母婚前需做遗传性咨询，禁止近亲结婚；增加孕母抵抗力，降低孕期（尤其妊娠前8周）病毒感染率；孕母避免接触放射线、烟、酒，以及铅、苯、汞、有机磷等化学毒物；孕母患病应在医生指导下用药；对高危产妇需做产前筛查；对胎儿定期监测；提高接生技术；加强出生时新生儿和第1周内新生儿的护理、喂养；及时处理产伤、窒息、感染等。

胎儿完全依靠母体而生存，孕母的饮食营养、起居劳逸、情绪、生活环境、服药等都影响着胎儿的生长发育，故应保证孕母的充足营养，注意孕母的精神修养，恬淡静心，给胎儿一个良好的生长发育的外环境。

（二）新生儿期的保健重点

新生儿期是胎儿初离母体，适应新环境的特殊时期，由于其生理功能尚未完善，适应外环境能力极差，发病率和死亡率很高，因此，新生儿的保健十分重要。保健的重点应放在出生后第1周，建立新生儿家庭访视制。正常足月新生儿一般访视2次，具有高危因素的新生儿应增加次数，一般不少于3次。在访视中应了解新生儿出生后的状况，指导喂养和护理。

（三）婴幼儿期的保健重点

婴幼儿期是最易患消化紊乱、感染性疾病及儿童传染病的时期，发病率和死亡率仍高。应提倡婴儿纯母乳喂养至少4~6个月；合理添加辅食和断奶；定期进行健康检查、体格测量和生长发育系统监测；训练婴儿被动体操，促进感知觉发育；合理安排生活，培养良好的生活习惯等；6个月后，来自母体的被动免疫已告结束，需按计划免疫程序接受基础免疫。

（四）学龄前期的保健重点

学龄前期的儿童，智力发育快，求知欲强，好奇，好问，好模仿，故应重视早期教育，加强看护，预防烫伤、溺水、异物吸入、食物中毒等意外损伤。随着小儿脏腑功能的逐渐发育，抗病能力明显增强，但接触外界的机会较前明显增多，故感染机会增多。保健方面应继续进行生长发育监测和传染病的防治，依托托幼机构和家长，培养独立生活的能力，逐步引导其正确地认识客观世界。

（五）学龄期的保健重点

学龄期儿童大脑皮层发育完善，思维、分析能力逐渐成熟，处在长身体、长知识的阶段，求知欲强。此期除保证营养外，应培养良好的学习习惯，加强素质教育；开展体育锻炼，不仅可增强体质，同时也能培养儿童的毅力和奋斗精神；培养良好的生活习惯，预防龋齿、肠道寄生虫病等的发生；进行法制教育，学习交通规则，减少意外事故的发生。

（六）青春期的保健重点

青春期为体格发育的第二个飞跃期，生理、心理上发生重大变化，不仅体重、身高有较大幅度的增长，而且第二性征逐渐明显。因此，应进行正确的性教育，培养良好的性格和道德情操，树立正确的人生观；同时，更要注意心理及性行为的教育，以保证青少年时期身心的健康成长。

第五节　儿科诊法概要

诊法是通过收集临床症状、体征及有关实验室检查资料对疾病做出诊断的基本方法。中医诊法包括望、闻、问、切四个主要内容。西医诊法包括病史采集、体格检查及各种理化检测等现代诊断技能。由于小儿在生理、病理及疾病的演变过程中具有特殊性，因而小儿疾病的诊察方法也与成人不尽相同。

一、儿科病史采集的特点

病史采集主要通过问诊来实现，儿科古称"哑科"。由于小儿言语障碍和感觉不敏锐，其病史一般由家长、保育员或老师提供，在病史询问时，需要耐心倾听代述人对病情的描述，不宜轻易打断。年长儿童可让自己叙述病情，但儿童有时会害怕各种治疗或因表达能力欠缺而误说病情，应注意分辨真伪。

由于大多数小儿不能准确描述症状的性质、程度、特点及伴随症状，因此，需要掌握一定的问诊技巧，尽量使用儿童熟悉的语言，态度和蔼。

小儿患病有一定的年龄倾向性，如新生儿出生后 24 小时内出现的黄疸应视为病理性黄疸，24 小时后出现的黄疸有可能是生理性的黄疸。故询问年龄时，要求问清实足年龄，如几岁、几月、几天，并真实记录。

二、病史采集与记录

（一）一般记录

患儿的姓名、性别、实足年龄、民族、出生地、家庭住址、入院时间、病史采集时间、病史陈述者及其陈述的可靠程度、发病节气（记录急性疾患发病或慢性疾患急性发作的节气）。

（二）主诉

为最主要的症状、体征发生的部位及持续时间。文字应简明，尽量不超过 20 个字。

（三）现病史

是病史的重要部分，记录从发病到就诊之前疾病发生、发展及诊治的详细过程。内容包括发病情况，主要症状的特点及发展变化，入院前的检查、诊断结果及治疗经过，伴随症状，发病以来精神、饮食、二便、睡眠等的变化情况，结合中医"十问"加以记录。具有鉴别意义的阴性症状亦应列入。

（四）个人史

可作为疾病诊断的参考依据，3岁以内小儿应详细询问出生史、喂养史和生长发育史。

1. 出生史 新生儿和小婴儿应重点询问胎次、产次、是否足月顺产、分娩方式及过程，出生时有无窒息、产伤，以及出生体重等。对有神经系统症状、智力发育障碍和疑有先天性畸形的患儿，3岁以上亦应详细询问生产史，必要时还应询问母亲孕期的健康和用药史。新生儿病历应将出生史写在现病史的开始部分。

2. 喂养史 对婴幼儿要重点询问喂养方式，辅食添加情况，断奶情况。年长儿要询问食欲、饮食习惯、有否偏食等。从喂养史中常可找到发病原因。

3. 生长发育史 3岁以内患儿所患疾病与发育密切相关者，应详细询问其体格和智力的发育过程。婴幼儿着重了解何时会抬头、笑、独坐、叫人和走路，以及前囟门闭合和出牙时间等。对学龄儿童应了解其学习情况。

4. 预防接种史 曾接种过的疫苗种类、时间和次数，是否有不良反应。

（五）既往史

1. 与现病相同或类似的疾病 如现病为过敏性疾病，应询问过去有无类似发作史；现病有高热、惊厥症状，应询问过去有无高热、惊厥史。

2. 急性传染病史 应问清何时患过何种传染病，并记录患病经过和并发症。必要时可参照小儿计划免疫接种卡了解接种历史。

3. 各系统疾病史 诸如呼吸、消化、循环、神经、泌尿等系统疾病病史，以及意外损伤、外科手术等病史。

4. 药物过敏史 询问何时对何种药物过敏及具体表现，以避免再次发生过敏。

（六）家族史

询问父母年龄、职业和健康状况，是否近亲结婚；母亲历次妊娠及分娩情况；家庭其他成员的健康状况；家庭中有无其他人员患有类似疾病；有无家族性和遗传性疾病；其他密切接触者的健康状况。

三、西医儿科体格检查

（一）一般测量

包括体重、身长、头围、胸围（测量方法见本章第三节）及体温、呼吸、脉搏和血压的测量。

1. 体温的测量方法

（1）口测法 适用于较大儿童。正常值为 36.3℃ ～ 37.2℃。

（2）腋测法 方法简单，易为小儿接受。正常值为 36℃ ～ 37℃。

（3）肛测法 较准确，但对小儿有一定刺激，并应注意清洁消毒问题。正常值为 36.5℃ ～ 37.7℃。

2. 脉搏、呼吸的测定 婴幼儿易受各种因素影响，如哭闹时脉搏加快，故应在安静合作的情况下计数，不同年龄小儿正常值见表 2 - 2。

表 2 - 2　各年龄小儿呼吸、脉搏次数（每分钟）

年龄	呼吸	脉搏	呼吸：脉搏
新生儿	40 ～ 45	120 ～ 140	1：3
1 岁以下	30 ～ 40	110 ～ 130	1：3 ～ 4
2 ～ 3 岁	25 ～ 30	100 ～ 120	1：3 ～ 4
4 ～ 7 岁	20 ～ 25	80 ～ 100	1：4
8 ～ 14 岁	18 ～ 20	70 ～ 90	1：4

3. 血压的测量 测血压的袖带应为上臂长度的 1/2 ～ 2/3，若过宽，测得数据偏低，过窄则偏高。不同年龄小儿的血压正常值可用下列公式大致推算：

收缩压（mmHg）= 80 + 年龄 ×2

舒张压（mmHg）= 收缩压 ×2/3 或 1/2

（注：kPa 值 = mmHg 值 ÷7.5）

（二）皮肤、黏膜、淋巴结

应在明亮自然的光线下检查。首先观察皮肤颜色，有无黄染、皮疹、紫癜、色素沉着等；其次注意皮肤的温、湿度及皮肤弹性和皮下脂肪的厚薄，皮下有无结节及水肿等。触诊浅表淋巴结（耳前、耳后、枕部、颈部、腋窝、滑车上、腹股沟及腘窝），注意其大小、硬度、活动性、有无压痛等。

（三）头面部

观察头颅的大小、形态，囟门及骨缝是否闭合；眼睑有无浮肿、充血、黄染，瞳孔的形状、大小、对光反射等；鼻部有无异常分泌物及鼻翼扇动；耳部有无脓性分泌物及疖肿，乳突有无压痛；口腔注意黏膜、牙齿、舌和咽部的情况及扁桃体有无肿大等。

（四）颈部

是否对称，有无抵抗强直、压痛、肿块，活动是否受限；颈动脉有无异常搏动及杂音，颈静脉有无怒张；有无肝颈静脉回流征；气管位置是否居中；有无瘿瘤，如有，应描述其形态、硬度、压痛，有无结节、震颤及杂音。

（五）胸部

1. 胸廓　注意形态有无异常，如鸡胸、漏斗胸、桶状胸、串珠肋、郝氏沟、肋缘外翻等。

2. 肺部　注意观察呼吸的频率、深度、节律及有无呼吸困难和三凹征；触诊注意双侧语颤有无增强、减弱及摩擦感；叩诊是否为清音，有无浊音及实音；听诊呼吸音有无增强或减弱，有无干、湿啰音及摩擦音。

3. 心脏　注意有无心前区隆起，心尖搏动是否弥散，心脏搏动的性质及位置。叩诊可粗略估计心界的大小。叩诊时应注意：①用力要轻；②小儿一般只叩左右界；③在判断结果时需结合年龄特点（表2-3）。听诊注意心音的强弱，心率的快慢及心律是否整齐。心脏有杂音时，注意杂音的性质、响度、部位及传导方向等。

表2-3　小儿各年龄心界

年龄	左界	右界
<1 岁以下	左乳线外 1~2cm	沿右胸骨旁线*
2~5 岁	左乳线外 1cm	右胸骨旁线与右胸骨线之间
5~12 岁	左乳线上或左乳线内 0.5~1cm	接近右胸骨线
>12 岁	左乳线内 0.5~1cm	右胸骨线

注：* 胸骨旁线为胸骨线与乳线之间的中点线。

（六）腹部

除一般内科要求的项目外，新生儿还应检查脐部，观察有无出血、炎症、渗出物或脐疝等。判断有无压痛时，应密切注意患儿的表情。正常婴幼儿肝脏可在肋缘下触及1~2cm，柔软而无压痛，6~7岁以后则不应摸到，少数人在右肋缘下仍能触及，一般不超过1cm。在婴儿期偶可触及脾脏边缘。

（七）肛门及外生殖器

注意有无畸形（如先天性锁肛、尿道下裂、假两性畸形等）、感染和疝。男孩注意有无隐睾鞘膜积液、包皮过紧等。

（八）脊柱四肢

注意有无畸形及躯干、四肢比例失调，有无佝偻病的体征。

（九）神经系统

检查各种生理及病理反射，如腹壁反射、提睾反射、巴氏征、布氏征、克氏征等。

四、中医望、闻、切诊

（一）望诊

小儿处在生长发育时期，肌肤薄嫩，反应灵敏，一旦患病，内在的病理变化必然比成人更明显地反映在体表，使神色形态等发生异常变化，而且望诊又不受各种条件的限制，反应的病情较为客观。因此，望诊在儿科疾病的诊断上显得尤为重要，历代儿科医家都把望诊列为四诊之首。儿科望诊主要包括望神色、望形态、审苗窍、察指纹、辨斑疹、察二便等六个方面的内容。

1. 望神色　望神色即观察小儿的精神状态和面部气色。这是儿科临床上整体望诊的重要内容。

神是指人的精神意识和思维活动。望神可以判断精气的盈亏，从而测知脏腑的功能状态、病情的轻重及预后。目光炯炯，意识清楚，反应敏捷，躯体动作灵活协调为有神，反之则为失神。

望色主要是望面部皮肤的颜色和光泽。皮肤颜色分红白黄青黑五种，皮肤的光泽是指皮肤的荣润与枯槁。不同的病色反映着不同性质和不同部位的病证。正常小儿的面色，不论肤色如何，均应红润有光泽，略带黄色，或虽肤色较白，但白里透红，是气血调和、无病的表现。新生儿面色嫩红，也为正常肤色。

（1）面呈红色，多主热证。小儿发热、面红目赤、咽部红肿者，多为外感风热；面红，伴高热、口渴引饮、汗多尿赤者，为里热炽盛；午后颧红，伴潮热盗汗者，多为阴虚内热；重病患儿两颧艳红如妆，伴面色苍白、肢厥、冷汗淋漓者，多为虚阳上越的危重征象。

（2）面呈白色，多主寒证、虚证。外感初起小儿面色苍白、无汗者，多为风寒外束；突然出现面色苍白，伴四肢厥冷、汗出淋漓者，多为阳气暴脱；面色淡白、面容消瘦者，多为营血亏虚。

（3）面呈黄色，多为脾虚证或有湿浊。小儿面色萎黄，伴形体消瘦、纳呆腹胀者，多为脾胃气虚；面黄无华，兼有面部虫斑者，多为虫积；面目身黄者，则为黄疸；面呈枯黄色多为气血枯竭。

（4）面呈青色，主寒证、痛证、瘀血及惊痫。小儿面色时青时白、愁眉苦脸者，多为里寒腹痛；面唇青紫，伴呼吸气促者，多为肺气闭郁，气滞血瘀；面色青而晦暗，以鼻梁、两眉间及口唇四周尤为明显者，多为惊风先兆，或癫痫发作之时。

（5）面呈黑色，主肾虚、寒证、痛证、瘀证、水饮。小儿面色青黑，伴四肢厥冷者，多为阴寒内盛；面色黧黑、肌肤甲错者，多为血瘀日久所致；两颊暗黑者，多为肾虚水浊之气上泛。

2. 望形态　形，指形体；态，指动静姿态和特殊体位。望形态包括望全身形态和局部形态两个方面。

望全身形态即了解患儿全身的一般状态，包括发育、营养等。若小儿全身形态正常，则表现出发育正常、筋骨坚强、肌肉丰满、肤润发泽、姿态活泼，反之则为异常病态。小儿的动静姿态和特殊体位，是小儿健康状况的外在表现。不同的疾病，往往会出现不同的动静姿态与体位。凡小儿喜伏卧者，多为内伤饮食；喜蜷卧者，多为体内虚寒或腹痛；仰卧少动，两目无神者，多为重病、久病、体质极虚；端坐呼吸，喉中痰鸣者，多为痰涎壅盛；两目上翻，牙关紧闭，颈项强直，四肢抽搐，角弓反张者，多为肝风内动；蹙眉，以手抱头者，多为头痛。

望局部形态包括望颅囟、头、颈、躯体、四肢、肌肤、毛发、指（趾）甲等部位。（内容详见本章第三节和第五节的西医儿科体格检查）

3. 审苗窍 苗窍指目、耳、口、鼻、舌及前后二阴。因舌为心之苗，肝开窍于目，肺开窍于鼻，脾开窍于口，肾开窍于耳及二阴，故苗窍为五脏的外候。审苗窍可测知对应脏腑的病变。

（1）**察目** 目为肝之窍，五脏六腑之精气皆可上注于目。察目首先观察眼神的变化，健康小儿黑睛圆大、神采奕奕、反应灵敏，是脏腑精气充盈的表现；同时，还要注意白睛、眼窝、眼睑等有无异常变化，并检查瞳孔的大小、形状和对光反射。

（2）**察耳** 耳为肾之窍，又为肝胆经脉所绕，故耳窍的变化反映了肾、肝胆的疾病情况。健康小儿耳壳丰厚、颜色红润，是肾气充足的表现，反之，若耳舟不清、耳壳薄软紧贴两颊是肾气不足或体质差的表现；同时，注意观察外耳道有无分泌物，提耳时是否疼痛，必要时使用耳镜检查。

（3）**察鼻** 肺开窍于鼻，鼻窍的变化常反映肺的疾病。注意观察鼻翼有无扇动，以及鼻腔分泌物及通气情况。

（4）**察口** 脾开窍于口，察口要注意观察口唇、齿、龈、咽喉、腮、腭等部位。如口唇有无苍白、发绀、干燥、口角糜烂，黏膜、牙龈有无充血、溃疡，有无麻疹黏膜斑（Koplik斑）、白膜，腮腺管开口处有无红肿及分泌物，口腔内有无异常气味。牙齿的数目和排列，有无龋齿。咽部有无充血、溃疡、疱疹；咽后壁有无脓肿；扁桃体是否肿大，有无充血、分泌物和伪膜。

（5）**察舌** 舌为心之苗，舌与许多脏腑相关联，所以脏腑的病变，能从舌象上反映出来。察舌主要是观察舌体、舌质、舌苔的变化。需注意的是，新生儿舌光红无苔，哺乳婴儿可有乳白苔，均属正常舌象。此外，小儿因吃某些食物而染苔，与病苔不同，应加以区别。同时应注意舌体的大小、有无颤动、是否经常外伸、舌系带是否过短、有无溃疡。

（6）**察二阴** 前阴指生殖器和尿道口，后阴指肛门。主要观察前后二阴的外观和颜色。如男孩的阴囊紧缩还是松弛，尿道口是否发红、潮湿，肛门有无发红、瘙痒，有无便后脱肛等。

（7）**察指纹** 观察指纹是儿科的特殊诊法，适用于3岁以下小儿。指纹是从虎口沿食指桡侧所显现的脉络（浅表静脉）。以食指三指节分风、气、命三关，食指根（连掌）的第一指节为风关，第二指节为气关，第三指节为命关（图2-1）。

诊察指纹的方法是：令家长抱患儿于光线充足处，然后医生自己的拇指，从小儿食指的命关轻轻推至风关。正常小儿的指纹隐约可见，色泽淡紫，纹形伸直，不超过风关。临床根据指纹的浮沉、色泽、推之是否流畅及指纹到达的部位来辨证，以"浮沉分表里、红紫辨寒热、淡滞定虚实、三关测轻重"作为辨证纲领。

浮沉分表里：浮，为指纹显露；沉，为指纹深隐。即以指纹显隐来分辨疾病的表里。红紫辨寒热：红，为指纹显红色，主寒证；紫，为指纹显紫色，主热证。淡滞定虚实：淡，为推之流畅，主虚证；滞，为推之不流畅，复盈缓慢，主实证。三关测轻重：根据指纹所显现的部位判别疾病的轻重，达风关者病轻，达气关者稍重，达命关者病重。若指纹穿过了风、气、命三关达到指甲的部位，则病情危笃，称为"透关射甲"。指纹诊法在临床有一定的诊断意义。但若纹症不符时，当"舍纹从症"。

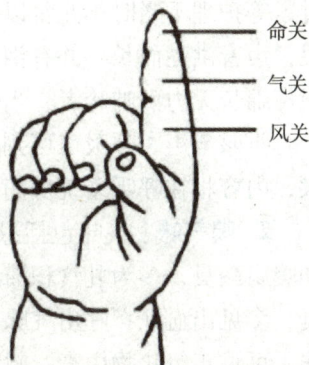

图 2-1　指纹三关图

(8) 辨斑疹　斑与疹是全身性疾患反映于体表的征象，在儿科较为常见。不同疾病的皮疹可在颜色、大小、形状、分布部位、密度、出没时间及出没顺序等方面有不同特点。辨斑疹不仅有助于疾病的诊断及鉴别诊断，同时对判断病情的轻重、顺逆也有重要的意义。按其形态，斑疹可分为斑、疹、疱、风团、白痦等。

斑为出血性皮疹，一般不高出皮肤，按之不褪色。其色泽鲜红者多见于温热病；斑色紫暗、面白肢冷者，多为气不摄血，血溢脉外。疹为充血性皮疹，高出皮面，扪之碍手，按之褪色，如麻疹、猩红热。疱为高出皮肤且内含浆液的皮疹，如水痘、天花。风团即高出皮面，大小不一，可联合成片，瘙痒难忍。白痦即"汗疹""白痱"，为细小隆起且内含浆液的疱疹，多见于湿热病中。

(9) 察二便　主要观察二便的次数、量、颜色、气味、形态等。观察小儿大小便的变化，对疾病的辨证有重要的指导意义。健康小儿的大便，色黄，干湿适中。新生儿胎粪呈暗绿色或赤褐色，黏稠无臭。母乳喂养儿大便次数每日 2~4 次，颜色金黄，粪质如糊状，有酸臭味；牛乳或羊乳喂养儿的粪便偏干呈块状，粪色淡黄，便中可有不消化的乳凝块，有腐臭味等。这些均属正常粪便。若婴儿大便呈果酱色，伴阵发性哭闹，多为肠套叠；大便灰白，为胆道阻塞；大便稀薄，便次增多，色黄臭秽，为湿热泄泻；下利赤白黏冻，腹痛，里急后重，为痢疾。正常小便为淡黄色，每日尿量（mL）约为（年龄 -1）×100 +400。小便量多，为下元虚寒；小便短赤刺痛，为湿热下注；尿混浊如米泔水，为脾胃虚弱或乳食积滞。

(二) 闻诊

闻诊包括听声音和嗅气味两个方面。

1. 听声音　包括听小儿啼哭声、语言声、咳嗽声、呼吸声等。闻声音也可以帮助诊察脏腑的病变。《素问·阴阳应象大论》云，"五脏不和则五声不顺""闻声音而知所苦"。其中闻啼哭声与呼吸声是最具儿科特色的。

啼哭是小儿的语言，是小儿身体不适的一种反应。由于饥饿思食、尿布浸湿、包扎过紧等护理不当时小儿常以啼哭表示不适，故小儿啼哭并非一定有病。正常健康小儿啼哭，声音洪亮而长，并有泪液。但若啼哭声尖锐、嘶哑、大哭大叫不止，或哭叫拒食、哭声绵长无力而呻吟者，当详察原因。

听咳嗽声、呼吸声可判断患儿疾病的寒热虚实，尤其对呼吸道疾病的诊断意义很大，内容将在呼吸系统疾病章节中阐述。

2. 嗅气味 气味包括患儿的口中气味、二便气味、呕吐物及分泌物所发出的气味。如嗳腐酸臭，多为乳食积滞；口气臭秽，多为脾胃积热；脓涕腥臭，多为鼻渊；口气腥臭，多见出血证；呼出气味如苹果味，可见于糖尿病酮症酸中毒；呼出气味呈苦杏仁味，可见于氰化物中毒；呼出气味如蒜臭，可见于有机磷中毒等。

（三）切诊

包括脉诊和按诊两部分。

1. 脉诊 小儿脉诊与成人脉诊不同，3岁以下小儿由于气血未充，故以察指纹代替切脉。3岁以上小儿虽可切脉，但寸口短小，故用"一指定三关"的方法诊脉，也称作"寸口一指脉"，即一般以一指定关脉，向前辗定寸脉，向后辗定尺脉。切脉应在安静或入睡时进行，以排除因恐惧、活动、啼哭而影响脉象的因素。正常小儿脉象平和，较成人细软而数。年龄越小，脉搏越快。小儿病脉一般以浮、沉、迟、数、无力、有力六种基本脉象为纲，以辨疾病的表里、寒热、虚实。此外，还可见到滑脉、弦脉、结代脉，分别主痰证或食积、惊风或腹痛、心阳不足或心气受损。当"脉症不符"时，可"舍脉从症"。

2. 按诊 按诊亦称触诊。是用手按压或触摸颅囟、颈腋、四肢、皮肤、胸腹等，以察其冷、热、软、硬、突、陷及有无癥瘕和痞块等情况，从而协助诊断病情。

第六节 儿科辨病辨证特点

辨证论治是中医学临证的核心。辨证，就是在综合分析四诊资料的基础上，分析疾病的病因、病机，明确病变的部位，判断邪正消长，观察疾病的动态变化等，并加以归纳概括。所谓辨病就是根据某种疾病自身生理病理变化的特点和规律，结合主要临床表现，诊断为某一种疾病。

一、儿科常用的辨证方法

1. 八纲辨证 是将搜集的资料归纳为表、里、寒、热、虚、实、阴、阳八类证候，用以表示疾病的部位、性质及小儿体质强弱和病势的盛衰。

2. 脏腑辨证 是按中医五脏六腑的生理功能和病理表现，来分析脏腑病变的部位和性质。《小儿药证直诀》创立了系统的小儿脏腑辨证体系。在儿科临床上，脏腑辨证是杂病辨证的基本方法。

3. 温病辨证 温病即热性病，大多属于感染性疾病的范围，以发病急、进展快、变化多为特点。这类疾病的辨证施治，是在《伤寒论》六经辨证的基础上，根据病情发展的规律，运用三焦辨证和卫气营血辨证。一般来说，热性病的传变，在儿科可分为表证（相当于急性热病之初期，邪在卫分阶段）、表里兼证（相当于急性热病之初期或中期，邪由卫分渐入气分或营分阶段）和里证（相当于急性热病中期之邪盛期，多见营血证候，或相当于后期之正虚或正虚邪恋期，此期包括后遗症期）三个阶段。

二、辨病与辨证相结合

中医和西医是在不同的历史条件和文化背景下形成和发展起来的两种医学理论体系，各有所长，不可取代，尤其在儿科更是这样。由于儿童发病急，疾病传变快，同时又有脏腑娇嫩、反应灵敏的特点，需要中西医有机结合，优势互补，以保证儿童的生命安全和身心健康。

辨病有助于提高辨证的准确性，重点在全过程；辨证又有助于辨病的具体化，重点在阶段性。故，辨病与辨证可以相互补充，先通过辨病认识到疾病的整体特征，确立整体治疗方案，再辨当前阶段的证候类型，制定相应的治疗方法。

第七节　儿科治疗概要

由于小儿在解剖、生理、病理和疾病恢复过程等方面都有明显的年龄特点。因此，在治疗方面，不仅药物剂量与成人不同，其治疗原则和方法亦有区别。中医、西医在小儿疾病的治疗方面各有所长，中西医结合有更明显的优势。

一、儿科治疗特点

1. 中西医结合，取长补短　在儿科疾病的防治中，中西药物各有所长，两者有机结合，优势互补，更有利于患儿的治疗与康复。例如肾病综合征应用肾上腺皮质激素能明显缓解病情，服用时间较长时，可用中药扶正固本，能明显减少激素的副作用，提高治疗效果；又如治疗急性呼吸系统感染，先用西药控制感染，后期用中药调理全身，可缩短病程，减轻症状。

2. 及时准确，方药精简　小儿属于稚阴稚阳之体，发病时有变化迅速、易虚易实、易寒易热的特点，因此，争取时间、及时治疗非常重要。小儿脏气清灵，随拨随应，故用药时要做到用药准，剂量适宜，处方轻灵活泼，不可重浊呆滞，否则稍有不当，极易损伤脏腑功能，促使病情剧变。如清代吴鞠通所说："其用药也，稍呆则滞、稍重则伤、稍不对证，则莫知其乡。"

3. 重视调理，顾护脾胃　小儿的生长发育，全靠后天脾胃化生的精微之气充养，疾病的恢复也需脾胃的健运生化，先天不足的小儿更要靠后天来调补。因此，在疾病治疗的过程中，应慎用大苦、大寒及峻下攻伐之品，以免损伤正气和后天脾胃。对于峻猛之药，治疗不得不用时，需中病即止，不可过用或久用。在疾病后期，应注重以药物、食物调理脾胃，恢复食欲，以利身体康复。

4. 身心兼顾，综合治疗　健康不仅是指身体没有疾病和缺陷，而且要有完好的生理、心理状态。虽然小儿疾病的病因特点以外感、饮食损伤和先天因素居多，但小儿处在身心发育阶段，心神怯弱，心理承受能力差，临床往往不配合治疗，儿科医生不仅要正确选用药物治疗躯体疾病，更要运用心理治疗手段给小儿以更多的耐心和爱心，促进患儿身心健康。

二、儿科用药特点

（一）慎重选择药物

儿科选择用药的依据不仅要考虑小儿年龄、当前病种和病情，更要考虑小儿对药物的特殊反应及药物对生长发育的远期影响。因此，无论中药、西药，都应慎重选择。几种药物合并使用时应注意在体内的相互作用而产生的毒副反应和药效削弱问题。

1. 抗生素　小儿容易患感染性疾病，故常应用抗感染药物。应根据不同病种、病情轻重、年龄等选择用药。如确诊为病毒性感染，可先试用中药制剂而不用抗生素。使用抗生素时要考虑到适应证，有针对性的使用；长期使用要考虑到二重感染的可能，通常以应用一种抗生素为宜，但严重感染时可联合用药。

2. 镇静药　小儿在高热、过度兴奋、烦躁不安、抽搐及频繁呕吐等情况下可适当选用镇静药，使小儿得到休息，以利病情恢复。常用的药物有苯巴比妥、氯丙嗪、地西泮等。但要注意此类药物对呼吸有一定的抑制作用，应谨慎使用。在使用镇静剂前必须重视原发病的诊断，否则用药后症状被掩盖，易引起误诊。

3. 肾上腺皮质激素　这类药物有抗炎、抗过敏、抗休克及免疫抑制等作用，广泛应用于结缔组织疾病、过敏性疾病、自身免疫性疾病及感染性疾病。可局部用药，亦可全身用药；可短期用药，也可长期用药，但必须重视其不良反应。短期内大量用药会掩盖病情，故诊断不清时不可使用；长期使用可使机体免疫力、反应性降低，继发感染，并影响小儿生长发育；水痘患儿应禁用，以免使病情急剧恶化。

4. 其他药物的选用　某些药物对成人和大童是安全的药物，但对某些新生儿和早产儿则不一定安全。例如早产儿、新生儿应用维生素 K、磺胺类、新霉素等可致高胆红素血症，甚至引起核黄疸；婴儿腹泻时不宜首选止泻药，应采用饮食疗法、控制感染及液体疗法等；因部分药物可通过乳汁影响小儿，乳母用药尤须慎重。

（二）给药途径

1. 口服　本法简便易行，最为常用。有汤剂、丸剂、片剂、冲剂、散剂、糖浆等，应根据年龄、病情选用合适剂型。幼儿用汤剂、散剂、冲剂、水剂、糖浆等较适合，年长儿可选用片剂或丸剂。小儿口服药物易引起恶心、呕吐，应注意喂药方式、方法，避免呛入气管。

2. 注射　有肌肉注射、静脉注射和静脉滴注。静脉给药吸收最快，药效亦最可靠，对急症、重症或有呕吐者多用此法，但对小儿刺激大，故小儿非病情必需，否则不宜采用。

3. 其他途径　尚有雾化吸入法、鼻饲法、直肠给药和外用药等。雾化吸入法常用于咽喉、口鼻、呼吸道疾病；胃管鼻饲法灌入可用于昏迷患儿；直肠给药常用于发热、某些肠道疾病和肾脏疾病的治疗；外用药以膏剂为多，也可用水剂、混悬剂、粉剂等。

（三）药量计算

小儿用药剂量较成人更须准确，计算方法有多种，可按体重、体表面积、年龄或按成人剂量折算。

1. 按体重计算　是西医最常用、最基本的计算方法，应以实际测得的体重为准，或按公式计算。每日（次）剂量 = 体重（kg）×每日（次）每千克体重需要量。年龄愈小，每千克体重剂量相对稍大，年长儿按体重计算剂量超过成人量时，以成人剂量为限。

2. 按体表面积计算　此法较按年龄、体重计算法更为准确。近年来多主张按体表面积计算。小儿按体表面积计算的公式为：

<30kg 小儿：体表面积（m²）= 0.035×体重（kg）+ 0.1

\>30kg 小儿：体表面积（m²）= 0.02×［体重（kg）- 30］+ 1.05

小儿剂量 = 剂量/（m²）×小儿体表面积（m²）

3. 按年龄计算　此法计算的剂量幅度大，用于不需十分精确的药物，如维生素类药物。

4. 按成人量折算　小儿剂量 = 成人剂量×小儿体重（kg）/50，此法仅用于未提供小儿剂量的药物。

5. 小儿中药用量　新生儿为成人量的 1/6，乳婴儿为成人量的 1/3，幼儿为成人量的 1/2，学龄儿童为成人量的 2/3 或成人量。

三、常用的中医内治法

1. 疏风解表法　用于外邪侵袭所致的表证。使用时需辨明寒热。辛温解表常用荆防败毒散、葱豉汤，辛凉解表常用银翘散、桑菊饮，解暑透表常用新加香薷饮，透疹解表常用宣毒发表汤。小儿应用发汗剂要慎重，不宜量大，不宜反复使用。

2. 止咳平喘法　用于邪郁肺经所致的咳喘。使用时需辨清寒热虚实，多用祛痰药，少用镇咳药。寒痰内伏，治以温肺散寒，化痰平喘，常用小青龙汤、射干麻黄汤；痰热闭肺，治以清热化痰，宣肺平喘，常用定喘汤、麻杏石甘汤。咳喘久病，多累及于肾，常在止咳平喘方剂中加温肾纳气的药物，如蛤蚧等。

3. 清热解毒法　主要适用于邪热炽盛的实热证。需辨清邪热在表在里，属气属血，入脏入腑，再选方使用。如病邪由表入里，常用清热解毒透邪的栀子豉汤、葛根芩连汤；阳明里热者，常用清热生津的白虎汤；湿热滞留胃肠，常用清热解毒化湿的白头翁汤、茵陈蒿汤；热入营血常用清热凉血的清营汤、犀角地黄汤、神犀丹；痈、毒、疔、疮常用清火解毒的黄连解毒汤、泻心汤；肝胆火旺时常用清肝泻火的龙胆泻肝汤。

4. 消食导滞法　主要适用于小儿饮食不节、乳食内滞之证，如积滞、疳证等。应用时当分虚实，实证用此法可治病，虚证用之可对症。消乳化积常用消乳丸，消食化积常用保和丸，通导积滞常用枳实导滞丸，健脾消食常用健脾丸等。

5. 镇惊开窍法 为急救、治标之法，主要用于小儿抽搐、惊痫等。热极生风，项强抽搐，选羚角钩藤汤等清热镇惊息风；热入营血而神昏、惊厥，可选用安宫牛黄丸、至宝丹等镇惊开窍，清热解毒；痰浊上蒙，惊风抽搐可用苏合香丸、小儿回春丹等豁痰开窍。

6. 凉血止血法 主要用于各种急、慢性出血病属于血热妄行者，常用犀角地黄汤、小蓟饮子、十灰散、玉女煎。

7. 利水消肿法 主要适用于水湿停聚，小便短少而致水肿者。阳水常用五苓散、越婢加术汤，阴水常用防己黄芪汤、实脾饮、真武汤等。

8. 健脾益气法 主要适用于脾胃虚弱证，如泄泻、疳证及贫血、病后体虚等，常用异功散、七味白术散、四君子汤、参苓白术散、补中益气汤等。

9. 培元补肾法 主要适用于胎禀不足、肾气亏虚证，如解颅、五迟、五软、遗尿、哮喘等，常用六味地黄丸、河车大造丸、菟丝子散、金匮肾气丸等。

10. 回阳救逆法 用于阳气虚脱之危重症，常用生脉注射液、四逆汤、回阳救逆汤、参附龙牡救逆汤等。

11. 活血化瘀法 用于各种血瘀证，临床可见口唇青紫、肌肤瘀斑、痛有定处、舌质暗有瘀点等，常用方有桃红四物汤、血府逐瘀汤、少腹逐瘀汤等。

四、常用的外治法

（一）药物外治

1. 热熨法 是将药物加热后，用布包裹对机体局部进行熨敷的一种外治法。具有祛风散寒、温经通络、镇痛消肿等作用，可促进血液循环，加强新陈代谢，改变局部营养状态，增强局部机体抵抗力，从而促进疾病好转。如炒热食盐熨腹部治疗腹痛，用生葱、食盐炒热熨少腹治疗癃闭等。常用的药物有艾叶、大盐、花椒、丁香等。

2. 敷贴法 将药物熬制成软膏、油膏后，做成药饼、药膜或将药物研成粉，撒于普通膏药上，敷于局部的一种外治法。具有清热解毒、理气活血、止咳平喘、散寒止痛、祛风除湿等功效，常用于发热、咳嗽、哮喘、惊风、疳证、痄腮等病证。如可用白芥子、甘遂等药研末，以生姜汁调成药饼，于三伏天敷于肺俞等穴，治疗哮喘。

3. 涂敷法 将新鲜草药制成药液或把药物研末，加赋形剂调匀后，湿敷于体表局部及穴位上，为涂敷法。具有清热解毒、活血消肿之效。如金黄散，用醋调成糊状，敷于小儿腮部，或用新鲜的蒲公英叶捣烂如泥，摊于纱布上，敷在患儿腮部，可治疗小儿腮腺炎。

4. 罨包法 是将药物置于皮肤局部并加以包扎的一种外治法。如用皮硝包扎敷于肚腹以消食积，用五倍子粉加食醋罨包脐内治疗盗汗等。

5. 擦拭法 使用药液或药末擦拭局部的一种外治法。如用冰硼散擦拭口腔，或用淡盐水、银花甘草水拭洗口腔，治疗鹅口疮、口疮等。

6. 药袋疗法　选用苍术、白芷、砂仁、丁香、肉桂、甘松、豆蔻、沉香、檀香等芳香药物，根据病情，选药配方，研成粉末，制成香袋、肚兜、香枕等。可经常佩戴使用，具有辟秽解毒、增进食欲、改善环境、防病治病的作用。

（二）手法外治

1. 推拿疗法　推拿是根据经络腧穴、营卫气血的原理，用不同的手法刺激经穴，以达到促进气血运行，通畅经络，增强体质和调和脏腑的作用。常用手法有按、摩、推、拿、揉、搓等法。主要用于治疗小儿泄泻、腹痛、厌食、斜颈等病证。年龄越小，疗效越好。推拿手法应轻快柔和。

2. 捏脊疗法　是儿科常用的一种推拿疗法。通过对督脉和膀胱经的捏拿，达到调整阴阳、通理经络、调和气血、恢复脏腑功能的效果。常用于治疗疳证、婴儿泄泻及脾胃虚弱的患儿。具体操作方法：患儿俯卧，医者两手半握拳，两食指抵于背脊之上，两手拇指伸向食指，合力捏住肌肉提起，而后食指向前，拇指向后退，做翻卷动作，两手同时向前移动，自长强穴起，一直捏到大椎穴即可，如此反复 3～5 次，但捏到第 3 次时，每捏 3 把，将皮肤提起 1 次。每日 1 次，连续 6 天为 1 疗程。对脊背皮肤感染及有紫癜病患儿禁用此法。

（三）器械外治

1. 针灸疗法　就是指针刺或温灸一定的穴位或部位，达到通经脉、调气血的目的，使人体阴阳平衡，以达治疗疾病的一种外治法。小儿针灸循经取穴基本与成人相同，但一般采用浅刺、速刺、不留针；小儿灸法常适用于慢性虚弱性疾病及以风寒湿邪为患的病症。

打刺疗法也称皮肤针刺法（梅花针、七星针）。目前的研究认为，用皮肤针打刺大脑皮层控制区（运动区、感觉区）或脊柱两侧，可改善其血流，刺激大脑皮层，用于治疗脑瘫后遗症。

刺四缝疗法是儿科针法的一种。四缝是经外奇穴，位于食、中、无名及小指四指中节横纹中点，是手三阴经所过之处。针刺四缝有解热除烦、通畅百脉、调和脏腑的功效，常用于治疗疳证、厌食。操作方法：皮肤局部消毒后，用三棱针或粗毫针针刺约 1 分深，刺后用手挤出黄白色黏液少许，每日 1 次。

2. 拔罐疗法　本法可促进气血流畅、营卫运行，也有祛风散寒、宣肺止咳、舒筋活络的作用。常用于治疗肺炎喘嗽、哮喘、腹痛、遗尿等病证。小儿常用口径 4～5cm 的竹罐或玻璃罐。操作方法：先在局部涂上凡士林，将酒精棉球点燃，置罐内数秒，迅速取出，将罐紧罩在选定的皮肤上，5～10 分钟后取下。

3. 雾化吸入疗法　是应用超声雾化器的超声波或加压泵吸入，将药液变成微细气雾，随患者吸气而进入呼吸道，以达到治疗的目的。在儿科，此法治疗呼吸道疾病很常用。常用药物有：氨茶碱、泼尼松等，以及有清肺化痰、止咳平喘功效的中药，如麻黄等。主要用于哮喘、肺炎喘嗽、咳嗽、感冒等病证。

4. 穴位注射法　又称水针法。将药液注入腧穴内，以充分发挥腧穴和药物对疾病的综合作用，从而达到协同治疗疾病的目的。但对月龄较小且体质又弱的婴儿应慎重使用此法。常用药物有：丹参注射液、柴胡注射液等。

> **知识链接**
>
> **灯火燋法**
>
> 　　灯火燋法，在古代称为"神火"。操作时用灯心草蘸麻油，燃火，烧灼所选的穴位或部位，手法必须迅速，一触及皮肤随即离去。古人用于治脐风、惊痫、风痰闭阻、猝死等。古代最著名的"灯火十三燋"在《幼科铁镜》中记载：取囟门、眉心、人中、承浆、两手大指少商、脐心、脐轮，共十三燋，治疗脐风，相传疗效神奇。现代用灯火燋角孙穴治疗流行性腮腺炎有效。但是，对邪已入里的实热证、久病体弱、久热消渴、阴虚火旺等证，均不宜采用此法。

第八节　小儿体液平衡的特点和液体疗法

体液是人体的重要组成部分，保持其生理平衡是维持生命的重要条件。由于小儿处于生长发育阶段，代谢旺盛，对水和电解质的需求相对较多，而调节水、电解质和酸碱平衡的机制尚未发育完善，因此，小儿的体液平衡易受疾病和外界环境影响而发生紊乱。水、电解质和酸碱平衡紊乱在儿科临床中极为常见，重者可危及生命。

一、小儿体液平衡的特点

（一）体液的总量及分布

体液分布于3个区域，即：血浆、间质和细胞内。血浆和间质液合称为细胞外液。小儿的体液主要是间质液，所占比例较成人高，血浆和细胞内液的比例则与成人相近。年龄愈小，体液占体重的比例愈高，见表2-4。

表2-4　不同年龄的体液分布（占体重的%）

体液	足月新生儿	1岁	2~14岁	成人
体液总量	78	70	65	55~60
细胞内液	35	40	40	40~45
间质液	37	25	20	10~15
血浆	6	5	5	5

（二）体液中的电解质成分

细胞内液和细胞外液的电解质组成有显著的差别。细胞外液的电解质以 Na^+、

Cl^-、HCO_3^-等为主，其中Na^+占细胞外液阳离子总量的90%以上，对维持细胞外液的渗透压起主导作用；细胞内液以K^+、Mg^{2+}、HPO_4^{2-}和蛋白质等为主，K^+大部分处于解离状态，占细胞内液阳离子总量的78%，维持着细胞内液的渗透压。新生儿在生后数日内血钾、氯偏高，血钠、钙和碳酸氢盐偏低。

（三）水的需要量和排出

水的需要量与能量消耗成正比。小儿生长发育快，机体新陈代谢旺盛，摄入的热量、蛋白质和经肾排出的溶质量均较高，而且体表面积大，呼吸频率快，不显性失水多，约为成人的2倍，故按体重计算，年龄愈小，每日需水量愈多。不同年龄每日所需水量见表2-5。

表2-5 不同年龄每日需水量

年龄	mL/kg
<1岁	120~160
1~3岁	100~140
4~9岁	70~110
10~14岁	50~90

水主要经肺、皮肤、汗液、大小便排出。小儿排泄水的速度较成人快，年龄越小，交换率越高，婴儿每日水的交换量为细胞外液量的1/2，而成人仅为1/7，故婴儿体内水的交换率比成人快3~4倍，加上婴儿对缺水的耐受力差，在病理情况下如果进水不足或有水分继续丢失，将更易脱水。

二、水、电解质和酸碱平衡紊乱

（一）脱水

脱水是指水分摄入不足或丢失过多所引起的体液总量，尤其是细胞外液量的减少。脱水时除丧失水分外，尚有钠、钾和其他电解质的丢失。

1. 脱水程度 一般根据精神、神志、皮肤弹性、循环情况、前囟、眼窝、尿量及就诊时的体重等综合分析判断，分轻、中、重三度，具体见表2-6。

表2-6 小儿脱水分度情况

	轻	中	重
精神、神志	精神稍差、略有烦躁	精神萎靡或烦躁不安	表情淡漠、昏睡或昏迷
皮肤	稍干、弹性尚可	干燥、弹性较差	发灰、冰冷、干燥、弹性极差
前囟、眼窝	稍凹陷	明显凹陷	极度凹陷、眼闭不合
唇黏膜、眼泪	唇黏膜稍干、哭时有泪	唇黏膜干燥、哭时泪少	唇黏膜干裂、哭时无泪
周围循环	正常	稍差	四肢厥冷、血压下降、休克
尿量	正常或略少	明显减少	极少或无尿
估计累积失水量（mL/kg）	50	50~100	100~120
体重降低（%）	5	5~10	>10

2. 脱水性质 指现存体液渗透压的改变，常用血清钠含量来判定细胞外液的渗透压。脱水分为等渗、低渗和高渗三种类型。等渗性脱水最为常见，其次为低渗性脱水，

高渗性脱水少见。

（1）**等渗性脱水**　水和电解质（主要是 Na^+）以血浆含量浓度成比例丢失，血浆渗透压在正常范围内，血清钠浓度为 130～150mmol/L。临床上最多见于呕吐、腹泻、进食不足等原因所致。损失的体液主要为循环血容量和间质液，细胞内液无明显改变。由于肾脏可以调节水和电解质的平衡，使体液维持在等渗状态，因此临床所见的脱水多属等渗性。

（2）**低渗性脱水**　电解质的损失量比水多，血浆渗透压较正常低，血清钠 < 130mmol/L，细胞外液呈低渗状态。临床上多见于营养不良性慢性腹泻，补液时输入大量非电解质溶液，慢性肾脏疾病，充血性心力衰竭患儿长期禁盐并反复应用利尿剂，以及大面积烧伤损失血浆过多者。由于细胞外液渗透压低，水向细胞内转移，造成细胞外液容量减少更明显，同时出现细胞内水肿（包括神经细胞水肿）。临床特点为脱水症状，且比其他两种类型严重，更易发生休克。患儿可有脑细胞水肿、颅内压增高的表现，如烦躁不安、嗜睡、昏迷或惊厥等神经系统症状。

（3）**高渗性脱水**　电解质损失量比水少（失水比例大于失钠），血浆渗透压高于正常，血清钠 > 150mmol/L，细胞外液呈高渗状态。临床上多见于病程较短的呕吐、腹泻伴高热、不显性失水增多而给水不足（如昏迷、发热、高温环境、呼吸增快）、口服或静脉注入过多的等渗或高渗液、垂体性或肾性尿崩症、使用大剂量脱水剂等的患儿。由于细胞外液量减少，渗透压增高，水自细胞内向细胞外转移，使细胞外液量减少得到部分补偿，故在失水量相等的情况下，脱水症状较上述两种脱水为轻，循环障碍症状也不明显，但在严重脱水时亦可发生休克。由于细胞外液渗透压增高和细胞内脱水，患儿呈现黏膜和皮肤干燥明显，烦渴，高热，烦躁不安，肌张力增高甚至惊厥；严重者出现神经细胞脱水、皱缩，脑脊液压力降低，脑血管破裂出血，亦可发生脑血栓。

（二）酸碱平衡紊乱

酸碱平衡是指正常体液保持一定的［H^+］浓度，以维持机体正常的生命功能。机体在代谢过程中不断产生酸性和碱性物质（主要是前者）。机体必须通过缓冲系统及肺、肾的调节功能来保持机体正常的 pH 值，以保证机体的正常代谢和生理功能。健康人的血浆呈微碱性，pH 为 7.4（7.35～7.45）。pH < 7.35 称为酸中毒，pH > 7.45 称为碱中毒。

1. 代谢性酸中毒　为最常见的一种酸碱平衡紊乱，由于细胞外液中［H^+］增高或［HCO_3^-］降低所致。

（1）**病因**　①体内碱性物质丢失过多，如腹泻、肠道造瘘、肾小管酸中毒等；②酸性物质摄入过多，如长期服用氯化钙、氯化铵、水杨酸等；③体内酸性代谢产物产生过多或排出障碍，如饥饿性、糖尿病性酮症酸中毒，脱水、缺氧、休克、心跳骤停所致的高乳酸血症等；④肾功能障碍等。

（2）**临床表现**　轻度酸中毒的症状不明显，常被原发病所掩盖。可表现为呼吸深而有力，唇呈樱桃红色，精神萎靡，嗜睡，恶心，频繁呕吐，心率增快，烦躁不安，甚则出现昏睡、昏迷、惊厥等。半岁以内小婴儿呼吸代偿功能差，酸中毒时其呼吸改变可不典型，往往仅有精神萎靡、面色苍白等。

（3）治疗　①积极治疗原发病，除去病因。轻度酸中毒经病因治疗，通过机体的代偿可自行恢复。②应用碱性药物：对中、重度酸中毒，可用碱性溶液治疗。碳酸氢钠液为碱性药物的首选，可口服或静脉给药，一般将5%碳酸氢钠稀释成1.4%碳酸氢钠溶液静脉输入，先给计算总量的1/2，然后根据治疗后的反应决定是否需要继续用药。由于机体的调节作用，大多数患儿无须给足量即可恢复。在纠正酸中毒的过程中，钾离子进入细胞内使血清钾浓度下降，故应注意及时补钾。酸中毒纠正后，游离钙减少而出现抽搐者，应注意补钙。

2. 代谢性碱中毒　由于体内 $[H^+]$ 丧失或 $[HCO_3^-]$ 增加所致，儿科临床比较少见。

（1）病因　①机体内酸性物质大量丢失，如剧烈呕吐；②碱性药物使用过量；③长期使用利尿药或其他原因引起的低钾性碱中毒；④见于呼吸性酸中毒时，肾脏代偿性分泌 $[H^+]$ 和增加 $[HCO_3^-]$ 回吸收导致的高碳酸血症；⑤人工辅助机械通气后，血浆 $[HCO_3^-]$ 含量仍较高。

（2）临床表现　轻症除原发病外可无其他明显症状；重症表现为呼吸慢而浅或暂停，头晕，躁动，手足搐搦，伴低钾者出现低钾症状。

（3）治疗　治疗原发病，停用碱性药物，纠正脱水，补钾、氯、钙。轻症者静滴0.9%氯化钠注射液，可得到纠正；重症可给予氯化铵治疗，肝、肾功能不全者和呼吸性酸中毒合并代谢性碱中毒者禁用。有低钾、低钙者须相应补给钾、钙剂。

3. 呼吸性酸中毒　是由于通气障碍导致体内 CO_2 潴留、H_2CO_3 增高所致，儿科较多见。

（1）病因　①肺炎、支气管哮喘、肺水肿、喉头水肿、呼吸道异物、分泌物堵塞、肺不张、肺萎缩、呼吸窘迫综合征等。②多发性神经根炎、低血钾等引起呼吸肌麻痹、换气不足。③呼吸中枢功能减退或受抑制，如呼吸抑制药物过量、缺氧缺血性脑病、颅脑外伤等。④人工呼吸机使用不当，吸入 CO_2 过多。

（2）临床表现　除原发病的表现外，缺氧为突出症状。高碳酸血症可引起血管扩张，颅内血流增加，导致头痛及颅内压增高。

（3）治疗　主要是治疗原发病，改善通气和换气障碍，解除呼吸道阻塞，给予充分的氧气，必要时用人工呼吸机改善缺氧和高碳酸血症。对重症失代偿性呼吸性酸中毒患儿，应行气管插管或气管切开，可给予5%碳酸氢钠或酌情应用呼吸兴奋剂，一般禁用镇静剂。

4. 呼吸性碱中毒　由于通气过度导致体内 CO_2 过度减少，血浆中 H_2CO_3 降低所致。

（1）病因　①通气过度，如长时间剧烈哭闹、高热伴呼吸增快，癔症及呼吸机使用不当导致的 CO_2 排出过多。②呼吸系统疾病、颅脑外伤或呼吸兴奋药物过量引起的呼吸中枢兴奋，导致的过度呼吸。③低氧、严重贫血、肺炎、肺水肿等。

（2）临床表现　主要为呼吸深快。

（3）治疗　治疗原发病为主，改善呼吸功能后碱中毒可逐渐恢复，有手足搐搦者给予钙剂。

（三）电解质紊乱

低钾血症

正常血清钾的浓度为 $3.5 \sim 5.5$ mmol/L。当血清钾 < 3.5 mmol/L 时，为低钾血症。钾缺乏时，血清钾常降低，但脱水、酸中毒、组织细胞破坏等因素也能影响细胞内外钾的分布，故血钾高低不与机体钾的总含量呈绝对相关，细胞外液的钾含量也不能完全代表体内钾的含量。

1. 病因

（1）钾摄入量不足　如长期不能进食或进食少，静脉补液内不加或少加钾盐。

（2）经消化道丢失钾过多　如频繁呕吐、腹泻或胃肠造瘘、引流。

（3）经肾脏排钾过多　如长期使用排钾利尿药、肾上腺皮质激素，患有肾小管酸中毒、原发或继发性醛固酮增多症等。

（4）钾由细胞外过多地转移入细胞内　如家族性周期性低钾麻痹症、胰岛素治疗、碱中毒等。

2. 临床表现　一般血清钾低于 3mmol/L 时，可出现临床症状。

（1）神经肌肉系统　神经肌肉的兴奋性降低，表现为肌无力、腱反射减弱或消失，严重者发生弛缓性瘫痪、呼吸肌麻痹、肠鸣音减弱、腹胀，甚至肠麻痹。

（2）心血管系统　低钾对心肌的影响最明显，表现为心率快、第一心音低钝、心律失常。心电图显示 ST 段下移，T 波增宽，出现 U 波，Q－T 间期延长。

3. 治疗

（1）积极治疗原发病，防止钾的继续丢失，尽早恢复正常饮食。

（2）轻度低钾血症可多进含钾丰富的食物，可口服氯化钾，剂量按每日 $200 \sim 250$ mg/kg，分 $4 \sim 6$ 次。

（3）重度低钾血症需静脉补钾，浓度为 27mmol/L（0.2%），不得超过 40mmol/L（0.3%），每日补钾的静滴时间不少于 8 小时，治疗期间要严密观察临床症状和体征变化，监测血清钾和心电图，随时调整含钾溶液的浓度和输入速度。由于细胞内钾恢复较慢，治疗低钾血症须持续补钾 $4 \sim 6$ 日或更长时间，才能逐步纠正。

三、常用溶液

（一）非电解质溶液

5% 和 10% 葡萄糖液，输入人体后很快被氧化为水和 CO_2，同时供给能量或转变成糖原贮存体内，故为无张力溶液。仅用于补充水分和部分热量，不能起到维持渗透压的作用。

（二）电解质溶液

用于补充液体容量，纠正电解质和酸碱平衡失调。

1. 氯化钠溶液

（1）0.9%氯化钠溶液（生理盐水）　为等渗电解质液，含 Na^+ 和 Cl^- 各154mmol/L，Na^+ 含量与血浆相仿，可用于扩张血容量，补充电解质，但 Cl^- 含量比血浆含量（103mmol/L）高1/3，大量输入可使血氯升高，使血〔HCO_3^-〕被稀释而加重酸中毒。故酸中毒时应配碱性电解质溶液使用。

（2）3%氯化钠　每1mL液体含 $Na^+0.5mL$，用于纠正低钠血症。

2. 碱性溶液　用于纠正碱丢失性酸中毒。

（1）碳酸氢钠制剂　为5%的高渗液（1mL＝0.6mmol），使用时可稀释为1.4%的等渗液，紧急情况下可以用5%的溶液直接推注。有呼吸性酸中毒 CO_2 潴留者慎用。使用时应注意，防止注入血管外造成组织坏死或反复使用导致细胞外液渗透压增高。

（2）乳酸钠　需在有氧条件下经肝脏代谢产生〔HCO_3^-〕而起到缓冲作用，显效较缓慢，在休克、缺氧、肝功能不全、新生儿期或乳酸潴留性酸中毒时不宜使用。制剂为11.2%，其等渗液为1.87%。

3. 氯化钾溶液　制剂为10%的溶液。用于补充钾，使用时要严格掌握稀释浓度，不能直接静脉推注，否则有发生高钾血症的危险。

4. 混合溶液　为适应治疗需要，将上述溶液按一定比例，可配制成不同成分和张力的混合液，可避免或减少单一成分的缺点，以适用于不同补液阶段中不同情况的需要（见表2-7）。

表2-7　三种混合液的简易配制

溶液名称	10%氯化钠液（mL）	5%～10%葡萄糖液（mL）	5%碳酸氢钠液（mL）
2:1等张含钠液	5.5	100	10
3:2:1液（1/2张）	2.8	100	5
4:3:2液（2/3张）	4.4	100	5.8

5. 口服补液盐　（oral rehydration salts，ORS）临床应用广泛，疗效好，简便易行。其配方为：氯化钠3.5g，碳酸氢钠2.5g，氯化钾1.5g，无水葡萄糖20g，溶于1000mL水中，为2/3张含钠口服液。适用于急性腹泻所致的轻、中度脱水的累积损失和继续损失的补液。

四、液体疗法

液体疗法是纠正水、电解质和酸碱紊乱，恢复和维持血容量及机体的体液平衡，保证机体正常的生理功能的重要措施。在补液前要全面了解患儿病情，根据病史、症状、体征及必要的实验室检查，进行综合分析。临床上应正确判断患者脱水和电解质紊乱的性质、程度，并在此基础上制订出合理的补液方案，确定补液总量、液体成分、步骤和输液速度。液体疗法包括补充累积损失量（治疗前水、电解质的总损失量）、继续损失量（治疗过程中，由于病因未完全解除而造成体液继续异常的丢失量）和生理需要量（维持基础代谢所需量）3 个部分。

（一）补充累积损失量

1. 定量 根据脱水的程度决定，即轻度脱水 30 ~ 50mL/kg，中度脱水 50 ~ 100mL/kg，重度脱水 100 ~ 120mL/kg。计算总量后先给总量的 2/3，学龄前期及学龄期小儿的体液组成已接近成人，补液量应酌减 1/4 ~ 1/3。

2. 定性 根据脱水性质决定。原则上先盐后糖，即先补充电解质后补充糖液。通常对低渗性脱水应补给 2/3 张含钠液，等渗性脱水补给 1/2 张含钠液，高渗性脱水补给 1/5 ~ 1/3 张含钠液。若临床上判断脱水性质有困难时，可先按等渗性脱水补充。

3. 定速 取决于脱水程度，原则上先快后慢。如重度脱水，尤其对于有明显血容量和组织灌注不足的患儿，应首先快速应用 2∶1 等张含钠液，按 20mL/kg（总量不超过 300mL）于 30 分钟至 1 小时内静脉输入，以迅速改善循环血量和肾功能；其余累积损失量于 8 ~ 12 小时内输完。但对高渗性脱水患儿的输注速度宜稍慢，以防引起脑细胞水肿，发生惊厥。

（二）补充继续损失量

在开始补液时，造成脱水的原因大多继续存在，如腹泻、呕吐、胃肠引流等，如不予以补充又成为新的累积损失，此种丢失量必须根据实际损失量用类似的溶液补充。如常见的婴儿腹泻，在早期严格禁食的情况下，体液继续损失量一般每日补充 10 ~ 40mL/kg，可选用 1/3 ~ 1/2 张含钠液。

（三）补充生理需要量

包括热量、水和电解质 3 个方面的需要量。在禁食情况下，为了满足基础代谢需要，每日供给热量为 60 ~ 80kcal/kg，尽量口服补充，不能口服或口服量不足者可静脉滴注 1/5 ~ 1/4 张含钠液，同时给予生理需要量的钾。长期输液或合并营养不良者，应注意蛋白质的补充。

各种疾病导致的水、电解质和酸碱失衡对这三部分的需要量稍有不同，其中生理需要量是共同的。如为一般疾病不能进食者只需补充生理需要量，而婴儿腹泻则三项均需补充。

习 题

1. 小儿生长发育最为迅速的时期是
    A. 婴儿期 　　　　　　B. 幼儿期 　　　　　　C. 学龄前期
    D. 学龄期 　　　　　　E. 青春期
2. 按体重公式计算，3 岁小儿的体重应为

    A. 16kg　　　　　　　　B. 15kg　　　　　　　　C. 14kg

    D. 13kg　　　　　　　　E. 12kg

3. 正常小儿多少个月时能独立行走

    A. 10　　　　　　　　　B. 12　　　　　　　　　C. 18

    D. 24　　　　　　　　　E. 36

4. 小儿"纯阳"之体的含义是

    A. 纯阳无阴　　　　　　B. 阳常有余　　　　　　C. 阴亏阳亢

    D. 发育迅速　　　　　　E. 肝常有余

5. 小儿易受惊吓，原因主要是

    A. 脾常不足　　　　　　B. 肾常虚　　　　　　　C. 肝气未实

    D. 稚阳未充　　　　　　E. 心常有余

6. 小儿午后颧红，伴潮热盗汗，多为

    A. 外感风热　　　　　　B. 里热炽盛　　　　　　C. 阴虚内热

    D. 食积郁热　　　　　　E. 虚阳上越

7. 孕妇遭受不利因素影响，如物理、药物、感染、劳累、营养缺乏等伤害，造成
   流产、死胎或先天畸形等，最易发生于孕后

    A. 8 周内　　　　　　　B. 12 周内　　　　　　C. 16 周内

    D. 20 周内　　　　　　E. 24 周内

8. 从何时以后来自母体的被动免疫已告结束

    A. 1～2 个月　　　　　B. 3～4 个月　　　　　C. 5～6 个月

    D. 7～8 个月　　　　　E. 9～10 个月

9. 小儿脾常不足，在儿科疾病治疗中，为避免损伤脾胃，应慎用的药为

    A. 辛甘药　　　　　　　B. 大苦大寒药　　　　　C. 酸碱药

    D. 峻下攻伐药　　　　　E. 辛热药

10. 失水量占体重 5% 以下为

    A. 等渗性脱水　　　　　B. 轻度脱水　　　　　　C. 中度脱水

    D. 重度脱水　　　　　　E. 低渗性脱水

各　论

第三章　新生儿与新生儿疾病

学习目标

1. 掌握新生儿黄疸、新生儿寒冷损伤综合征、新生儿缺氧缺血性脑病的临床表现、诊断及治疗。

2. 熟悉新生儿黄疸、新生儿寒冷损伤综合征、新生儿缺氧缺血性脑病的病因病机。

3. 了解新生儿分类和新生儿时期常见的几种特殊生理状态。

第一节　新生儿的分类、特点与护理

新生儿系指从脐带结扎到生后 28 天内的婴儿。研究新生儿生理、病理、疾病防治及保健等方面的科学称为新生儿学。

【新生儿分类】

1. 根据胎龄分类　胎龄（gestational age，GA）是从末次月经的第 1 天起到分娩时为止，通常以周表示。

（1）足月儿　指 37 周≤GA＜42 周（259～293 天）的新生儿。

（2）早产儿　指 GA＜37 周（＜259 天）的新生儿。

（3）过期产儿　指 GA≥42 周（≥294 天）的新生儿。

2. 根据出生体重分类　出生体重（birth weight，BW）指出生 1 小时内的体重。

（1）正常出生体重儿　BW 为 2500～4000g。

（2）低出生体重儿　BW＜2500g，其中 BW＜1500g 为极低出生体重儿，BW＜1000g 称为超低出生体重儿。

（3）巨大儿　BW＞4000g。

3. 根据出生体重和胎龄的关系分类

（1）小于胎龄儿　BW 在同胎龄儿平均体重的第 10 百分位数以下。

（2）适于胎龄儿　BW 在同胎龄儿平均体重的第 10 至第 90 百分位数之间。

（3）大于胎龄儿　BW 在同胎龄儿平均体重的第 90 百分位数以上。

4. 根据出生后周龄分类

（1）早期新生儿　出生后 1 周以内的新生儿。

（2）晚期新生儿　出生后第 2 周开始至第 4 周末的新生儿。

5. 高危儿　指已经发生或可能发生危重疾病而需要监护的新生儿。常见于以下情况：

（1）母亲有糖尿病、感染、吸烟、吸毒或酗酒史，母亲为 Rh 阴性血型，母亲过去有死胎、死产或性传播疾病病史等。

（2）母亲年龄＞40 岁或＜16 岁，母亲患妊娠高血压综合征，孕期有阴道流血、先兆子痫、子痫、羊膜早破、胎盘早剥、前置胎盘等。

（3）各种难产（高位产钳、胎头吸引、臀位产），分娩过程中使用镇静和止痛药物史等。

（4）有新生儿窒息、多胎儿、早产儿、小于胎龄儿、巨大儿、宫内感染、先天畸形等。

【新生儿的特点】

正常足月儿是指出生时 37 周≤GA＜42 周，2500g≤BW≤4000g，无畸形或疾病的活产婴儿。早产儿是未成熟儿，母亲孕期疾病、外伤、生殖器畸形、过度劳累、胎盘异常、多胎及胎儿畸形等均是引起早产的原因。正常足月儿和早产儿外观上的特点见表 3－1。

表 3－1　正常足月儿与早产儿的外观特点

部位	早产儿	足月儿
皮肤	绛红、水肿和毳毛多	红润、皮下脂肪丰满和毳毛少
头发	细、乱而软	头发分条清楚
耳壳	软、缺乏软骨、耳舟不清楚	软骨发育好、耳舟成形且直挺
指、趾甲	未达到指、趾端	达到或超过指、趾端
跖纹	足底纹理少	足纹遍及整个足底
乳腺	无结节或结节＜4mm	结节＞4mm，平均 7mm
外生殖器（男婴）	睾丸未降或未全降至阴囊	睾丸已降至阴囊
（女婴）	大阴唇不能遮盖小阴唇	大阴唇遮盖小阴唇

1. 正常足月儿各系统生理特点 参见书中相关章节。

2. 常见的几种特殊生理状态

(1) 生理性黄疸 参见本章第二节。

(2) "马牙"和"螳螂嘴" 在上腭中线和齿龈部位，由上皮细胞堆积或黏液腺分泌物积留形成的黄白色小颗粒，俗称"马牙"，数周后可自然消退；新生儿两侧颊部各有一隆起的脂肪垫，俗称"螳螂嘴"，有利于吸吮乳汁。不可擦拭及挑破"马牙"和"螳螂嘴"，以免发生感染。

(3) 乳腺肿大或假月经 男女新生儿生后 4 ~ 7 天均可有乳腺增大，如蚕豆或核桃大小，2 ~ 3 周消退；部分女婴生后 5 ~ 7 天阴道流出少许血性分泌物，可持续 1 周，俗称"假月经"。二者均因来自母体的雌激素中断所致。

(4) 新生儿红斑及粟粒疹 生后 1 ~ 2 天，在头部、躯干及四肢常出现大小不等的多形性斑丘疹，称为"新生儿红斑"，1 ~ 2 天后可自然消失；因皮脂腺堆积在鼻尖、鼻翼、颜面部形成小米粒大小黄白色皮疹，称为"新生儿粟粒疹"，几天后亦可自然消失。

(5) 生理性体重下降 出生后 2 ~ 4 天体重可下降 6% ~ 9%，10 天左右恢复正常。其原因与出生后进食少、水分丢失及胎粪排出有关。

(6) 脱水热 多发生在出生后 2 ~ 4 天，热度一般在 38℃ ~ 40℃，小儿烦躁不安，啼哭不已，但无其他感染中毒症状，补充液体后热度随即下降，与环境温度过高、保暖过度、摄入水分少有关。

【新生儿护理】

1. 一般护理 新生儿室要空气新鲜，清洁整齐，室温控制在 22℃ ~ 26℃，相对湿度为 40% ~ 50%，家具和地板要湿擦。

2. 保温 新生儿出生后应注意保温。应采取各种保温措施，使婴儿处于中性温度中，对早产儿尤其要注意保温，低出生体重儿或伴低体温者，应置于自控式开放式抢救台上或温箱中，并根据体重、日龄选择中性环境温度，使腹壁温度维持在 36.5℃左右。

3. 喂养 足月儿生后半小时即可哺母乳，既可促进母亲乳汁分泌，又可防止新生儿低血糖。母乳喂养提倡按需哺乳。配方乳可每 3 小时喂 1 次，每日 7 ~ 8 次。早产儿也应以母乳喂养为宜，必要时可用早产儿配方奶。开始先试喂 5% 糖水，以后根据胎龄、出生体重、喂养后的耐受情况及体重增长情况调整哺乳量。

4. 呼吸管理 保持呼吸道通畅，早产儿仰卧时可在肩下放置软垫，避免颈部弯曲，呼吸道梗阻。出现发绀时应查找原因，同时予以吸氧，切忌给早产儿常规吸氧，因为吸入高浓度氧或吸氧时间过长可引起早产儿视网膜病变和慢性肺部疾病。如出现呼吸暂停，轻者经弹、拍打足底或刺激皮肤等可恢复呼吸，重者须经面罩或气管插管并抱球复苏。

5. 预防感染 新生儿的护理和处置均应注意无菌操作，工作人员应严格遵守消毒隔离制度。为预防感染还应做到以下几点：①保持呼吸道通畅：清除呼吸道分泌物，生后数小时内，让婴儿侧卧位，有助于残存在呼吸道内的黏液自然流出。②保持脐带残端清洁和干燥：每日用酒精棉签擦拭脐带残端和脐窝部。如有肉芽组织，可用硝酸银烧灼局部；如有化脓感染，用双氧水或碘酒消毒，必要时全身应用抗生素。③保持皮肤清洁：每日用温水清洗头、面、臀及会阴部。清洗后，皮肤皱褶处，如颈部、腋窝、腹股沟处涂抹少许滑石粉或痱子粉，以保持干燥，防止尿布疹的发生。

早产儿免疫力低，早产儿室及所接触的物品均应定期消毒；室内地板、床架及暖箱应湿式清洁，定期乳酸熏蒸消毒；对感染者应及时隔离治疗。

6. 预防接种　生后3天接种卡介苗；生后1天、1个月、6个月时应分别注射乙肝疫苗1次，母亲为乙肝病毒携带者或乙肝患者，婴儿出生后应立即肌注高价乙肝免疫球蛋白0.5mL，同时换部位注射重组乙肝病毒疫苗10μg。

7. 开展新生儿筛查　应开展先天性甲状腺功能减退症、苯丙酮尿症及地中海贫血等先天性疾病的筛查。

8. 维生素的补充　足月儿生后应肌注1次维生素K_1，早产儿应连续应用3次。

第二节　新生儿黄疸

新生儿黄疸又称新生儿高胆红素血症，是由于血清胆红素浓度增高所致。有生理性和病理性之分，是新生儿期最常见的一种临床现象，主要表现为皮肤、黏膜及巩膜发黄。部分病理性黄疸可致中枢神经系统受损，产生胆红素脑病（核黄疸）。

本病属中医"胎黄"或"胎疸"。

【病因病机】

1. 西医病因病机　胆红素是血红蛋白的代谢产物，由衰老的红细胞被破坏后释放出的血红蛋白分解而成。此种胆红素具有亲脂疏水的性质，可自由通过细胞膜，称为未结合胆红素（间接胆红素）。未结合胆红素在血中与血浆白蛋白结合运输至肝，与配体蛋白（Y、Z蛋白）结合，在葡萄糖醛酸转移酶的作用下，生成葡萄糖醛酸胆红素。这种胆红素可溶于水，称为结合胆红素（直接胆红素）。结合胆红素在肝细胞内随胆汁排入肠道，大多随粪便排出，少量可被肠道吸收入肝重新进入胆汁到达肠腔，形成胆红素的肠肝循环。

新生儿出生后红细胞迅速被破坏，未结合胆红素产生过多，肝细胞内Y、Z蛋白的含量不足，葡萄糖醛酸转移酶的含量低且活力不足，肠肝循环重吸收增加，使新生儿摄取、结合、排泄胆红素的能力降低，因此极易出现黄疸。此时虽然出现黄疸，但一般情况良好，故称生理性黄疸。

导致病理性黄疸的主要发病原因可分为感染性和非感染性两大类：

(1) **感染性**　各种感染如新生儿肝炎、新生儿败血症，其中大肠杆菌、金黄色葡萄球菌、巨细胞病毒、乙肝病毒所产生的毒素可破坏红细胞，抑制肝细胞酶的活力。

(2) **非感染性**　①新生儿溶血病：因母子血型（ABO系统或Rh系统）不合，致使红细胞破坏过多。②胆道畸形：如先天性胆道闭锁或先天性胆总管囊肿，使肝内或肝外胆管阻塞，结合胆红素排泄障碍，导致病理性黄疸。③母乳性黄疸：喂母乳后发生未结合胆红素增高，发病机制尚未完全明确。④其他：遗传疾病，如葡萄糖－6－磷酸脱氢酶（G－6－PD）缺陷、球形红细胞增多症、半乳糖血症等；药物因素，如应用维生素 K_3、K_4 等药物可引起黄疸。

2. 中医病因病机　中医学认为，胎黄有生理性与病理性的区别，发病原因来自于先天和后天，以湿邪为主，且有湿热与寒湿之分，其中由湿热所致者临床上最多见。

(1) 湿热熏蒸　湿热之邪蕴郁脾胃，脾失健运，不能及时输化，以致湿热熏蒸肝胆，肝胆疏泄失常，胆汁不循常道而外溢，故见皮肤、面目、小便发黄。本证黄色鲜明，常伴实热之象，属阳黄。若湿热化火，热毒炽盛，黄疸常迅速加重，甚则邪毒内陷厥阴，引动肝风，可伴见神昏、抽搐等危象。

(2) 气血郁滞　由于小儿体质虚弱，湿热内阻日久，肝胆疏泄失常，以致气血郁滞，脉络瘀阻，胆汁不循常道而外溢，出现瘀血发黄。正如《张氏医通》云："以诸黄虽多湿热，然经脉久病，不无瘀血阻滞也。"故临床上往往伴有右胁肋下痞块肿大等症。

(3) 寒湿阻滞　由寒湿所致者，由于小儿先天禀赋不足，脾阳本虚，或孕母内蕴之湿传于胎儿，或胎产之时、出生之后感受寒湿之邪，蕴于脾胃，使脾阳受困，运化失常，寒湿阻滞，气机不畅，以致肝胆疏泄失常，胆汁不循常道而外溢，出现发黄。本证黄色晦暗，伴有寒象，属阴黄。

【临床表现】

1. 生理性黄疸　由于新生儿胆红素代谢的特点，50%～60%的足月儿和80%的早产儿可出现生理性黄疸。其特征为：

(1) 一般情况良好，多不需治疗。

(2) 足月儿生后2～3天出现黄疸，4～5天达到高峰，5～7天消退，最迟不超过2周；早产儿黄疸多于生后3～5天出现，5～7天达到高峰，7～9天消退，最长可延迟到3～4周。

(3) 每日血清胆红素升高 $<85.5\mu mol/L$（5mg/dL）。

(4) 足月儿血清胆红素 $<221\mu mol/L$（12.9mg/dL），早产儿血清胆红素 $<257\mu mol/L$（15mg/dL）。

2. 病理性黄疸

(1) 黄疸出现时间过早，在生后24小时内出现黄疸。

(2) 血清胆红素值过高或上升过快，足月儿血清胆红素 $>221\mu mol/L$（12.9mg/dL）、早产儿血清胆红素 $>257\mu mol/L$（15mg/dL），或每日上升超过 $85.5\mu mol/L$（5mg/dL）。

(3) 黄疸持续时间过长，足月儿 >2 周，早产儿 >4 周。

(4) 黄疸退而复现。

(5) 血清结合胆红素 $>34.2\mu mol/L$（2mg/dL）。

【辅助检查】

1. 血常规　红细胞及血红蛋白均减少为新生儿溶血病；白细胞增高或减低，血沉增快，血培养阳性为新生儿败血症。

2. 血生化　测定血清总胆红素 >205 ~ 256μmol/L（12 ~ 15mg/dL），其中以非结合胆红素升高为主者为溶血性黄疸，结合胆红素与非结合胆红素均升高者为肝细胞性黄疸，以结合胆红素升高为主者为阻塞性黄疸。

3. 肝功能　谷丙转氨酶增高为肝炎或阻塞性黄疸。

4. 超声显像　胆囊缺如或发育不良为先天性胆道闭锁。

【诊断与鉴别诊断】

1. 诊断　根据生理性和病理性黄疸的临床特点即可确诊。

2. 鉴别诊断

（1）**新生儿肝炎**　临床特点为起病较缓且隐匿，常在生后数天至数周内渐见黄疸，在不受注意中持续或加剧，或生理性黄疸消退后又再度出现黄疸，可伴有食欲下降、呕吐、肝脏轻度至中度增大、脾增大不显著。风疹病毒、巨细胞病毒引起的肝炎，常伴有先天畸形或宫内生长障碍。实验室检查：血清转氨酶增高，胆红素增高。

（2）**新生儿败血症**　临床特点为早期症状不典型，表现为进奶量减少或不吃，发热或体温过低，病理性黄疸，哭声低，嗜睡或烦躁不安等症状；若出现肝脾轻、中度增大，出血倾向，休克，多脏器功能衰竭等则应高度怀疑本病的发生。实验室检查：白细胞减少，或中性粒细胞中杆状核细胞所占比例≥0.2，提示存在感染；C反应蛋白（CRP）在感染后6 ~ 8小时升高，2 ~ 3天达到高峰，可协助诊断。

（3）**新生儿溶血症**　ABO溶血除引起黄疸外，其他改变不明显。Rh溶血可造成胎儿重度贫血，甚至心力衰竭。重度贫血、低蛋白血症和心力衰竭可导致全身水肿（胎儿水肿）。贫血时，髓外造血增强，可出现肝脾增大。由于胎儿血中的胆红素可经胎盘进入母亲肝脏进行代谢，故娩出时黄疸往往不明显；出生后，由于新生儿处理胆红素的能力较差，因而出现黄疸。血清未结合胆红素过高可透过血脑屏障，使基底核等处的神经细胞黄染，发生胆红素脑病。

（4）**胆管阻塞**　临床特点为黄疸进行性加重，大便颜色变淡，渐趋白色，尿色如红茶样；体检腹部膨隆，肝脾增大、变硬，腹壁静脉显露。实验室检查：初期结合胆红素增高，日久未结合胆红素亦增多。

【治疗】

1. 治疗原则　西医重视病因治疗，同时采取必要的对症治疗以降低血中未结合胆红素的浓度，防止胆红素脑病的发生。中医以利湿退黄为主要治疗原则。

2. 西医治疗

（1）**病因治疗**　①新生儿肝炎以保肝治疗为主，供给充分的热量及维生素，禁用对肝脏有毒的药物。②先天性胆道闭锁的治疗强调早期诊断，早期手术。③新生儿败血症一般联合应用抗生素静脉给药治疗，要早用药、足疗程（一般10～14天），同时注意药物的副作用。④其他，如注意防止低血糖、低体温，纠正缺氧、贫血、水肿和心力衰竭等。

（2）对症治疗

①光照疗法：简称光疗，是降低血清未结合胆红素简单而有效的方法。未结合胆红素在光照下可发生光化学变化，转变成水溶性的异构体，经胆汁和尿液排出，日光灯或太阳光也有一定疗效。光疗作用于皮肤浅层组织，故皮肤黄疸消退并不表明血清未结合胆红素正常。

光照疗法的注意事项：光照时，婴儿双眼用黑色眼罩保护，以免损伤视网膜，会阴、肛门用尿布遮盖，其余均裸露，照射时间以不超过3天为宜；光疗可出现发热、腹泻和皮疹，但多不严重，可继续光疗；蓝光可分解体内的核黄素，加重溶血，故光疗时应补充核黄素；当血清结合胆红素 $>68.4\mu mol/L$（$4mg/dL$）时可使皮肤呈青铜色，即青铜症，此时应停止光疗，青铜症可自行消退；此外，光疗时应适当补充水分及钙剂。

②药物治疗：a. 供给白蛋白：输血浆每次10～20mL/kg 或白蛋白1g/kg，以增加其与未结合胆红素的联结，减少胆红素脑病的发生。b. 纠正代谢性酸中毒：应用5%碳酸氢钠提高血pH值，以利于未结合胆红素与白蛋白的联结。c. 肝酶诱导剂：能增加UD-PGT（尿苷二磷酸葡萄糖醛酸转移酶）的生成和肝脏摄取未结合胆红素的能力。常用苯巴比妥每日5mg/kg，分2～3次口服，共4～5日。

③换血疗法：主要是换出部分血中的游离抗体和致敏红细胞，减轻溶血；换出血中大量的胆红素，防止发生胆红素脑病；纠正贫血，改善携氧，防止心力衰竭。大部分Rh溶血病和个别严重的ABO溶血病需换血治疗。

3. 中医治疗

（1）辨证论治 胎黄的辨证有寒、热、瘀的不同。湿热熏蒸所致的胎黄，一般病程较短，黄色鲜明，舌质红，舌苔黄，为阳黄；寒湿阻滞所致的胎黄，病程较长，黄色晦暗，舌质淡，舌苔白腻，为阴黄；气滞血瘀所致的胎黄，病程长，黄疸日渐加重，胁下痞块质硬。湿热熏蒸型治以清热利湿退黄，寒湿阻滞型治以温中化湿退黄，瘀积发黄型治以化瘀消积退黄。

常证

①湿热熏蒸

证候：面目皮肤发黄，颜色鲜明，精神疲倦或烦躁啼哭，不欲吮乳，小便短黄，舌质红，舌苔黄腻。

治法：清热利湿退黄。

方药：茵陈蒿汤加味。呕吐者，加陈皮、制半夏、竹茹降逆止呕；小便短黄者，加车前草、泽泻利湿；腹胀者，加枳实、厚朴、莱菔子理气导滞。

②寒湿阻滞

证候：面目皮肤发黄，色泽晦暗，黄疸持久不退，精神倦怠，四肢欠温，不欲吮乳，时时啼哭，大便溏薄，或便色灰白，小便短少，舌质偏淡，舌苔白腻。

治法：温中化湿退黄。

方药：茵陈理中汤加味。湿重呕吐者，加陈皮、制半夏、薏苡仁、泽泻化湿和胃止呕；寒重肢冷者，加附片、吴茱萸、桂枝温阳散寒；络脉瘀阻，肝脾增大者，加丹参、当归、三棱、莪术活血化瘀祛积。

③瘀积发黄

证候：面目皮肤发黄，颜色晦滞，日益加重，腹部胀满，右胁下痞块，神疲纳呆，小便短黄，大便不调或灰白，舌紫暗有瘀斑、瘀点，舌苔黄或白。

治法：化瘀消积退黄。

方药：血府逐瘀汤加减。若大便干结，加大黄通腑泄热；大便稀溏，加党参、白术、山药补气健脾。瘀积之证多因湿邪未解，气血瘀滞所致，治宜清除湿邪，疏通肝胆，化瘀消积，但在治疗中应注意疏泄不可太过，以防伤正，可适时加用扶正之品。

变证

①胎黄动风

证候：黄疸迅速加重，嗜睡，神昏，抽搐，舌质红，苔黄腻。

治法：平肝息风，利湿退黄。

方药：羚角钩藤汤加减，也可鼻饲安宫牛黄丸或紫雪丹清热凉营、开窍息风。

②胎黄虚脱

证候：黄疸迅速加重，面色苍黄，气促，汗出，神昏，四肢厥冷，胸腹欠温，舌淡苔白。

治法：大补元气，回阳固脱。

方药：参附汤合生脉散加减。

（2）其他治疗

①中成药：茵栀黄口服液，每次 3mL，每日 3 次，口服。用于湿热熏蒸证。

②中药外治法：黄柏 30g，煎水去渣，水温适宜时，让患儿浸浴，反复擦洗 10 分钟，每日 2 次。适用于湿热熏蒸证。

③中药灌肠：茵陈 20g，栀子 10g，大黄 2g，甘草 3g，煎汁 20mL，保留灌肠，每日 1 次或隔日 1 次。适用于湿热熏蒸证。

【预防与调护】

1. 预防

（1）妊娠期及哺乳期母亲应饮食清淡，营养丰富，忌饮酒及过食辛热、油腻、生冷的食物。如孕母有肝炎病史，或曾产育病理性黄疸婴儿，产前应测血中抗体及其动态变化，并采取相应的预防性用药措施。

（2）新生儿生后应注意保暖，尽早、频繁、有效地吸吮，促进胎便顺利排出，减少高胆红素血症的发生。

2. 调护

（1）保护新生儿皮肤、脐部、臀部清洁，避免损伤，防止感染。

（2）注意观察黄疸患儿的全身情况，有无吮乳困难、嗜睡、精神萎靡、两目斜视、四肢强直或抽搐等症，以便早期诊治。

（3）加强新生儿抚触。背部抚触可刺激背部皮神经，反射性引起脊髓排便中枢兴奋，从而加快胎粪尽早排泄，降低血清胆红素水平，减少新生儿核黄疸的发生。

第三节　新生儿寒冷损伤综合征

新生儿寒冷损伤综合征亦称新生儿硬肿症，系指新生儿期因受寒、早产、感染、窒息等多种原因引起全身或局部发冷，皮肤和皮下脂肪变硬，兼有水肿及全身多器官功能损害的一种严重疾病。本病是新生儿期特有的常见病，病死率较高。

本病属中医"胎寒""五硬"等范畴。

【病因病机】

1. 西医病因病机

（1）**寒冷和保温不当**　新生儿尤其是早产儿的生理特点是导致低体温和皮肤硬肿的重要原因。①体温调节中枢发育不成熟。当环境温度过低时，其增加产热和减少散热的调节功能差，使体温减低。②皮肤表面积相对较大，皮下脂肪少，血管丰富，易失热。环境温度降低时，散热增加使体温下降。③能量贮备少，产热不足。新生儿以棕色脂肪组织的化学产热方式为主，缺乏寒战等物理产热方式。因此，新生儿期易发生低体温，早产儿、低出生体重儿和小于胎龄儿尤为明显。④新生儿皮下的白色脂肪中，饱和脂肪酸较多，且熔点高，当体温降低时，皮脂易发生硬化。综上所述，当环境温度过低时，新生儿易出现体温过低和皮肤硬肿。

（2）**某些疾病**　严重感染、缺氧、心力衰竭和休克等使能量消耗增加，摄入不足，再加上缺氧使物质的氧化发生障碍，故产热能力明显不足。因此，在正常散热的条件下，易出现低体温和皮肤硬肿。严重的颅脑疾病也可抑制尚未成熟的体温调节中枢，使散热大于产热，出现低体温，甚至皮肤硬肿。

（3）**多器官损害**　低体温和皮肤硬肿可使局部血液循环淤滞，引起缺氧和代谢性酸中毒，导致皮肤毛细血管壁通透性增加，出现水肿。如低体温持续存在和（或）硬肿面积继续扩大，缺氧和代谢性酸中毒加重，可引起多器官功能损害；严重者可因微循环障碍而出现 DIC，常导致肺出血而死亡。

2. 中医病因病机　中医学认为，本病的病因有如下几方面。①先天禀赋不足：本病以早产儿、低体重儿多见，有些患儿往往伴有先天畸形，个别患儿出生时即有硬肿之症，不少患儿因孕母在孕期感受疾病直接影响胎儿的气血供养，故禀赋不足、气血未充是引发本病的重要内因。②感受寒邪：本病在寒冷的地区或季节发病率明显增高，且多有受寒病史及寒象，说明寒邪是导致本病的重要外因。③后天失养：若喂养不当，供给热量太少，或因各种疾病耗损阳气或阴液者均易引发本病。若护理不当，保暖不够亦易引起本病。

大部分患儿是在先天禀赋不足的基础上，或因后天喂养不当或保暖较差，或气候寒冷，复感寒邪而发病。寒为阴邪，最易伤阳，加之元阳不足，易致寒邪伤及脾肾之阳，脾肾阳虚，四肢失于温养，故肌肤不温，体温不升。阳虚寒凝，气滞血瘀，故肌肤冷硬，色紫暗，唇及肢端青紫。脾肾阳虚，气化不利，运化水湿失常，水湿内生，泛溢肌肤而出现水肿。寒从肌表、口鼻而入，肺失宣降，通调水道失常，则使水肿加重。血瘀严重者可导致血不循经，溢于脉外而出血，故本病可见出血症状。阳气虚损甚极，可致阳衰气脱，故重症患儿可见全身冰冷，气息微弱，脉微欲绝等症。

【临床表现】

本病多发生在寒冷季节或重症感染时，绝大部分发生于出生后 1 周，早产儿尤为多见。主要表现为局部或周身皮肤发冷，体温低下，皮肤及皮下脂肪变硬，或伴有水肿，病情较重者伴有器官功能低下的表现，病情严重者可出现器官功能衰竭等。

1. 冷　轻者局部皮肤发冷，重者周身发冷，甚至冰凉。体温常在 31℃ ~35℃，重症 <30℃。但也有部分患儿体温正常，少数体温升高。

2. 硬肿　由皮脂硬化和水肿所形成。其特点是皮肤硬肿，紧贴皮下组织，重者硬如橡皮，不易捏起，有水肿者压之有轻度凹陷。硬肿发生的顺序为：下肢→臀部→面颊→上肢→全身。硬肿面积可按头颈部 20%、双上肢 18%、前胸及腹部 14%、背部及腰骶部 14%、臀部 8% 及双下肢 26% 计算。严重硬肿可妨碍关节功能活动，胸部受累可致呼吸困难。

3. 多器官功能损害　低温持续时间长及硬肿程度重者，常有多器官功能损害。早期表现为器官功能低下，出现不吃、不哭、不动、不升（体温）、不增（体重）、反应低下、心率变慢、心音低钝、尿量减少等。病情严重时或到疾病晚期，可致器官功能衰竭，出现休克、DIC、心力衰竭、呼吸衰竭、肾功能衰竭、肺出血、脑水肿、中毒性肠麻痹等垂危征兆。

【辅助检查】

无特异性指标。可根据病情需要，检测血常规、血气分析、电解质、血糖、肾功能、心电图、胸部 X 线片等，当疑有 DIC 时，可依条件做 DIC 的有关实验室检查。

【诊断与鉴别诊断】

1. 诊断　在寒冷季节，环境居处温度低，或保暖不当，出现体温降低，皮肤硬肿即可诊断。临床依据体温及皮肤硬肿范围分为：

（1）**轻度**　体温≥35℃，皮肤硬肿范围 <20%。

（2）**中度**　体温 <35℃，皮肤硬肿范围 20% ~50%。

（3）重度　体温＜30℃，皮肤硬肿范围＞50％，常伴有器官功能障碍。

2. 鉴别诊断

（1）新生儿水肿　可表现为局限性水肿，常发生于女婴会阴处，在数日内可自愈。另外，早产儿水肿常见下肢凹陷性水肿，有时可波及手背、眼睑及头皮，大多在数日内自行消退。新生儿 Rh 溶血病或先天性肾病，水肿往往较严重，但有其各自的临床特点，一般不难鉴别。

（2）新生儿坏疽　多发生于寒冷冬季，有难产或用产钳分娩史，受挤压部位易发生。常由金黄色葡萄球菌感染所致。表现为身体受压部位局部皮肤变硬，略肿，发红，边界不清，往往可迅速蔓延，先呈暗红色后转变为黑色，重症可有出血和溃疡形成，亦可融合成大片坏疽。

（3）新生儿皮下脂肪坏死　全身一般情况较好，体温正常，皮下组织中有无痛性硬块，可移动，界限清楚，压之不凹，硬块可逐渐被吸收。病理变化为脂肪细胞坏死。

【治疗】

1. 治疗原则　西医治疗以及时复温，提供热量和液体，去除病因，早期纠正脏器功能紊乱为主；中医治疗以温阳逐寒、活血化瘀为基本治则。

2. 西医治疗

（1）复温　①凡肛温＞30℃且腋温高于肛温者，提示棕色脂肪产热好，可置于已预热至适中温度的暖箱中，一般经 6～12 小时即可恢复正常体温；体温低于30℃者先以高于患儿体温 1℃～2℃的暖箱温度开始复温，每小时提高箱温 0.5℃～1℃（箱温不超过 34℃），待肛温恢复至 35℃时，维持暖箱温度于适中温度，一般 12～24 小时内可恢复正常体温。复温过程中应注意生命体征的监护，注意观察腹壁温、肛温及腋温的变化，随时调节暖箱温度。基层单位无暖箱时可用热水袋、热炕、电热毯、包裹等方法复温，也可将婴儿置于怀抱中紧贴人体。

（2）供给热量和液体　热量供给应从每日 210kJ/kg（50kcal/kg）开始，逐渐增加至每日 419～502kJ/kg（100～120kcal/kg）；液体量可按 0.24mL/kJ（1mL/kcal）计算。有明显心、肾功能损害者，应严格控制输液速度和液体入量，可以应用血管活性药物多巴胺改善肾血流，以每分钟 5μg/kg 持续静脉滴注。

（3）纠正器官功能紊乱　有微循环障碍、休克者应进行纠酸、扩容；有肺出血时应及早行气管内插管，进行正压通气治疗；出现肾功能障碍和 DIC 时要及时对症处置。

（4）控制感染　选择适当的抗生素防止感染，并给予必要的对症处理。

3. 中医治疗

（1）辨证论治　本病首先辨别虚与实。凡早产儿、体弱儿，喂养反应迟钝、哭声低微、气息微弱者，属于阳虚；体质尚可，皮肤硬肿、凉、暗、发紫，有冷冻史者，属于寒实。阳虚者治疗以益气温阳为主，寒实者治疗以温经通络为主，临床上不论属于哪种证型，均应佐以活血化瘀。

①寒凝血滞

证候：全身欠温，四肢肌肤发凉，臀部、四肢、面颊可见硬肿，皮肤板硬，不易捏起，颜色暗红、青紫，或红肿如冻伤，唇色暗红，指纹沉滞不显。

治法：温经散寒，活血通络。

方药：当归四逆汤加减。若寒甚，加制附子、干姜；硬肿甚，加鸡血藤、郁金；腹胀气滞者，加乌药、木香。

②阳气虚弱

证候：体质虚弱，全身冰冷，僵卧少动，硬肿波及全身，皮肤暗红，气息微弱，哭声低微无力，吸吮困难，尿少或无尿，舌质淡，苔薄白，指纹淡红或隐伏不现。

治法：益气温阳，通经活血。

方药：参附汤加减。若食少气弱者，加白术、陈皮健脾益气；口吐白沫，呼吸不匀者，加僵蚕、胆南星化痰开窍；血瘀明显者，加桃仁、红花、赤芍药活血化瘀；小便不利者，加茯苓、生姜皮利水消肿。

（2）其他疗法

①中药热敷：生葱30g，生姜30g，淡豆豉30g，捣碎混匀，酒炒，热敷于局部。用于寒凝血滞证。

②中药药浴：取当归、红花、川芎、赤芍药、五灵脂、肉桂、丹参各6g，鸡血藤、黄芪各8g，研粉加水煎至2000mL，滤去药渣，作药浴用。水温37℃～40℃，每次15分钟，每日1～2次。浴时室温应在30℃或稍高，浴后立即擦干，放入暖箱中保温。

③艾条温灸：用艾条温灸硬肿局部。

【预防与调护】

1. 预防

（1）做好孕妇保健，尽量避免早产，减少低体重儿的出生，防止产伤、窒息等。

（2）寒冷季节出生的小儿应加强保暖，室温一般不低于24℃，若室温过低，应增加包被。

（3）应经常检查新生儿皮肤及皮下脂肪的软硬情况，加强消毒隔离，防止和减少新生儿感染的发生。

2. 调护

（1）对早产儿、体弱儿要做好保暖工作，供给足够热量，使身体产热而复温。

（2）加强合理喂养。能吸吮者，尽量母乳喂哺和口服补液；对吸吮力差者，可用鼻饲，必要时静点葡萄糖注射液。

第四节　新生儿缺氧缺血性脑病

缺氧缺血性脑病（hypoxic - ischemicencephalopathy，HIE）是指因各种围生期窒息而导致的脑缺氧缺血性损害，是引起新生儿急性死亡和慢性神经系统损伤的常见原因之一。

早产儿本病的发病率明显高于足月儿，但由于足月儿在活产新生儿中占绝大多数，故临床以足月儿多见。本病的预后与病情严重程度、抢救是否正确及时有关。幸存者常留有不同程度的运动和智力障碍、癫痫等后遗症。

本病属中医"惊风""胎惊""胎痫"范畴。

【病因病机】

1. 西医病因病机

（1）病因　围生期窒息是引起 HIE 的主要原因。凡是造成母体和胎儿间血液循环和气体交换障碍致使血氧浓度降低者，均可造成窒息。由宫内窒息引起者占50%，娩出过程中窒息者占40%，先天疾病所致者占10%。另外，出生后肺部疾患、心脏病变及严重失血或贫血也可造成脑损伤。

（2）发病机制　脑的能量来源几乎全部由葡萄糖氧化而来。新生儿脑代谢最旺盛，脑耗氧量是全身耗氧量的一半。脑内糖原很少，所需的葡萄糖及氧全靠脑血循环供应，故缺氧首先影响脑。脑在缺氧的情况下引起如下四种改变：①能量代谢障碍，即缺氧时脑组织中糖的无氧酵解作用增加，乳酸增加，引起代谢性酸中毒。②通气功能障碍，即 CO_2 潴留，使 $PaCO_2$ 升高，产生呼吸性酸中毒。③由于无氧代谢，脑内 ATP 的产生明显减少，一方面能量来源不足，脑内的氧化代谢过程受到损害，大量神经元坏死；另一方面钠泵运转障碍，使钠、钙离子与水进入细胞内，造成细胞毒性脑水肿。④脑微血管缺氧及血流减少，引起脑缺血，并引起血管通透性增高产生血管源性脑水肿，进一步造成脑缺血，继之发生脑坏死。

2. 中医病因病机
本病的病因分先天和后天两个方面。先天因素为父母精血亏损，或孕期调护失宜，损伤胎元之气。后天因素主要是分娩不顺，导致窒息，使胎儿颅脑损伤。本病与五脏虚损有关，以脾、肝、肾三脏关系最为密切。脾乃后天之本，气血津液生化之源，主肌肉四肢，藏意。脾气虚，不能上荣于心，神失所养，智能不开，思维迟钝，则体格生长发育及智能发育均滞后。肝藏血，主筋，出谋略。肝血不足，血不养脑，则神志失职，谋虑失常；肝失濡养，筋弱失养，虚风内动，则拘急或弛缓。肾主骨生髓，上充于脑，藏志，出技巧，为生长发育之根本。肾气虚损，脑髓空虚，大脑失养，临床上可表现为大脑迟钝，目光呆滞，肢体活动不协调。本病病位主要在脾、肝、肾，脾肾虚损为本，肝风内动为标。

【临床表现】

具有明显的围产期窒息史。生后12小时或24小时内可出现异常神经症状，主要表现为意识障碍、肌张力及原始反射改变、惊厥、脑水肿、颅内高压等症状。惊厥常发生在出生后24小时内，脑水肿、颅内高压在 24～72 小时内最明显。临床上一般可分为轻、中、重三度。重度者一般在出生后3天内病情恶化导致死亡。HIE 临床分度见表3-2。

表 3 -2　HIE 临床分度

临床表现	轻度	中度	重度
意识	兴奋抑制交替	嗜睡	昏迷
肌张力	正常或稍增加	减低	松软或间歇性伸肌张力增高
原始反射			
拥抱反射	活跃	减弱	消失
吸吮反射	正常	减弱	消失
惊厥	可有肌阵挛	常有	有或持续状态
中枢性呼吸衰竭	无	有	明显
瞳孔改变	正常或扩大	常缩小，对光反射迟钝	不对称或扩大
前囟张力	正常	正常或稍饱满	饱满明显增高
病程及预后	症状在 72 小时内消失，预后好	症状在 14 天内消失，可能有后遗症	症状可持续数周，病死率高，存活者多有后遗症

【辅助检查】

1. 血清酶活性测定　血清肌酸磷酸激酶（creatinekinase，CK）有 3 种同工酶，即 CK - BB、CK - MB 和 CK - MM，其中 CK - BB 主要存在于脑和神经组织中（正常值 < 10U/L），脑组织受损时 CK - BB 值升高。

2. 神经元特异性烯醇化酶　主要存在于神经元和神经内分泌细胞中，HIE 时血浆中此酶活性升高（正常值 <6μg/L）。

3. B 超　显示的主要是缺血性脑水肿所引起的病变。

4. CT 扫描　头部 CT 检查有助于病变范围和预后的判断，最合适的检查时间为生后 3～5 天。HIE 的 CT 诊断可分为 4 级。I 级：正常；Ⅱ 级：区域性局部密度降低，呈斑点状；Ⅲ 级：两个以上区域性局部密度降低；Ⅳ 级：大脑半球普遍性密度降低，灰白质差别消失，侧脑室变窄。

5. 磁共振（MRI）　能准确描述神经病理类型及脑发育，有助于鉴别诊断。

6. 脑电图　脑电图异常在中、重度 HIE 患儿中较常见。

【诊断与鉴别诊断】

1. 诊断　根据围生期窒息史、神经系统表现及影像学检查可做出诊断。

2. 鉴别诊断　本病应与先天性病毒感染、遗传代谢性疾病及寄生虫感染等疾病引起的神经系统疾病相鉴别。

【治疗】

1. 治疗原则　早期干预，采用有效的支持疗法及对症治疗，减少后遗症的发生，同时配合中医内外治法。

2. 西医治疗

（1）**支持疗法** ①维持良好的通气换气功能，保持 $PaO_2 \geq 7.98 \sim 10.64kPa$（60 ~ 80mmHg），$PaCO_2$ 和 pH 值在正常范围；②维持良好的循环功能，使心率、血压保持在正常范围，以保证机体各器官的血流灌注；③维持血糖在正常高值范围（4.16 ~ 5.55mmol/L），以维持神经细胞代谢所需能量的来源，但也不可过高，防止由于过高导致组织酸中毒；④适当限制液体入量，每日液体总量不超过 60 ~ 80mL/kg，速度为每小时 4mL/kg。

（2）**控制惊厥** 首选苯巴比妥，负荷量 15 ~ 20mg/kg，于 15 ~ 30 分钟缓慢静注，若不能控制惊厥，1 小时后可再加用 10mg/kg。12 ~ 24 小时后给维持量，每日 3 ~ 5mg/kg，静滴或肌注。顽固性抽搐者加用地西泮，每次 0.1 ~ 0.3mg/kg 静脉滴注；或加用水合氯醛 50mg/kg 灌肠。

（3）**治疗脑水肿** 新生儿脑水肿的处理与年长儿不同，一般首选呋塞米（速尿）进行利尿性脱水和白蛋白提高血液胶体渗透压，从而起到脱水作用。呋塞米每次 1mg/kg 静注；颅内压增高明显时可用 20% 甘露醇静脉注射脱水，每次 0.25 ~ 0.5g/kg，每 4 ~ 6 小时 1 次，连用 3 ~ 5 日。

3. 中医治疗

（1）**辨证论治** 本病为本虚标实之证，病情轻者以风邪内动为主，病情重者以虚为主，当注意辨气虚和阳虚。治疗以补益脾肾，安神定惊为主要法则。风邪内动治以安神定惊，气虚胎惊治以益气定惊，阳气衰脱治以开窍定惊、回阳救逆。

①风邪内动

证候：生后即哭闹不安，物动则惊，声响即动，肢体拘紧，下颌抖动，吮乳如常，舌质淡红，指纹在风关内。

治法：安神定惊。

方药：钩藤汤加减。

②气虚胎惊

证候：生后嗜睡，对外反应低下，肢体松软，时而手足抽搐，翻眼，肌紧握拳，面青缩腮，前囟稍填，舌质暗红，指纹达风关以上。

治法：益气定惊。

方药：参蛤散加减。

③阳气衰脱

证候：生后昏迷状，肢体松软或拘紧，惊搐频作，四肢厥冷，舌质淡白或紫暗，指纹可达命关。

治法：开窍定惊，回阳救逆。

方药：苏合香丸合参附汤加味。惊搐频作加钩藤、天麻息风止痉。

（2）**针灸疗法**

①体针：智力低下者，取百会、四神聪、智三针（双本神、神庭）；语言障碍者，取通里、廉泉、金津、玉液；颈项软瘫者，取天柱、大椎、列缺；流涎者，取上廉泉、

地仓；吞咽困难者，取廉泉、天突；剪刀步者，取髀关、风市；尖足者，取解溪、太白；足内翻者，取丘墟、昆仑、承山外 1 寸；足外翻者，取商丘、太溪、承山内 1 寸；二便失禁者，取上髎、次髎、中极、关元等穴。根据肢体瘫痪部位不同，分别针刺华佗夹脊穴的不同节段。肌力低下的患儿，针刺后加艾灸。

②头针：取运动区、足运感区。若上肢瘫痪，取对侧顶颞前斜线中 2/5；下肢瘫痪，取对侧顶颞前斜线上 1/5 及顶旁线。

(3) **推拿疗法** 采取按、揉、捏、拿等手法作用于患肢。肌张力较高时手法宜轻柔，肌力较低时手法宜重。应用摇、扳、拔伸等手法改善肌腱的挛缩，使患肢尽量恢复于功能位。通过推拿可促进血液循环，缓解痉挛，增强肌力，降低肌张力。

【预防与调护】

1. 预防

(1) 积极推广新法复苏，防止围生期窒息。

(2) 做好产前检查，正确指导孕妇分娩，加强对产程的监控，防止产伤。

2. 调护 本病的预后与病情严重程度、抢救是否正确及时有关。病情严重的幸存者常留有不同程度的运动和智力障碍、癫痫等后遗症。对遗留后遗症的患儿，可进行合理的功能训练。

习 题

1. 根据胎龄分类，足月儿是指胎龄（GA）为
   A. 37 周≤GA＜42 周　　　B. 36 周≤GA＜42 周　　　C. 37 周≤GA≤42 周
   D. 36 周≤GA＜40 周　　　E. 37 周≤GA＜41 周

2. 一新生儿，胎龄 290 天，出生体重 3600kg，查其体重位于同胎龄体重标准的第 80 百分位。下列诊断哪个是正确而全面的
   A. 足月儿，适于胎龄儿　　B. 过期产儿，巨大儿　　C. 足月儿，大于胎龄儿
   D. 过期产儿，大于胎龄儿　　E. 足月儿，巨大儿

3. 胎龄＜37 周为
   A. 早产儿　　　　　　　B. 足月儿　　　　　　　C. 过期产儿
   D. 低出生体重儿　　　　E. 小于胎龄儿

4. 当血中未结合胆红素过高时，可引起胆红素脑病，也称为
   A. 脑膜炎　　　　　　　B. 脑疝　　　　　　　　C. 脑水肿
   D. 核磁共振　　　　　　E. 核黄疸

5. 中医对胎黄的辨证有
   A. 湿、寒、瘀　　　　　B. 寒、热、瘀　　　　　C. 寒、虚、滞
   D. 瘀、积、滞　　　　　E. 虚、实、滞

6. 为了防止胆红素脑病的发生，新生儿黄疸的治疗除了降低血中未结合胆红素的浓度外，还应重视

    A. 病因治疗　　　　　　B. 对症治疗　　　　　　C. 感染
    D. 抗生素的选择　　　　E. 退黄
7. 新生儿寒冷损伤综合征多发生于生后
    A. 1 周　　　　　　　　B. 2 周　　　　　　　　C. 1 个月
    D. 2 个月　　　　　　　E. 3 个月
8. 新生儿缺血缺氧性脑病患者控制惊厥首选
    A. 苯巴比妥　　　　　　B. 水合氯醛　　　　　　C. 安定
    D. 苯妥英钠　　　　　　E. 冬非合剂

第四章 呼吸系统疾病

学习目标

1. 掌握急性上呼吸道感染、急性支气管炎、肺炎、哮喘的临床表现、诊断及治疗。

2. 熟悉小儿呼吸系统的解剖及生理特点，熟悉急性上呼吸道感染、支气管炎、肺炎及哮喘的病因，熟悉几种不同病原体所致肺炎的特点。

3. 了解肺炎的分类，了解急性上呼吸道感染、急性支气管炎、肺炎、哮喘的病机病理，了解儿童哮喘急性发作期病情严重程度的分级和慢性持续期控制水平的分级。

第一节 小儿呼吸系统的解剖、生理、免疫学特点

呼吸系统以环状软骨下缘为界，分为上、下呼吸道。上呼吸道包括鼻、鼻窦、咽、咽鼓管、会厌及喉，下呼吸道包括气管、支气管、毛细支气管及肺泡。小儿呼吸系统的解剖、生理及免疫特点具有重要的临床意义。

【解剖特点】

1. 上呼吸道

（1）**鼻**　婴幼儿鼻腔相对短小，无鼻毛，后鼻道狭窄，易发生感染；且婴幼儿鼻黏膜柔嫩，富于血管，感染时黏膜肿胀，易引起鼻塞而致呼吸及吸吮困难。

（2）**鼻窦**　新生儿上颌窦和筛窦极小，2岁以后迅速增大，额窦和蝶窦分别在2岁及4岁才出现，故婴幼儿较少发生鼻窦炎。但小儿鼻窦口相对较大，且鼻窦黏膜与鼻腔黏膜相连续，故急性鼻炎常累及鼻窦，学龄前期儿童鼻窦炎并不少见，以上颌窦最易感染。

（3）**鼻泪管和咽鼓管**　婴幼儿鼻泪管短，开口接近内眦，瓣膜发育不全，故上呼吸道感染易致结膜炎。婴儿咽鼓管短、宽、直，呈水平位，故鼻咽炎时炎症易侵及中耳导致中耳炎。

（4）**咽扁桃体**　包括腭扁桃体和咽扁桃体。腭扁桃体1岁末才逐渐增大，4~10岁

达发育高峰，14～15 岁后逐渐退化，故扁桃体炎多见于年长儿，1 岁内少见。咽扁桃体又称腺样体，半岁时已发育，严重的腺样体肥大是小儿阻塞性睡眠呼吸暂停综合征的重要原因。

（5）喉 喉腔较窄，声门狭小，黏膜柔嫩而富有血管及淋巴组织，故轻微炎症即可引起喉头水肿、狭窄，出现吸气困难及声音嘶哑。

2. 下呼吸道

（1）气管、支气管 婴幼儿气管、支气管管腔较成人窄，黏膜柔嫩，血管丰富，软骨柔软，支撑作用差，黏液腺分泌不足，纤毛运动差，清除能力有限，故婴幼儿易发生气管、支气管感染，且感染后痰液不易咳出，导致呼吸道阻塞。左主支气管细长，由气管向侧方伸出，右主支气管粗短，为气管直接延续，故气管异物易进入右主支气管。

（2）肺 肺泡少且面积小，血管丰富，故肺含血相对多而含气少，易感染。肺间质发育好，弹力组织发育较差，故感染时易引起间质性肺炎、肺气肿和肺不张等。

3. 胸廓 婴幼儿胸廓呈桶状，胸腔较小而肺相对较大，呼吸肌发育差，因此肺扩张易受到限制，不能充分换气，故肺部病变易因缺氧及二氧化碳潴留导致发绀。小儿纵隔相对较大，周围组织富于弹性，胸腔积液或积气时易致纵隔移位。

【生理特点】

1. 呼吸频率与节律 小儿年龄越小，呼吸频率越快。新生儿 40～44 次/分，1 岁以下 30 次/分，2～3 岁 24 次/分，4～7 岁 22 次/分，8～14 岁 20 次/分，15～18 岁 16～18 次/分。新生儿及生后数月婴儿呼吸中枢不完善，易出现呼吸节律不齐，甚至暂停，以早产儿或新生儿更为明显。

2. 呼吸类型 小儿呼吸肌发育不全，肌力弱，易发生呼吸衰竭。小儿膈肌较肋间肌相对发达，故婴幼儿为腹式呼吸。随年龄增长，膈肌下降，肋骨由水平位变为斜位，小儿逐渐出现胸腹式呼吸，7 岁以后接近成人。

3. 呼吸功能的特点

（1）肺活量 指一次深吸气后的最大呼气量。小儿肺活量为 50～70mL/kg，是成人的 1/3，且婴幼儿的呼吸储备量远小于年长儿。发生呼吸障碍时，小儿代偿呼吸量小，故易发生呼吸衰竭。

（2）潮气量 指平静呼吸时每次吸入或呼出的气量。小儿潮气量为 6～10mL/kg，年龄越小，潮气量越小。

（3）每分通气量 指潮气量与呼吸频率的乘积。正常婴幼儿虽然潮气量小，但呼吸频率快，故小儿每分通气量按体表面积算与成人相近。

（4）气体弥散量 按单位肺容积算与成人相近。

（5）气道阻力 小儿气道管径细小，故气道阻力大于成人。婴幼儿肺炎时，气道黏膜肿胀、分泌物增加使管腔更为狭窄，气道阻力进一步增加。随着年龄增长，气道阻力递减。

【免疫特点】

小儿呼吸道非特异性和特异性免疫功能均较差。如婴儿鼻腔缺乏鼻毛，咳嗽反射和纤毛运动功能差，无法有效清除吸入的尘埃和异物颗粒；肺泡巨噬细胞功能不足，分泌型 IgA、IgG 含量低；此外，乳铁蛋白、溶菌酶、干扰素等的数量和活性都不足，故小儿易发生呼吸系统感染。

第二节 急性上呼吸道感染

急性上呼吸道感染系由各种病原体引起的上呼吸道的急性感染，俗称"感冒"，简称上感，是小儿最常见的疾病。本病主要侵犯外鼻孔至环状软骨下缘之间的呼吸道，包括鼻腔、咽和喉部，依主要感染部位常用"急性鼻炎""急性咽炎""急性扁桃体炎"等诊断。本病通常病情轻，病程短，可自愈，预后良好，但偶可伴严重的并发症，并具一定的传染性，应积极防治。

本病相当于中医学的"感冒""伤风"等。

【病因病机】

1. 西医病因病机 本病的病原体主要是病毒和细菌，其中 90% 以上为病毒感染，主要有鼻病毒、呼吸道合胞病毒、流感病毒、副流感病毒、腺病毒等；细菌感染多继发于病毒感染后，最常见的为溶血性链球菌，其次为肺炎链球菌、葡萄球菌等，偶见革兰阴性杆菌；肺炎支原体亦可引起上呼吸道感染。

本病四季均可发病，但冬春季及气候骤变时最多，主要通过患者喷嚏和含有病毒的飞沫经空气传播，或经污染的手和用具接触传播。引起本病的病原体多于自然界中广泛存在，健康人群亦可携带。由于上呼吸道的解剖和免疫特点，婴幼儿接触病原体后，容易发病。当儿童患有营养障碍性疾病、先天性心脏病、贫血等疾病或者有受凉、被动吸烟、环境不良等情况时，易反复发病或使病情迁延。

本病组织学上无明显病理改变，亦可见上呼吸道黏膜水肿，伴单核细胞浸润，继发细菌感染者可有中性粒细胞浸润和脓性分泌物。

2. 中医病因病机 小儿感冒的发生，有内因和外因之分。外因主要为感受风邪，风为百病之长，常夹寒、热、暑、湿、燥邪及时邪疫毒而为病；内因为小儿正气不足。气候变化，寒温交替，调护失宜等常为本病的诱因。其病机主要为肌表失疏，肺气失宣；病变部位主要在肺，常累及脾、心、肝，出现夹痰、夹滞、夹惊的兼夹证。

(1) 感受风寒 小儿脏腑娇嫩，表卫不固，且寒暖不知自调。风寒之邪，由皮毛而入，寒主收引，致使肌肤闭郁，卫阳不得宣发，可致恶寒、发热、无汗；寒邪束肺，则致鼻塞、流涕、咳嗽；寒邪郁于太阳经脉，可导致头疼、身痛、肢节酸痛等症。

(2) 感受风热 风热之邪，由口鼻而入，肺气失宣，卫气不畅，可致发热、恶风、微汗；风热之邪上扰，清窍不利则头痛；热邪客肺，可致鼻塞、流涕、喷嚏、咳嗽；风热上乘咽喉，可致咽喉肿痛。小儿感邪后易于传变，外感风寒亦可转化为寒热夹杂之证。

（3）感受暑湿　夏令冒暑，易致暑邪感冒。暑邪外袭，则致发热、无汗；暑邪郁遏，则致头晕、头痛；湿邪遏于肌表，则身重困倦；湿邪困于中焦，阻碍气机，则致胸闷、泛恶、食欲不振，甚至呕吐、泄泻。

（4）感受时邪　外感时疫毒邪，易传变，故起病急，病情重。邪犯肺卫，郁于肌表，则初起发热、恶寒、全身酸痛；毒热上炎，则目赤咽红；邪毒犯脾，易见恶心、呕吐、泄泻等症。

此外，小儿肺常不足，受邪之后，气机不畅，津液凝聚为痰，以致痰阻气道，则咳嗽加剧，喉间鸣痰，为感冒夹痰；小儿脾常不足，感邪之后，脾运失司，饮食稍有不节，则脘腹胀满，不思乳食，或伴呕吐、泄泻等症，为感冒夹滞；小儿神气怯弱，感受外邪之后，热扰心肝，易致心神不宁，睡卧不安，甚至惊厥，为感冒夹惊。

【临床表现】

1. 一般类型上感

（1）症状　①局部症状：以鼻咽部症状为主，如鼻塞、流涕、喷嚏、干咳、咽部不适等，2~3天后鼻涕变稠，可伴咽痛、头痛、味觉迟钝、呼吸不畅、声嘶等，小婴儿可因鼻塞导致张口呼吸或拒乳，多于3~4天内自愈。②全身症状：发热、烦躁不安、头痛、全身不适、乏力等。部分患儿有消化道症状，如食欲不振、呕吐、腹泻、腹痛等。腹痛多为脐周阵发性疼痛，可能为肠痉挛所致；如腹痛持续存在，多为并发急性肠系膜淋巴结炎。

婴幼儿起病急，以全身症状为主，局部症状轻，多有发热，体温可高达39℃~40℃，初期甚至可因高热致惊厥，热程一般不超过1周。年长儿以局部症状为主，全身症状轻，仅轻度发热。

（2）体征　体检可见咽部充血、扁桃体肿大，有时可有下颌和颈部淋巴结肿大、触痛。肺部听诊呼吸音正常。肠病毒感染儿可见不同形态的皮疹。

2. 急性咽炎和急性感染性喉炎

（1）急性咽炎　常由鼻病毒、腺病毒、流感病毒等引起。主要表现为咽痒和灼烧感，咽痛不明显，咳嗽少见。

（2）急性感染性喉炎　常由流感病毒、副流感病毒及金黄色葡萄球菌等引起，多发生于婴幼儿。患儿可有发热、声音嘶哑、吸气性呼吸困难及犬吠样咳嗽，咳嗽时咽痛加重，严重时可出现发绀、烦躁、心率加快、吸气性喉鸣及三凹征等。由于小儿喉部的解剖特点，炎症严重时，可因喉部充血、水肿而出现喉梗阻，威胁小儿生命。体检可见喉部充血水肿，局部淋巴结肿大、触痛。

3. 急性咽扁桃体炎　病原体多见溶血性链球菌，其次为流感嗜血杆菌、肺炎链球菌等。本病起病急骤，发热畏寒，体温可达39℃以上，患儿咽痛明显。查体可见咽部明显充血，扁桃体肿大，表面可见黄色脓性分泌物，有时伴颌下淋巴结肿大、压痛，肺

部查体无异常体征。

4. 疱疹性咽峡炎 病原体为柯萨奇 A 组病毒。好发于夏秋季，表现为急性高热、咽痛、流涎、厌食、呕吐等。体检可见咽部充血，咽峡部黏膜或口腔其他部位可见多个 2 ~4mm 大小的灰白色疱疹，周围有红晕，1 ~2 日后破溃形成小溃疡。病程约为 1 周。

5. 咽结合膜热 病原体为腺病毒，好发于春夏季，散发或发生小流行。以发热、咽炎、结膜炎为特征，表现为高热、咽痛、眼部刺痛，偶伴见消化道症状。体检可见咽部充血，有白色点块状分泌物；一侧或双侧滤泡性眼结膜炎，结膜明显充血，但分泌物不多；颈及耳后淋巴结增大。病程 1 ~2 周。

6. 并发症 婴幼儿多见。病变可累及邻近器官，如并发中耳炎、鼻窦炎、咽后壁脓肿、颈淋巴结炎、支气管炎和肺炎等，其中肺炎是婴幼儿最严重的并发症。以咽炎为表现的上呼吸道感染，部分患儿可继发因溶血性链球菌感染而引起的急性肾小球肾炎、风湿热等疾病。少数病毒性上呼吸道感染患儿可并发病毒性心肌炎，应予以警惕。

【辅助检查】

病毒感染者，白细胞总数正常或偏低，中性粒细胞减少，淋巴细胞计数相对增高；细菌感染者，白细胞总数增高，中性粒细胞也增高，可有核左移现象。C - 反应蛋白（CRP）有助于鉴别细菌感染。细菌感染者，使用抗菌药物前行细菌培养可判断细菌类型以指导临床用药。链球菌感染者，血中抗链球菌溶血素"O"（ASO）滴度增高。因病毒种类多，且明确类型对治疗无显著帮助，故病毒感染无须做病原学检查明确病毒类型。

【诊断与鉴别诊断】

1. 诊断 根据鼻咽部的症状、体征、实验室检查不难做出诊断。

2. 鉴别诊断

（1）**流行性感冒** 由流感病毒引起。有明显的流行病史，发病急，全身症状较重，常表现为高热、头痛、四肢肌肉酸痛等，但鼻咽部症状较轻，病程较长。可用血清 PCR 方法检查病毒，以供鉴别。

（2）**急性气管、支气管炎** 主要表现为咳嗽、咳痰，鼻部症状轻。肺部可闻及不固定的散在干啰音或粗中湿啰音。X 线常见肺纹理增粗。

（3）**急性传染病** 早期急性上呼吸道感染与多种传染病的前驱症状类似，如麻疹、水痘、流行性脑脊髓膜炎、幼儿急疹、百日咳等，应根据当地流行情况、临床表现、实验室检查及疾病的演变特点等综合分析，加以鉴别。

（4）**过敏性鼻炎** 起病急，患儿突发"感冒"症状，如流清涕、鼻痒、连续喷嚏，而全身症状较轻，无发热，则应考虑过敏性鼻炎的可能。多由过敏因素如花粉、螨虫、低温等刺激引起，脱离过敏原后症状迅速消失。血清特异性 IgE 测定有助于诊断，皮肤过敏原测试可以明确过敏原。

【治疗】

1. 治疗原则 西医以支持疗法及对症处理为主，防治并发症；中医治疗以疏风解表为基本原则。

2. 西医治疗

（1）**一般治疗** 保持室内温度18℃~22℃，湿度50%~60%，居室每日至少通风2次；注意休息，衣服被褥厚薄适宜；患儿应多饮水，特别是大量出汗后，应补足水分；饮食应清淡、易消化且富含维生素和热量；病毒性上呼吸道感染者，应告知患儿家长该病的自限性，防止交叉感染及并发症。

（2）**抗感染治疗**

抗病毒药物：主张早期应用。可用利巴韦林（病毒唑），剂量为10~15mg/（kg·d），口服或静脉注射。若感染流感病毒，可口服磷酸奥司他韦。病毒性结膜炎可用0.1%阿昔洛韦滴眼。部分中药制剂亦有一定的抗病毒疗效。

抗菌药物：大部分感冒无须使用抗菌药物。明确为细菌性上呼吸道感染，或病毒性上呼吸道感染继发细菌感染者可用抗生素治疗，一般可依经验用药，常选用青霉素类、头孢菌素类或大环内酯类抗生素，极少数需要根据病原菌选用敏感抗菌药。证实为链球菌感染或既往有风湿热、肾炎病史者，青霉素的疗程应为10~14日。

（3）**对症治疗**

发热：是小儿急性上呼吸道感染的常见症状。婴幼儿发热时应卧床休息，轻中度发热首选多饮水和松解包被；体温超过38.5℃时应及时给予物理降温，如头部、腋下及腹股沟处放置冰袋冷敷或温水擦浴；必要时可给予对乙酰氨基酚或布洛芬退热，以防止高热惊厥发生，但不可过早、过多应用。有热性惊厥史的患儿，必要时可预防性使用镇静剂。

热性惊厥：当高热患儿发生热性惊厥时，可予镇静、止惊等处理，必要时可用地西泮0.3~0.5mg/kg缓慢静脉推注（最大剂量≤10mg，婴幼儿≤2mg），或10%水合氯醛0.5mL/kg保留灌肠。因婴幼儿使用阿片类药物（吗啡等）易导致呼吸抑制，故婴幼儿禁用阿片类药物。

鼻塞：患儿鼻塞严重时，可酌情给予减充血剂。常用0.5%的麻黄碱溶液，在喂乳或临睡前滴鼻，1~2滴/次。注意不能过频使用，以免耐受加大用量而引起心悸等不良反应。咽痛患儿可用淡盐水或复方硼酸溶液漱口，给予咽喉含片或者雾化吸入。

喉梗阻：急性病毒性喉炎患儿出现喉梗阻时，应及时处理。轻者可口服泼尼松，重者应静脉滴注地塞米松、氢化可的松等，亦可加用吸入型糖皮质激素，以减轻患儿喉头水肿，缓解喉梗阻。有严重缺氧征象者应及时行气管切开术，以免患儿窒息死亡。

3. 中医治疗

（1）**辨证论治** 本病辨证，重在辨风寒、风热、暑湿。冬春季多为风寒、风热感冒，夏季多为暑湿感冒，发病具流行性者多为时疫感冒。感受风寒者，治以辛温解表；感受风热者，治以辛凉解表；感受暑邪者，治以清暑解表；感受时邪者，治以清瘟解毒。兼证治疗应以解表为基础，夹痰者佐以宣肺化痰，夹滞者佐以消食导滞，夹惊者佐以平肝息风。

主证

①风寒感冒

证候：恶寒发热，无汗，头身痛，鼻流清涕，喷嚏，咳嗽，口不渴，咽不红，舌淡红，苔薄白，脉浮紧，指纹浮红。

治法：辛温散寒，疏风解表。

方药：荆防败毒散加减。头痛明显者，加葛根、白芷散寒止痛；恶寒无汗者，加桂枝、麻黄解表散寒；痰多者，加清半夏、陈皮燥湿化痰；呕吐者，加姜半夏、紫苏降逆和胃；纳呆、舌苔白腻者，去甘草，加藿香、厚朴化湿和胃。

②风热感冒

证候：发热恶风，有汗或少汗，头痛，流浊涕，喷嚏，咳嗽，痰稠白或黄，咽红肿痛，口干渴，舌红苔薄黄，脉浮紧，指纹浮紫。

治法：辛凉清热，疏风解表。

方药：银翘散加减。热重者，加蚤休、贯众清热；咳甚痰稠者，加桑叶、杏仁、瓜蒌、浙贝母宣肺化痰；咽红肿痛者，加薄荷、玄参、虎杖、蒲公英清热利咽；大便秘结者，加大黄、枳实通腑泄热。

③暑邪感冒

证候：发热重，无汗或汗出热不解，头晕，头痛，鼻塞，身重困倦，胸闷泛恶，口渴心烦，食欲不振，或有呕吐，泄泻，小便短黄，舌红苔黄腻，脉滑数，指纹紫滞。

治法：清暑解表化湿。

方药：新加香薷饮加减。偏热重者，加栀子、黄连清热泻火；偏湿重者，加佩兰、藿香祛暑利湿；呕吐者，加竹茹、姜半夏降逆止呕；泄泻者，加黄芩、葛根、黄连清肠燥湿。

④时疫感冒

证候：起病急，高热恶寒，无汗或汗出热不解，头痛，心烦，目赤咽红，肌肉酸痛，腹痛，或有恶心，呕吐，大便稀薄，舌红苔黄，脉数，指纹紫。

治法：解表清瘟解毒。

方药：银翘散合普济消毒饮加减。高热者，加柴胡、蚤休清热；肌肉酸痛者，加葛根、白芷解肌清热；恶心呕吐者，加竹茹、姜半夏降逆止呕；泄泻者，加黄连、葛根清热除湿；腹痛者，加延胡索、白芍药理气止痛。

兼证

①夹痰

证候：感冒兼见咳嗽较剧，痰多，喉间痰鸣。

治法：辛温解表，宣肺化痰；辛凉解表，清肺化痰。

方药：在疏风解表的基础上，偏于风寒者，加用三拗汤、二陈汤；偏于风热者，加用桑菊饮加减。

②夹滞

证候：感冒兼腹胀，不思乳食，呕吐酸腐，便溏酸臭，或腹痛泄泻，或大便秘结，小便短黄，舌苔厚腻，脉滑，指纹紫滞。

治法：解表兼以消食导滞。

方药：在疏风解表的基础上，加用保和丸加减。若大便秘结，小便短黄，加大黄、枳实通腑泄热，表里双解。

③夹惊

证候：感冒兼见睡中惊惕，哭闹不安，睡卧不宁，甚至高热抽搐，双眼窜视，舌红，脉浮弦，指纹青滞。

治法：解表兼以清热镇惊。

方药：在疏风解表的基础上，加用镇惊丸加减。另可服小儿回春丹、琥珀抱龙丸等。

（2）中成药

①小青龙颗粒：<1岁4g，1~6岁5~8g，7~14岁13g，每日3次，温开水冲服。用于风寒感冒证。

②小儿感冒舒颗粒：1~3岁3g，每日4次；4~7岁6g，每日3次；8~14岁6g，每日4次，温开水冲服。用于风热感冒证。

③藿香正气口服液：<1岁1mL，1~6岁2~3mL，7~14岁5~10mL，每日2~3次。用于暑湿感冒证。

④清开灵颗粒：<1岁1.5g，1~3岁3g，3~6岁4.5g，6~13岁6g，每日2~3次，温开水冲服。用于时疫感冒证或感冒夹惊证。

（3）针灸疗法

①针法：取大椎、曲池、外关、合谷，头痛加太阳，咽喉痛加少商，泻法，用于风热感冒；取大椎、风门、太渊、列缺，泻法，中强刺激不留针，用于风寒感冒。

②灸法：取大椎、风门、肺俞，依次灸治，每穴5~10分钟，以皮肤表面潮热为宜，每日1~2次，用于风寒感冒。

（4）刮痧疗法　于前颈及胸背部，涂抹刮痧油后，刮拭5~10分钟，以操作部位发红出痧为宜，适用于3岁以上体质壮实儿童。用于暑邪感冒、风热感冒，皮肤疾病患者忌用。

【预防与调护】

1. 加强锻炼，提倡母乳喂养，呼吸新鲜空气，多晒太阳，提高身体免疫力。

2. 及时增加衣服，避免受凉和过度疲劳，避免被动吸烟，有助于降低易感性。

3. 感冒流行期间少去公共场所，避免与感冒患者接触，居室可用食醋加水熏蒸，进行空气消毒。

4. 饮食应清淡易消化，忌食辛辣、寒凉、肥甘厚味。

第三节 急性支气管炎

急性支气管炎是指由于各种致病原及理化刺激等引起的支气管黏膜的急性炎症，由于气管常同时受累，故又称为急性气管支气管炎，常继发于上呼吸道感染或为急性传染病的一种表现。临床以咳嗽、咳痰为主要症状。本病是儿童时期常见的呼吸道疾病，婴幼儿多见。

本病属中医的"咳嗽"范畴。有声无痰为咳，有痰无声为嗽，有声有痰谓之咳嗽。

【病因病机】

1. 西医病因病机 本病可由多种病毒或细菌引起，亦可为混合感染。能引起上呼吸道感染的病原体都可引起支气管炎。免疫功能低下、特应性体质、营养障碍、维生素 D 缺乏性佝偻病和支气管结构异常等均为本病的危险因素，气候变化、空气污染、化学因素的刺激为本病的常见诱因。

急性感染早期可见支气管黏膜充血、肿胀，继而可出现纤毛上皮损伤，分泌物增加，黏膜下层可有炎性细胞浸润。

2. 中医病因病机 小儿咳嗽的发生由外因和内因共同作用。外因责之于感受外邪，其中又以感受风邪为主。内因责之于肺脾虚弱。小儿因肺脏娇嫩，易为外邪所侵，故以外感咳嗽为多见。病机关键为肺失宣肃。

(1) 感受外邪 小儿卫外功能差，易受外邪侵袭，其中主要为风邪。风邪致病，首先犯肺，致肺气不宣，清肃之令不行，肺气上逆，则发生咳嗽。风为百病之长，易夹杂其他邪气而发病。夹寒则咳嗽频作，咽痒声重，鼻塞或流清涕；夹热则咳嗽不爽，痰黄黏稠，鼻塞或流浊涕。

(2) 痰热壅肺 小儿肺脾虚弱，气不化津，痰易滋生。若素有食积内热，或心肝火热，或外感邪热稽留，炼液成痰，痰热互结，阻于气道，肺失清肃，则咳嗽痰多，色黄质稠。

(3) 痰湿蕴肺 小儿脾胃薄弱，易为乳食、生冷所伤，致脾失健运，水湿不能化生津液，酿为痰浊，上贮于肺，致肺失宣降，则出现咳嗽，咳痰，痰稀色白。

(4) 肺脾气虚 小儿禀赋不足，肺脾素虚，或久咳耗损正气，致肺脾气虚。肺虚气不布津，脾虚运化失司，导致痰液内生，气道不利，则久咳无力，痰白清稀。

(5) 阴虚肺热 小儿肺脏喜润恶燥，若咳嗽日久不愈，或素体阴虚，肺失清润，宣降失常，则致久咳不止，无痰，声嘶。

【临床表现】

大多先有上呼吸道感染症状，2~3 天后以咳嗽为主要症状，开始为干咳，之后有痰，痰由白色清稀逐渐转为黄色黏稠。婴幼儿症状较重，常有发热、呕吐及腹泻等全身症状。患儿双肺呼吸音粗糙，可有不固定的散在的干啰音、粗中湿啰音，常在体位改变或咳嗽后消失。一般无气促或发绀。

婴幼儿期还可发生一种特殊的伴有喘息的急性支气管炎，称为喘息性支气管炎，又称哮喘性支气管炎。患儿多有湿疹或其他过敏史，大多在6岁左右自愈，但少数可发展为支气管哮喘。喘息性支气管炎与支气管哮喘的比较见表4-1。

表4-1 喘息性支气管炎与支气管哮喘比较

	喘息性支气管炎	支气管哮喘
好发年龄	≤3岁	>3岁
过敏史	有	有
家族史	一般无	有
哮喘表现	有	有
治疗原则	控制感染、平喘	抗炎、平喘，可用免疫抑制剂
预后	好，3~4岁后发作减少，大多6岁左右自愈，少数发展为哮喘	差，常终生反复发作

【辅助检查】

1. 血常规 病毒感染时白细胞总数正常或偏低；细菌感染时白细胞总数增高，其中以中性粒细胞增高为主。

2. X线胸片 多无异常改变，或有肺纹理增粗。

【诊断与鉴别诊断】

1. 诊断 本病发病急，多于上呼吸道感染后出现，以咳嗽为主要临床症状，体格检查可闻及不固定的散在干、湿啰音，结合X线检查即可确诊。

2. 鉴别诊断

（1）**百日咳** 临床表现为阵发性、痉挛性咳嗽，并伴吸气性鸡鸣样回声，病情日轻夜重。属于传染病。

（2）**支气管肺炎** 临床表现除咳嗽外，还伴有发热、气促、呼吸困难；肺部可闻及较固定的中、细湿啰音；X线显示肺纹理增强、紊乱，或见斑片状融合，甚至呈大片状阴影。

【治疗】

1. 治疗原则 西医治疗主要为控制感染和对症治疗，如止咳、化痰、平喘等；慎用镇咳剂或镇静剂，以免抑制咳嗽反射，影响痰液排出。中医治疗以宣肺止咳化痰为原则。

2. 西医治疗

（1）**一般治疗** 保持室内空气清新，适当通风，保持温度在18℃~22℃，湿度在

50%～60%；注意休息，多饮水，患儿卧位时可抬高头胸部，并经常变换体位，以利于呼吸道分泌物咳出；必要时可采用超声雾化，每天 1～2 次，每次 20 分钟，湿化呼吸道，促进排痰。

（2）控制感染 由于本病多为病毒感染，故一般不用抗生素。如合并细菌感染，可用 β 内酰胺类抗菌药物；若为支原体感染，则应给予大环内酯类抗生素。

（3）对症治疗 ①给予 N－乙酰半胱氨酸、氨溴索等祛痰药。②憋喘严重者，可吸入沙丁胺醇等药物，或短期使用糖皮质激素，如口服泼尼松 3～5 天。③过敏体质患儿可使用抗过敏药物，如扑尔敏、氯雷他定等。

3. 中医治疗

（1）辨证论治 本病应先分清外感、内伤。外感咳嗽多发病急，咳嗽气粗声高，痰液稠厚，病程短，伴表证，多属实证；内伤咳嗽多发病缓，咳声低弱，痰稀色白，病程较长，兼有不同程度里证，多为实转虚或虚实夹杂。属实者，咳声高亢有力；属虚者，咳声低微无力。咳嗽痰稀，舌淡苔白者，多属寒证；咳痰黄稠，舌红苔黄者，多属热证。

风寒者宜散寒宣肺，风热者宜解热宣肺；痰热者宜清肺化痰，痰湿者宜燥湿化痰；肺气亏虚者宜健脾补肺、益气化痰，肺阴亏虚者宜养阴润肺、兼清余热。

外感咳嗽

①风寒咳嗽

证候：咳嗽声重，痰白清稀，鼻塞，流清涕，恶寒无汗，或发热头痛，舌淡红，苔薄白，脉浮紧，指纹浮红。

治法：疏风散寒，宣肺止咳。

方药：华盖散加减。痰多者，加法半夏、生姜祛痰降逆；恶寒头痛者，加白芷、川芎祛风止痛。风寒夹热者，杏苏散加减。

②风热咳嗽

证候：痰稠色黄，不易咳出，口渴咽痛，鼻流浊涕，或伴发热头疼，舌红苔薄黄，脉浮紧，指纹浮紫。

治法：疏风清热，宣肺化痰。

方药：桑菊饮加减。热重者，加金银花、黄芩清肺泄热；咽赤者，加大青叶、玄参、射干清热利咽；痰多者，加浙贝母、瓜蒌清热化痰；夹燥者，加北沙参、麦冬润肺止咳；夹湿者，加法半夏、陈皮、薏苡仁宣肺化湿；风燥伤肺者，加南沙参、百合、麦冬滋阴润肺。

内伤咳嗽

①痰热壅肺

证候：咳嗽痰多，色黄质稠，痰鸣气促，面赤烦渴，大便干结，小便短赤，舌红苔黄腻，脉滑数，指纹紫滞。

治法：清热化痰，肃肺止咳。

方药：清金化痰汤加减。痰多黏稠者，加天竺黄、胆南星、瓜蒌皮清热化痰；咳重，痛引胸胁者，加枳壳、郁金、柴胡理气宽胸；心烦口渴者，加石膏、地黄清心除躁；便秘者，加瓜蒌仁润肠通便。

②痰湿蕴肺

证候：咳嗽痰多，色白质稀，喉间痰声辘辘，胸闷纳呆，神乏困倦，虚胖，舌淡红，苔白腻，脉滑，指纹沉滞。

治法：燥湿化痰，宣降肺气。

方药：三拗汤合二陈汤加减。痰盛者，加莱菔子、紫苏子利气化痰；湿重者，加苍术、薏苡仁燥湿健脾；胸闷者，加枳壳、苏梗理气宽中；纳呆者，加焦六神曲、麦芽健脾消食。

③肺脾气虚

证候：咳声无力，痰白质稀，面白气短，语声低微，易感冒，多汗，舌淡苔白，脉细无力，指纹淡红。

治法：健脾益气，补肺化痰。

方药：六君子汤加减。气虚重者，加黄芪、黄精益气补虚；咳久者，加乌梅、诃子敛肺止咳；食少纳呆者，加焦山楂、焦六神曲开胃助运。

④阴虚肺热

证候：干咳无痰或痰少质黏稠，不易咳出，口渴咽干，咳声嘶哑，或痰中带血，午后潮热或手足心热，舌红苔少，脉细数，指纹紫。

治法：滋阴润肺，化痰止咳。

方药：沙参麦冬汤加减。阴虚重者，加地骨皮、玄参养阴清热；肺热重者，加知母清肺热；痰中带血者，加白茅根、藕节、阿胶清肺止血；潮热盗汗者，加银柴胡、地骨皮、鳖甲滋阴清热。

（2）中成药

①三拗片：<3岁0.5g，每日2次；3~6岁0.5g，每日3次；>6岁1.0g，每日2~3次，温开水送服。用于风寒咳嗽。

②川贝枇杷糖浆：<3岁每次3mL，≥3岁每次5mL，每日3次，口服。用于风热咳嗽。

（3）针灸疗法　取天突、内关、曲池、丰隆为1组穴位，肺俞、尺泽、太白、太冲为另1组穴位，每日取1组。两组交替针灸，每日1次，10~15天为1个疗程。适用于肺脾气虚证。

（4）贴敷疗法　取白芥子、杏仁、半夏等份，研磨成粉，每次取5g，分为2个药饼，每晚洗脚后贴敷两足心，连用3次。适用于风寒咳嗽。

【预防与调护】

1. 注意合理喂养，加强户外锻炼，增强小儿抗病能力。

2. 积极预防感冒，防治空气污染，改善居住环境，避免煤气、烟尘等刺激，清除鼻咽部位病灶，减少发病诱因。

3. 患儿应经常变换体位及轻拍背部，以利于排出痰液。

4. 饮食避免辛辣、油腻之品，多饮水。咳嗽时应防止食物误吸引起窒息。

第四节 肺 炎

肺炎是指由不同的病原体或其他因素（如吸入羊水、过敏反应等）所致的肺部炎症。以发热、咳嗽、气促、呼吸困难和肺部固定中、细湿啰音为共同临床特征。重症患者可出现心力衰竭、缺氧中毒性脑病及缺氧中毒性肠麻痹等严重并发症。肺炎为婴儿时期重要的常见病，为我国住院小儿死亡的第一位原因，是儿童保健重点防治的"四病"之一。

【分类】

1. 病理分类 分为大叶性肺炎、支气管肺炎和间质性肺炎。小儿以支气管肺炎最常见。

2. 病因分类 分为感染性肺炎和非感染性肺炎。感染性肺炎有细菌性肺炎、病毒性肺炎、支原体肺炎、衣原体肺炎、原虫性肺炎和真菌性肺炎等，非感染性肺炎有吸入性肺炎、坠积性肺炎和过敏性肺炎等。常见的致病细菌有肺炎链球菌、金黄色葡萄球菌、大肠埃希菌等；致病病毒以呼吸道合胞病毒最多见，其次为腺病毒、流感病毒、鼻病毒等。

3. 病程分类 分为急性肺炎（病程＜1 个月）、迁延性肺炎（病程 1~3 个月）、慢性肺炎（病程＞3 个月）。

4. 病情分类 分为轻症肺炎和重症肺炎。轻症肺炎主要表现为呼吸系统症状，其他系统仅轻微受累，无全身中毒表现；重症肺炎主要表现为呼吸系统出现呼吸衰竭，其他系统亦严重受累，可有酸碱平衡失调，水、电解质紊乱，全身中毒症状明显，严重者可危及生命。

5. 临床表现典型与否分类 分为典型肺炎和非典型肺炎。典型肺炎指由肺炎链球菌、金黄色葡萄球菌、流感嗜血杆菌、大肠埃希菌等常见的细菌引起的肺炎，非典型肺炎指由某些病毒、支原体、衣原体、立克次体等引起的肺炎。相对于典型肺炎，非典型肺炎的症状、肺部体征并不明显。

6. 肺炎发生的地点分类 分为社区获得性肺炎（community acquired pneumonia, CAP）和医院获得性肺炎（hospital acquired pneumonia, HAP），两者的区别是患者的肺部感染是否在住院期间获得。社区获得性肺炎是指患儿在医院外获得的感染性肺炎，包括具有明确潜伏期的病原体感染而入院后在平均潜伏期内发病的肺炎；医院获得性肺炎指患儿入院时不存在、也不处于潜伏期，而在入院 48 小时以后才发生的感染性肺炎，包括在医院感染但出院 48 小时内发生的肺炎。

社区获得性肺炎的病原体与儿童的年龄具有相关性。3 周~3 个月小儿 CAP 的常见病原为沙眼衣原体、呼吸道合胞病毒、肺炎链球菌、百日咳杆菌、金黄色葡萄球菌等，

4个月～5岁小儿CAP的常见病原为呼吸道合胞病毒、副流感病毒、肺炎链球菌、流感嗜血杆菌、肺炎支原体、结核分枝杆菌等，5岁以后小儿CAP则常见肺炎支原体、肺炎衣原体、肺炎链球菌、结核分枝杆菌等感染。

本节重点介绍儿科常见的支气管肺炎，属于中医学"喘嗽"的范畴。

【病因及发病机制】

1. 西医病因病机 支气管肺炎是累及支气管壁和肺泡的炎症，2岁以内小儿多见，为儿童时期最常见的肺炎。本病全年均可发病，以冬春寒冷季节及气候骤变时较多。环境不良、维生素D缺乏性佝偻病、先天性心脏病、低出生体重儿及免疫缺陷者等易患本病。

我国儿童支气管肺炎常见的病原体多为细菌，以肺炎链球菌多见。近年，肺炎支原体、衣原体及流感嗜血杆菌感染亦有增多趋势。发达国家则以病毒为主，主要为呼吸道合胞病毒、腺病毒、流感病毒等。

病原体常由呼吸道入侵，少数经血入肺，引起支气管、肺泡、肺间质的炎症。出现的支气管黏膜水肿、充血、管腔变窄，可致通气功能障碍；肺泡壁水肿、充血、炎性分泌物增多可致换气功能障碍。两者结合可引起缺氧和二氧化碳潴留，表现为患儿呼吸及心率加快，当 $PaO_2 < 50mmHg$（$6.67kPa$）和（或）$PaCO_2 > 50mmHg$（$6.67kPa$）时即为呼吸衰竭，患儿可出现鼻翼扇动和三凹征。同时，由于病原体毒素的作用，患儿常有不同程度的毒血症。缺氧、二氧化碳潴留和毒血症共同作用，可引起机体心血管系统、神经系统、消化系统功能紊乱，水、电解质紊乱和酸碱平衡失调。

2. 中医病因病机 本病的发生，有内因和外因之分。外因多为感受风邪，其中以风热多见；内因为小儿肺脏娇嫩，卫外不固。肺炎喘嗽的主要病位在肺，常累及脾，重者可内犯心肝。本病病机的关键为肺气郁闭。

（1）**风邪闭肺** 风热、风寒之邪由口鼻而入，郁于肌肤腠理，产生表证。邪犯肺窍，风邪化热，灼液为痰，阻于气道，肺失宣肃，则咳嗽痰多，痰鸣气促。

（2）**痰热闭肺** 邪热由表入里，郁阻于肺，熬炼成痰，阻于肺络，气血不畅成瘀。热、郁、痰、瘀互结，肺失宣肃，则产生肺炎喘嗽之喘、咳、痰、热的典型证候。若毒热炽盛化火，则可致持续高热、剧烈咳喘、烦渴不宁之毒热闭肺重证。

毒热闭肺，则病情危重，易于转为变证。感邪之后，肺气不畅，气郁则血滞，心血运行不畅，心失所养，或原本心气不足，终致阳气暴脱，形成心阳虚衰之变证；若邪毒化热化火，内陷心包，心窍被蒙，神昏谵语，引动肝风而惊厥、抽搐，则形成邪陷厥阴之变证。

（3）**正虚邪恋** 小儿肺脏娇嫩，邪热易绵延不尽，后期可转为阴虚肺热之证。体质虚弱或伴其他疾病者，可进一步损伤肺气、脾气，形成肺脾气虚之证候。

【临床表现】

2岁以下多见，起病多较急，发病前数日多有上呼吸道感染的病史，主要表现为发热、咳嗽、气促、肺部固定中细湿啰音。

1. 症状 ①咳嗽：较频繁，早期为刺激性干咳，极期反而略轻，恢复期痰液增多。②气促：多在发热、咳嗽后出现。患儿呼吸频率加快，可达40～80次/分。③全身症状：发热多不规则，亦可为弛张热或稽留热，但新生儿及重度营养不良患儿体温可不升，甚至低于正常。患儿还可见精神不振、食欲减退、烦躁、轻度腹泻或呕吐。

2. 体征 呼吸增快，鼻翼扇动，严重者出现三凹征（即胸骨上窝、肋间隙和剑突下吸气时凹陷）；口唇、鼻唇沟和指（趾）端可发绀；早期呼吸音粗糙，以后肺部可闻及固定的中细湿啰音，以背部两肺底及脊柱内旁较多，深吸气末更明显；肺部叩诊多正常。

3. 重症肺炎的表现 由于严重的缺氧及毒血症，常有严重全身中毒症状及其他系统受累的表现。

（1）**心血管系统** 常见心力衰竭及心肌炎等。肺炎合并心力衰竭的表现有：①呼吸突然加快，安静状态下＞60次/分；②安静状态下心率突然增快＞180次/分；③突然极度烦躁不安，明显发绀，面色苍灰，指（趾）甲微循环再充盈时间延长；④心音低钝，奔马律，颈静脉怒张；⑤肝脏迅速增大；⑥尿少或无尿，颜面及双下肢水肿。出现前五项即可诊断为心力衰竭。革兰阴性菌肺炎尚可发生微循环障碍。心肌炎时表现为面色苍白，心动过速，心音低钝，心律不齐，心电图显示ST段下移和T波低平、倒置。

（2）**神经系统** 脑水肿时的主要表现为：烦躁，嗜睡，眼球上窜，凝视，球结膜水肿，前囟隆起。此外，如再出现下列症状或体征之一（除外热性惊厥、低血钙等其他疾病），即可确诊为缺氧中毒性脑病。①昏睡、昏迷，甚至惊厥；②瞳孔对光反射迟钝或消失；③呼吸节律不齐，甚至出现呼吸停止；④脑脊液压力增高，脑膜刺激征等。

（3）**消化系统** 严重者可发生缺氧中毒性肠麻痹，表现为严重腹胀、呕吐、呼吸困难加重、肠鸣音消失等。重症患儿可呕吐咖啡样物、便血或大便潜血阳性。

（4）**抗利尿激素异常分泌综合征** ①血钠≤130mmol/L，血渗透压＜275mmol/L；②肾脏排钠增多，尿钠≥20mmol/L；③临床无血容量不足的表现；④尿渗透摩尔浓度高于血渗透摩尔浓度；⑤肾功能正常；⑥肾上腺皮质功能正常；⑦抗利尿激素升高。

（5）**其他** 发生DIC时，可表现为血压下降，四肢发凉，脉搏细速，皮肤、黏膜及胃肠道出血。

4. 并发症 并发症少见，若诊疗延误或病情严重，可引起脓胸、脓气胸、肺大疱等并发症。

（1）**脓胸** 主要表现有高热持续，呼吸困难加重；患侧呼吸运动减弱，呼吸音减弱，叩诊呈浊音，有时可听到管状呼吸音。病情严重时，纵隔和气管向健侧移位，患侧肋间隙饱满。立位X线检查可见患侧肋膈角变钝，或出现反抛物线状阴影。胸腔穿刺可抽出脓液。

（2）**脓气胸** 发病突然，表现为呼吸困难突然加剧、剧烈咳嗽、烦躁、发绀；听诊病变处呼吸音减弱或消失，叩诊呈鼓音。若支气管破裂处形成活瓣，导致张力性气胸，可危及生命。立位X线检查可见液平面。

（3）肺大疱　一般由于细支气管形成活瓣性阻塞，导致肺泡内气压持续增大，肺泡破裂形成。肺大疱体积小者无症状，体积大时，可引起呼吸困难。X线检查可见薄壁空洞。

5. 几种不同病原体所致肺炎的特点

（1）呼吸道合胞病毒肺炎　是最常见的病毒性肺炎。本病多见于婴幼儿，以1岁以内为多。轻症患者发热、呼吸困难等症状不重；中、重症患者有较明显的呼吸困难、憋喘、口唇发绀、鼻翼扇动及三凹征。肺部听诊多有中、细湿啰音。抗生素治疗无效。X线检查两肺可见小点片状、斑片状阴影，可有不同程度的肺气肿。白细胞计数多正常。病程一般少于1周。

（2）腺病毒肺炎　本病多见于6个月至2岁儿童，冬春季节多发。临床特点为起病急骤；持续高热，体温可达39℃以上，呈稽留热或弛张热，热程长达2～3周；呼吸道症状重，咳嗽剧烈，出现喘憋、发绀等症状；中毒症状明显，面色苍白或发灰，精神不振，嗜睡与烦躁交替；患儿可有腹泻、呕吐和消化道出血，或出现脑水肿而导致惊厥发作；抗生素治疗无效。体格检查可发现，肺部体征出现晚，高热3～7天后才出现啰音。但肺部X线改变较肺部啰音出现早，呈片状阴影或融合为大病灶，故早期摄片很重要。白细胞计数多正常。病程3～4周或更长。

（3）肺炎链球菌肺炎　本病是5岁以下小儿最常见的细菌性肺炎。儿童感染后最常见的病理类型是支气管肺炎，年长儿也可表现为大叶性肺炎。临床特点为骤起高热，可达40℃，可伴寒战，患儿呼吸急促、鼻翼扇动、发绀、胸痛。早期多咳嗽轻，无痰，后可出现铁锈色痰；重症患儿可有缺氧中毒性脑病的表现，如烦躁嗜睡、惊厥谵妄，甚至昏迷，偶有伴发休克者。体格检查早期无典型改变，肺实变后可有典型的叩诊浊音、语颤增强等，消散期可闻及湿啰音。X线检查示早期仅有肺纹理增强或节段状阴影，以后阴影扩大，治疗后消散。

（4）金黄色葡萄球菌肺炎　新生儿及婴幼儿发病率高。临床特点为起病急，病情严重，发展快，全身中毒症状明显，重症患儿可出现休克。发热多呈弛张热，但早产儿和病情重者有时可不发热或仅有低热；患儿可有消化系统症状，如呕吐、腹泻、腹胀；可伴发各种类型皮疹。肺部体征出现早，双肺有散在中细湿啰音。X线检查示病情变化快，可在数小时内由小片状阴影迅速发展为小脓肿、肺大疱、脓胸等，故本病应在短期内重复摄片。白细胞计数明显增高，核左移并伴中毒颗粒。病程可达数周甚至数月。

（5）革兰阴性杆菌肺炎　近年发病率有所增加，病原体以流感嗜血杆菌和肺炎克雷白杆菌为多，但新生儿易患大肠埃希菌肺炎。革兰阴性杆菌肺炎病情重，治疗困难，预后差。患儿多先有呼吸道感染的表现，全身中毒症状明显，可出现发热、嗜睡、咳嗽、呼吸困难、口唇发绀等表现，重者可出现休克。肺部听诊可有湿啰音，病变融合则有实变体征。X线改变多样，基本改变为支气管肺炎征象，或呈节段性或大叶性炎症阴影，常有胸腔积液。

（6）肺炎支原体肺炎　常见学龄儿童及青年，婴幼儿亦可发病。本病以咳嗽为突出表现，一般起病后2～3天开始，为顽固的刺激性咳嗽，常有黏痰，偶带血丝，有的酷似百日咳样阵咳。常有发热，热度不一，持续 1~3 周，可伴有咽痛及全身酸痛。肺部体征不明显，与临床表现不一致，为本病的特点之一。婴幼儿可见呼吸困难，喘憋较突出，或可闻及肺部啰音。X 线改变较体征明显为本病的另一特点，可见支气管肺炎改变、间质性肺炎改变、均匀实变影、肺门阴影增浓等。白细胞计数正常或偏高。病程为 2~4 周。

【辅助检查】

1. 外周血检查　细菌感染者白细胞计数升高，中性粒细胞增多，并有核左移，胞浆内可出现中毒颗粒；病毒感染者白细胞计数多正常或偏低，少数患者可升高。C-反应蛋白（CRP）和前降钙素（PCT）在细菌感染时多有升高。

2. 病原学检查

（1）**细菌学检查**　取气管分泌物、胸腔积液、脓液及血液等做细菌培养以明确病原菌，同时应进行药物敏感试验以指导治疗，亦可做涂片染色镜检，进行初筛试验。

（2）**病毒学检查**　取鼻咽拭子或气管分泌物做病毒培养、分离是病毒病原诊断的可靠方法，但需时较长，不能进行早期诊断。另外，也可采用病毒抗体检测、病毒抗原检测或病毒特异性基因检测的方法明确感染的病毒。

（3）**其他病原学检查**　肺炎支原体感染常采用冷凝集试验作为过筛试验，其值 ≥ 1∶32 为阳性标准；补体结合抗体检测则是诊断肺炎支原体的常用方法。目前临床诊断嗜肺军团菌感染最常用的方法是血清特异性抗体测定。

3. 胸部 X 线检查　早期肺纹理增粗；以后两肺出现大小不等的点或斑片状阴影，可融合成大片状阴影，患儿可伴有肺气肿或肺不张。伴脓胸者，患侧肋膈角变钝，积液多时可见反抛物线状阴影，且纵隔、心脏向健侧移位；伴脓气胸者，患侧胸腔可见液平面；伴肺大疱者，则可见完整壁薄、无液平面的大疱。胸部 X 线未显示肺炎征而又高度怀疑肺炎者，可行胸部 CT 检查。

【诊断与鉴别诊断】

1. 诊断　患儿有发热、咳嗽、气促的症状，肺部听诊闻及固定中、细湿啰音和（或）X 线检查两肺有肺炎改变即可确诊。确诊后应进一步确定病原体类型，并注意是否有并发症。反复发作者，尽可能明确导致反复感染的原发疾病或诱因。

2. 鉴别诊断

（1）**支气管异物**　有异物吸入史，突现呛咳，可伴肺不张和肺气肿。病情迁延时，继发感染可合并肺炎或类似肺炎，注意鉴别。

（2）**支气管哮喘**　儿童哮喘主要表现为持续性咳嗽，可无明显喘息史，X 线检查肺纹理增多、紊乱，易与本病混淆。行过敏原测试、支气管激发或舒张试验可与本病相鉴别。

（3）**肺结核**　一般有结核接触史，且结核菌素试验阳性，X 线检查肺部有结核病灶可资鉴别。某些类型肺结核亦可有气促、发绀症状，但肺部啰音并不明显。

【治疗】

1. 治疗原则　西医采用综合治疗，原则为改善通气、控制炎症、对症治疗、防止和治疗并发症。中医治疗以开肺化痰，止咳平喘为主法。重症肺炎或有并发症者，以西医急救治疗为主，慢性、迁延性肺炎以中医扶正祛邪为治疗原则。

2. 西医治疗

（1）**一般治疗**　以室温 18℃～20℃，湿度 60% 为宜，多通风。饮食应营养丰富、清淡、易消化，不能经口进食者给予肠道外营养。患儿应经常翻身，以减少肺部淤血，利于痰液排出。输液时要注意滴速，过快可加重心脏负担。

（2）**抗感染治疗**

①抗生素治疗：明确为细菌感染或继发细菌感染者应使用抗生素。抗生素的使用原则为：早期、适量、合适疗程；选用的药物应在肺组织有较高浓度；轻症患儿可口服抗菌药物，重症患儿或因呕吐等无法口服者，应采用肌注或静脉给药；重症患儿应静脉联合用药；应根据细菌培养结果选用抗生素，必要时做药敏试验，未获试验结果前，可根据经验选择敏感药物。

肺炎链球菌感染首选青霉素或阿莫西林，耐药者首选头孢曲松、头孢噻肟、万古霉素。青霉素过敏患儿可选用红霉素等大环内酯类抗生素。金黄色葡萄球菌感染可选苯唑西林钠或氯唑西林，耐药者选用万古霉素或联用利福平。流感嗜血杆菌感染首选阿莫西林加克拉维酸等。大肠埃希菌和肺炎克雷白杆菌首选头孢他啶、头孢哌酮或亚胺培南、美罗培南。肺炎支原体和衣原体感染首选大环内酯类抗生素，如阿奇霉素、红霉素及罗红霉素。

一般用药至体温正常后 5～7 天，临床症状基本消失后 3 天；支原体肺炎至少使用抗菌药物 2～3 周；葡萄球菌肺炎用至体温正常后 2～3 周，一般总疗程不少于 6 周。

②抗病毒治疗：尚无理想的抗病毒药物，常用利巴韦林（病毒唑）和 α-干扰素。利巴韦林具有广谱抗病毒活性，可口服、肌注及静滴，肌注和静滴的剂量为 10～15mg/（kg·d）；α-干扰素 5～7 天为 1 个疗程，亦可吸入。部分中药亦有一定的抗病毒作用。

（3）**对症治疗**

①氧疗：患儿有烦躁、发绀等缺氧表现或动脉血氧分压 <60mmHg 时需吸氧。一般采用鼻导管法，氧气流量为 0.5～1L/min，氧浓度 ≤40%；婴幼儿及缺氧严重者可面罩给氧，氧流量为 2～4L/min，氧浓度为 50%～60%。

②气道管理：维持呼吸道通畅，改善通气功能。及时清除患儿鼻痂、鼻腔分泌物和痰液，必要时行雾化吸入，有助于解除支气管痉挛，稀释痰液；若下呼吸道分泌物堆积，雾化后仍不能排出，导致呼吸衰竭加重者，应行气管插管以利清除痰液；严重病例可短期使用机械通气。

③降温止惊：患儿体温超过 38.5℃ 时应物理降温，如温热擦身、冷敷；或者使用退热药，常用对乙酰氨基酚或布洛芬等。若伴烦躁不安，可给予水合氯醛或苯巴比妥每

次 5mg/kg 肌注。

④腹胀治疗：低血钾者补充钾盐。中毒性肠麻痹时，应禁食、胃肠减压、静脉滴注酚妥拉明，每次 0.3~0.5mg/kg 加入 5% 葡萄糖 20mL，每次最大量不超过 10mg。

⑤肺炎合并心力衰竭的治疗：吸氧、镇静、利尿、强心、扩血管。利尿剂常用呋塞米，每次 1mg/kg，稀释后静注或静滴，亦可口服；强心药可用地高辛或毛花苷丙缓慢静脉注射；血管扩张剂常用酚妥拉明或硝普钠，酚妥拉明每次 0.5~1.0mg/kg，每次最大剂量不超过 10mg，肌注或静注，必要时可重复使用。

⑥肺炎合并缺氧中毒性脑病的治疗：可进行脱水疗法、改善通气、扩血管、止痉、糖皮质激素、促进脑细胞恢复的治疗。脱水疗法常用甘露醇，每次 0.25~1.0g/kg，每6 小时 1 次；必要时采用人工辅助通气；扩血管常用酚妥拉明、山莨菪碱；止痉药物一般选用地西泮，每次 0.2~0.3mg/kg，静脉注射，可重复使用；糖皮质激素具有非特异性抗炎作用，可用于治疗脑水肿，常用地塞米松；三磷酸腺苷是临床常用恢复脑细胞的药物。

⑦其他：脓胸和脓气胸者应及时穿刺引流，若脓液黏稠，经反复穿刺抽脓不畅或发生张力性气胸时，应行胸腔闭式引流。

（4）**糖皮质激素**　可减少渗出，解除支气管痉挛，改善血管壁通透性，降低颅内压。适应证：①严重憋喘或呼吸衰竭；②全身中毒症状明显；③脑水肿、感染性休克、胸腔短期有大量渗出等。常用地塞米松 0.1~0.3mg/（kg·d）静脉点滴，疗程 3~5 日。

3. 中医治疗

（1）**辨证论治**　本病主要辨风寒与风热，辨痰证与热证，辨常证与变证。风寒者多恶寒无汗，痰多清稀；风热者则发热重，咳痰黏稠。痰重者痰声辘辘，胸高气急；热重者高热不退，面红烦渴。变证可见神昏抽搐、颈项强直等邪陷厥阴证，或额汗不温、肢厥脉微等心阳虚衰证。本病治疗，痰多者应降气涤痰，喘甚者应平喘利气，肺热者宜清肺泄热，出现变证者，或平肝息风或温补心阳，病久者宜补气养阴。

常证

①风寒闭肺

证候：恶寒发热，无汗，鼻流清涕，咳嗽气促，痰稀色白，口不渴，小便清，舌淡红，苔薄白，脉浮紧，指纹浮红。

治法：辛温宣肺，止咳平喘。

方药：华盖散加减。恶寒身重者，加桂枝、白芷温散表寒；鼻塞不通者，加辛夷、苍耳子宣肺通窍；痰多者，加半夏、莱菔子化痰止咳；若寒邪外束，内有郁热，症见呛咳痰白，面赤心烦，口渴脉数者，宜加石膏、黄芩。

②风热闭肺

证候：发热恶风，微有汗出，咳黄痰，咽红口渴，面赤烦躁，便秘，小便黄少，舌红苔薄黄，脉浮数，指纹浮紫。

治法：辛凉宣肺，清热化痰。

方药：银翘散合麻杏石甘汤加减。头咽疼痛者，加牛蒡子、蝉蜕、板蓝根等清热利咽；咳剧痰多者，加瓜蒌皮、浙贝母、天竺黄等宣肺化痰；热重者，加柴胡、黄芩等清肺解毒。

③痰热闭肺

证候：壮热烦躁，痰稠色黄，气急喘促，口唇青紫，口渴，舌质红，苔黄腻，脉滑数，指纹紫滞。

治法：清热涤痰，宣肺定喘。

方药：五虎汤合葶苈大枣泻肺汤加减。热甚者，加栀子、连翘清热解毒；痰盛者，加浙贝母、天竺黄、鲜竹沥清热化痰；面唇青紫者，加丹参、红花、虎杖通脉化瘀；喘急痰涌、便秘者，加大黄、牵牛子通腑泻肺。

④毒热闭肺

证候：高热不退，咳剧，痰稠或痰中带血，气急鼻扇，口唇紫绀，面红烦躁，鼻干口渴，涕泪俱无，小便短黄，大便秘结，舌红而干，舌苔黄燥，脉洪数，指纹紫滞。

治法：清热解毒，泻肺开闭。

方药：黄连解毒汤合麻杏石甘汤加减。热重者，加蒲公英、败酱草清热解毒；腹胀、便秘者，加大黄、玄明粉通腑泄热；口干鼻燥、涕泪俱无者，加地黄、玄参、麦冬润肺生津；咳重者，加前胡、款冬花宣肺止咳。

⑤阴虚肺热

证候：病程长，低热，盗汗，干咳无痰，面色潮红，口干欲饮，舌质红而干，苔光剥，脉细数，指纹淡红。

治法：养阴清热，润肺止咳。

方药：沙参麦冬汤加减。低热反复者，加地骨皮、鳖甲、青蒿、知母滋阴清热；久咳者，加百部、枇杷叶、五味子清肺止咳；汗多者，加煅龙骨、煅牡蛎、酸枣仁敛阴止汗。

⑥肺脾气虚

证候：久咳无力，低热起伏，气短多汗，面白无力，纳差，大便溏，舌质淡红，苔薄白，脉细无力，指纹淡。

治法：补肺健脾，益气化痰。

方药：人参五味子汤加减。咳甚者，去五味子，加陈皮、紫菀、款冬花化痰止咳；汗多者，加炙黄芪、防风固表止汗；脾虚便溏者，加怀山药、炒扁豆健脾益气；纳差者，加焦山楂、焦神曲健胃助运。

变证

①心阳虚衰

证候：面色苍白，口唇青紫，呼吸浅促，额汗不温，四肢厥冷，神智不安或淡漠，右胁下可现癥块并逐渐增大，舌质淡紫，苔薄白，脉细数，指纹紫滞。

治法：温补心阳，救逆固脱。

方药：参附龙牡救逆汤加减。气阴两竭者，加用生脉散益气养阴救逆；唇舌青紫，右胁下癥块明显者，加当归、红花、丹参活血化瘀。

②邪陷厥阴

证候：壮热神昏，痰鸣气促，烦躁谵语，口噤项强，角弓反张，四肢抽搐，舌质红绛，脉细数，指纹紫。

治法：平肝息风，清心开窍。

方药：羚角钩藤汤加减合牛黄清心丸。昏迷痰多者，加胆南星、鲜竹沥以清痰开窍；高热抽搐者，加安宫牛黄丸等中成药。

(2) 中成药

①通宣理肺口服液：3～7岁7mL，>7岁10mL，每日2～3次，口服。用于风寒闭肺证。

②双黄连口服液：每次3～10mL，每日2～3次。用于风热闭肺证。

③参麦止嗽糖浆：<6岁5mL，7～10岁10mL，11～14岁15mL，每日2～3次，口服。用于阴虚肺热证。

④玉屏风口服液：<1岁3mL，1～5岁5～10mL，6～14岁10mL，每日3次，口服。用于肺脾气虚证。

(3) 针灸疗法　针刺尺泽、孔最、列缺、合谷、肺俞、足三里。痰热闭肺证配少商、丰隆、曲池、中脘，心阳虚衰证配气海、关元、百会。

(4) 拔罐疗法　取两肩胛骨下部拔罐，每次5～10分钟，每日1次，1疗程为5日。用于肺部湿啰音的辅助治疗。

(5) 贴敷疗法　用于两肺湿啰音经久不消者。①白芥子末、面粉各30g，水调和后敷贴背部，每日1次，每次约15分钟，连敷3日；②肉桂12g，丁香16g，制川乌、制草乌、乳香、没药各15g，当归、红花、赤芍药、川芎、透骨草各30g，制成10%油膏，取适量贴敷于背部湿啰音明显处，每日1次，连用5～7日。

【预防与调护】

1. 对婴幼儿要合理喂养，提倡户外活动，增强机体抗病能力。

2. 反复上感者尤其要增强体质，温度骤降时注意增加衣物，感冒时及时治疗。

3. 保持病室空气流通，避免被动吸烟，防止交叉感染。重症肺炎患儿要加强观察，及早发现并发症。

4. 针对某些常见病原，预防接种可有效降低儿童肺炎的发病率。目前已有的疫苗有肺炎链球菌疫苗、流感病毒疫苗等。

第五节　支气管哮喘

支气管哮喘，简称哮喘，是由多种细胞（嗜酸性粒细胞、肥大细胞、T淋巴细胞、中性粒细胞、气道上皮细胞等）和细胞组分参与的气道慢性炎症性疾病。患者气道呈高反应性，出现广泛多变的可逆性气流受限，主要表现为反复发作的喘息、气促、胸闷、咳嗽等症状，常在夜间和（或）清晨发作或加剧，多数患儿可经治疗缓解或自行缓解。

本病为儿童期常见的慢性呼吸道疾病，多数患者有过敏史，约 20% 患者有家族史。本病经正确治疗和调护，大多数患儿随年龄增长而逐渐治愈。但若诊治不及时，病程延长可导致气道不可逆性缩窄和气道重塑。

本病属中医"哮病""喘证"的范畴。

【病因病机】

1. 西医病因病机 哮喘的发病，受遗传因素和环境因素的双重影响。①遗传因素：哮喘具有明显的遗传倾向，患儿及其亲属的患病率明显高于正常人群，本病为多基因遗传疾病，已发现许多与哮喘发病相关的基因。但哮喘发病率近三十余年明显增高，故不能单纯从基因角度来解释。②环境因素：如尘螨、花粉、动物毛屑等吸入性过敏原，牛奶、虾、花生等食入性过敏原，以及呼吸道感染，气候变化，情绪变化，运动，药物等，这些因素均为哮喘发作的诱发因素。

哮喘的发病机制不完全清楚，可概括为免疫－炎症反应、神经机制和气道高反应性及其相互作用。环境因素作用于遗传易感个体，一方面炎症细胞、细胞因子及炎症介质相互作用，产生气道炎症；另一方面，神经调节失衡，患者气道上皮细胞和平滑肌结构功能异常。两者结合共同导致气道高反应性，在环境激发因子的作用下，最终引起哮喘症状的出现。

疾病早期，肉眼观察解剖学上很少有器质性改变，随着疾病进展，患儿肺部肉眼可见肺气肿，气道内充满黏液栓，黏液栓局部可有肺不张；显微镜示气道上皮下有肥大细胞、巨噬细胞、嗜酸性粒细胞等浸润，微血管通透性增加，基底膜露出；若哮喘长期反复发作，可见支气管上皮基底膜增厚，平滑肌肌层肥厚，出现气道重构。

2. 中医病因病机 中医认为本病的发生，内因系素体肺、脾、肾三脏功能不足，痰饮留伏于肺；外因系感受外邪，接触异物、异味，嗜食咸酸，劳倦过度等，其中，以感受外邪最为常见。

小儿因先天禀赋异常，或后天失养，形成肺脾肾不足的体质。肺虚则治节无权，凝液为痰；脾虚则运化失司，聚湿为痰，上贮于肺；肾虚则不能蒸化水液，上泛为痰。故肺、脾、肾三脏虚损，痰液留伏，是哮喘反复发作的病理基础。

哮喘发作，必有外因作用触动留伏痰饮而引发。发作时痰气交阻于气道，相互搏击，致呼吸困难、气息喘促、喉间哮鸣痰响，称为哮喘。哮喘又有寒热虚实的区别和转化。若系外感伤寒，或内伤生冷，引动伏痰，发为寒性哮喘；若系外感风热，或风寒化热，发为热性哮喘；若系外寒未解，内热又起，可见外寒内热之证；若系体质虚弱，外邪夹痰留伏于肺，可见虚实夹杂之证。哮喘反复发作，缓解期可出现肺、脾、肾三脏虚损之象。本病发作期以邪实为主，迁延期邪实正虚，缓解期以正虚为主。

【临床表现】

本病分为急性发作期、慢性持续期和临床缓解期。

发作期的典型症状为发作性伴哮鸣音的呼气性呼吸困难，或发作性胸闷和咳嗽，严重者可端坐呼吸、烦躁发绀、干咳或咳白色泡沫痰，有时咳嗽为唯一症状（咳嗽变异型哮喘）。发作前往往有流涕、打喷嚏等先兆症状。哮喘症状常在夜间和（或）凌晨发作或加重，经数小时或数天，用支气管舒张药缓解或自行消失。慢性持续期患者无急性发作，但很长时间内总是出现喘息、咳嗽、胸闷等症状。临床缓解期无异常表现，维持 3 个月以上。

查体可见桶状胸、三凹征；肺部布满哮鸣音，但在轻度或者严重病例时，哮鸣音可不出现；肺部有粗湿啰音，在剧烈咳嗽或改变体位时可消失。非发作期无异常。

【辅助检查】

1. 肺功能检查 适用于 5 岁以上患儿。第一秒用力呼气容积（FEV_1）是评价气道阻塞情况和哮喘严重程度最好的单项指标。当 $FEV_1 \geqslant$ 正常预计值 70% 时，可选择支气管激发试验测定气道的反应性；当 $FEV_1 <$ 正常预计值 70% 时，可选择支气管舒张试验评估气流受限的可逆性，两者阳性均有助于确诊哮喘。呼气峰流速（PEF）及其日间变异率是诊断哮喘，反映哮喘严重程度和评价疗效的重要指标。

2. 胸部 X 线检查 哮喘发作期肺部呈过度充气状态，缓解期大多正常。

3. 过敏原测试 皮肤过敏原测试是临床发现和明确哮喘诱因最简便、快捷的方法，可以检测多种吸入性及食物性过敏原。血清特异性 IgE 测定也很有价值，过敏性哮喘患者血清特异性 IgE 可较正常人显著增高。

【诊断与鉴别诊断】

1. 诊断 中华医学会于 2008 年修订了我国"儿童支气管哮喘诊断与防治指南"。
儿童哮喘的诊断标准

（1）反复发作喘息、咳嗽、气促、胸闷，多与接触变应原、冷空气、物理或化学性刺激、呼吸道感染，以及运动等有关，常在夜间和（或）清晨发作或加剧。

（2）发作时在双肺可闻及散在或弥漫性、以呼气相为主的哮鸣音，呼气相延长。

（3）上述症状和体征经抗哮喘治疗有效或自行缓解。

（4）除外其他疾病所引起的喘息、咳嗽、气促和胸闷。

（5）临床表现不典型者（如无明显喘息或哮鸣音），应至少具备以下 1 项：

①支气管激发试验或运动激发试验阳性。

②证实存在可逆性气流受限。如支气管舒张试验阳性：吸入速效 β_2 受体激动剂后 15 分钟 FEV_1 增加 $\geqslant 12\%$；抗哮喘治疗有效：使用支气管舒张剂和口服（或吸入）糖皮质激素治疗 1~2 周后 FEV_1 增加 $\geqslant 12\%$。

③PEF 每日变异率（连续监测 1~2 周）$\geqslant 20\%$。

符合第（1）~（4）条或第（4）（5）条者，可以诊断为哮喘。
咳嗽变异型哮喘的诊断标准

（1）咳嗽持续 >4 周，常在夜间和（或）清晨发作或加重，以干咳为主。

（2）临床无感染征象，或经较长时间抗生素治疗无效。

（3）抗哮喘药物诊断性治疗有效。

（4）排除其他原因引起的慢性咳嗽。

（5）支气管激发试验阳性和（或）PEF每日变异率（连续监测1~2周）≥20%。

（6）个人或一级、二级亲属有特应性疾病史，或变应原测试阳性。

以上第（1）~（4）项为诊断的基本条件。

婴幼儿患哮喘时，其临床表现、治疗及预后有别于年长儿。哮喘预测指数能有效预测3岁内喘息儿童发展为持续性哮喘的危险性。若婴幼儿在过去1年中喘息≥4次，具有1项主要危险因素或2项次要危险因素，即为哮喘预测指数阳性。主要危险因素包括：①父母有哮喘病史；②经医师诊断为特应性皮炎；③有吸入变应原致敏的依据。次要危险因素包括：①有食物变应原致敏的依据；②外周血嗜酸性粒细胞≥4%；③与感冒无关的喘息。如哮喘预测指数为阳性，建议按哮喘规范治疗。

2. 哮喘分期与病情评价

哮喘可分为急性发作期、慢性持续期和临床缓解期。急性发作期是指气促、咳嗽、胸闷等症状突然发生或加重，可在数小时或数天内出现，甚至数分钟内危及生命。其严重程度不尽相同，可分为轻度、中度、重度、危重4级（见表4-2）。慢性持续期指许多患者即使没有急性发作，但在相当长时间内仍有不同频度和（或）不同程度地出现症状（喘息、咳嗽、胸闷），可根据病情的控制水平分为控制、部分控制和未控制3级（见表4-3）。临床缓解期指经过治疗或未经治疗，症状和体征消失，肺功能（FEV_1或PEF）≥80%预计值，并维持3个月以上。

表4-2 儿童哮喘急性发作期病情严重程度分级

临床特点	轻度	中度	重度	危重
气促	步行时	说话时	休息时	
体位	可平卧	喜坐位	端坐呼吸	
讲话方式	成句	成短句	单字	不能说话
精神神志	可有焦躁	时有焦躁	常有焦躁	嗜睡、意识模糊
呼吸频率	轻度增加	增加	明显增加	减缓或暂停
辅助呼吸肌活动	一般无	可有	常有	胸腹矛盾运动及三凹征
哮鸣音	散在，呼气末有	响亮、弥漫	响亮、弥漫且双相	减弱、甚至无
脉率（次/分）	略增	增加	明显增加	减慢、不规则
使用β₂受体激动剂后 PEF预计值或个人最佳值%	>80%	60%~80%	<60%或作用时间<2小时	<33%
PaO_2（吸空气）	正常	≥60mmHg	<60mmHg，可有发绀	呼吸衰竭
$PaCO_2$	<45mmHg	≤45mmHg	>45mmHg，短时升高	呼吸衰竭
SaO_2（吸空气）	>95%	91%~95%	5%	呼吸衰竭
PH				降低

注：判断急性发作严重程度时，只要存在任一项符合该严重程度的指标，即可归入该严重程度等级。

表 4-3 儿童哮喘慢性持续期控制水平分级

	控制	部分控制	未控制
日间症状	无或≤2 天/周	>2 天/周或多次出现	
活动受限	无	有	
夜间症状/憋醒	无	有	
应急缓解药需求	无或≤2 次/周	>2 次/周	
肺功能（≥5 岁适用）	≥正常预计值或个人最佳值的80%	<正常预计值或个人最佳值的00%	
定级标准	满足上述所有条件	任 1 周内有上述任 1 特征	任 1 周内有 ≥3 项"部分控制"中的特征
急性发作	0~1 次/年	2~3 次/年	>3 次/年

注：出现过任何一次急性发作，都应该复核维持治疗方案是否需要调整。

3. 鉴别诊断

（1）喘息性支气管炎　多见于 3 岁以内，临床表现为发热，咳嗽伴喘息，经抗感染治疗后，喘息症状消失，但应密切注意或随访，警惕为支气管哮喘的早期。

（2）呼吸道异物　有异物吸入史，剧烈呛咳，胸部 X 线检查、支气管镜检有助于确诊。

【治疗】

1. 治疗原则　西医以长期、持续、规范和个体化治疗为原则，急性发作期的治疗重点为抗炎、平喘，使用缓解症状的药物；慢性持续期应长期坚持抗炎，给予控制药物。中医治疗以发作期治标，迁延期标本兼治，缓解期治本为基本原则。

2. 西医治疗

（1）哮喘急性发作期治疗

①β_2受体激动剂：β_2受体激动剂是临床应用最广泛的支气管舒张剂。其中，吸入型速效 β_2受体激动剂是缓解哮喘急性症状的首选药物，疗效可维持 4~6 小时，严重发作时第 1 小时每20分钟吸入 1 次，以后 2~4 小时可重复吸入。常见药物有沙丁胺醇、特布他林等。长效 β_2受体激动剂尚具有一定的抗气道炎症作用，一般与吸入型激素联合应用，常见药物有福莫特罗、沙美特罗等，作用时间为 10~12 小时。

②糖皮质激素：可吸入、口服或静脉给药。吸入型糖皮质激素对哮喘急性发作轻度病例有一定的作用，常选用布地奈德悬液雾化吸入，0.5~1mg/次，每 6~8 小时重复 1 次；较重的急性病例应给予短程口服泼尼松治疗，每日 1~2mg/kg，分 2~3 次，疗程不超过 7 天；严重哮喘发作时应静脉给予甲基泼尼松龙，每次 1~2mg/kg，每日 2~3 次输注，或琥珀酸氢化可的松，每次 5~10mg/kg，糖皮质激素静脉用药一般也不超过 7 天，症状缓解后停止静脉给药，若需持续用药可改口服制剂。

③茶碱类药物：是常用的平喘药物。因其有效浓度与中毒浓度接近，最好在用药中监测血药浓度。

（2）哮喘危重状态的处理　尽早全身使用糖皮质激素，可静脉注射甲基泼尼松龙或琥珀酸氢化可的松。持续雾化吸入 β_2 受体激动剂，可合并使用抗胆碱药物，或静脉滴注氨茶碱，必要时皮下注射肾上腺素。患儿可用水合氯醛灌肠，慎用其他镇静剂。注意补液、纠正酸中毒。此外，患儿应立即吸氧，必要时进行辅助机械通气。如合并下呼吸道细菌感染，应及时给予病原体敏感的抗生素治疗。

（3）哮喘慢性持续期治疗

①吸入型糖皮质激素（ICS）：是长期控制哮喘的首选药物。通常需要长期、规范吸入 1~3 年，甚至更久，方起到治疗作用。目前临床常用布地奈德、丙酸氟替卡松等。ICS 全身性不良反应少，少数患者可能出现口咽念珠菌感染或咽部不适等，吸药后清水漱口可减轻其局部反应。长期大剂量用药者为减少吸入大剂量糖皮质激素的全身性不良反应，可与长效 β_2 受体激动剂等药物联合使用。

②缓释茶碱：与糖皮质激素具有协同作用，平喘作用可维持 12~24 小时。

③长效 β_2 受体激动剂：如福莫特罗、沙美特罗等。

④肥大细胞稳定剂：常见色甘酸钠，为非激素类抗炎药。

⑤必要时，可短期使用全身性糖皮质激素；由过敏引起的哮喘，明确过敏原后亦可采用特异性免疫治疗。

3. 中医治疗

（1）辨证论治　中医将哮喘分为发作期、迁延期和缓解期。发作期重点辨寒热。咳喘畏寒、痰白清稀、唇舌色淡、苔白，属寒证；咳喘痰黄、大便干燥、面赤舌红，属热证。迁延期患儿静则气息平和，动则喘鸣，此为实证；而肺脾肾虚则有不同的证候表现。缓解期重点辨脏腑，进一步再辨阴阳。若面白自汗，反复感冒诱发哮喘，为肺气虚；食少便溏，面色无华，为脾气虚；动则气短，夜尿多，发育迟缓，为肾气虚。若气短乏力，易于感冒为气虚；形寒肢冷，面白心悸为阳虚；消瘦盗汗、面色潮红为阴虚。

本病发作期治其标，以攻邪为主，分寒热虚实随证施治。迁延期标本兼治，宜扶正祛邪。祛邪治在肺，应化痰降逆平喘；扶正则辨肺脾肾虚分别补益。缓解期治其本，应以扶正为主，调节肺脾肾脏腑功能。

发作期

①寒性哮喘

证候：咳嗽气促，喉间哮鸣，痰稀色白，鼻塞或流清涕，形寒肢冷，面白无汗，舌质淡，苔白脉浮紧，指纹红。

治法：温肺散寒，化痰定喘。

方药：小青龙汤加减。咳甚者，加紫菀、款冬花、旋覆花化痰止咳；哮吼甚者，加射干、地龙祛痰平喘；表寒不甚，寒饮阻肺者，可用射干麻黄汤加减。

②热性哮喘

证候：咳嗽喘促，声高息涌，喉间痰鸣哮吼，痰黄稠，面红口干，尿黄，便秘，舌质红，苔黄，脉滑数，指纹紫。

治法：清肺化痰，止咳平喘。

方药：麻杏石甘汤加味。喘急者，加地龙清热解痉，化痰平喘；痰多者，加胆南星、竹沥豁痰降气；咳甚者，加炙百部、炙款冬花止咳；热重者，选栀子、鱼腥草清热解毒；便秘者，加瓜蒌仁、大黄降逆通腑；如表证不著，咳嗽喘息，痰鸣，色微黄者，可用定喘汤加减。

③外寒内热

证候：喘嗽气急，痰黏稠色黄，鼻塞喷嚏，流清涕，或恶寒发热，面红口干，小便黄赤，大便干结，舌红苔薄白或黄，脉滑数或浮紧，指纹浮红或沉紫。

治法：解表清里，止咳定喘。

方药：大青龙汤加减。热重者，加栀子、鱼腥草、拳参清肺热；咳重者，加桑白皮、前胡肃肺止咳；喘甚者，加射干、桑白皮清肺平喘；痰热重者，加地龙、竹沥清化痰热。

迁延期

①风痰内蕴，肺脾气虚

证候：咳喘减而未平，动则发作，面白少华，易感冒，遇冷或吹风后易喷嚏、流涕，大便稀，舌淡苔薄白或白腻，脉弱，指纹淡滞。

治法：祛风化痰，益肺补脾。

方药：二陈汤合人参五味子汤加减。喘鸣时作者，加炙麻黄、葶苈子清痰平喘；喷嚏频发者，加辛夷、苍耳子祛风通窍；汗多者，加碧桃干、浮小麦敛肺止汗；痰多色黄者，加浙贝母、胆南星清肺化痰；便溏者，加炒扁豆、怀山药化湿健脾。

②风痰内蕴，肾气亏虚

证候：喘鸣久作未止，动则喘甚，喘促胸满，咳嗽痰鸣，痰稀色白，畏寒肢冷，神疲纳呆，小便清长，舌淡苔薄白或白腻，脉细弱或沉迟，指纹淡滞。

治法：清肺化痰，补肾纳气。

方药：偏于肺实者，用苏子降气汤加减；偏于肾虚者，用都气丸合射干麻黄汤加减；动则气短者，加胡桃肉、紫石英摄纳补肾；畏寒肢冷者，加制附片、淫羊藿温肾散寒；屡吐不绝者，加白果、芡实补肾健脾化痰；发热咯黄痰者，加黄芩、冬瓜子清化肺热。

缓解期

①肺脾气虚

证候：气短自汗，咳嗽无力，神疲形瘦，面白无华，纳差，便溏，小便频多，易感冒，舌淡苔薄白，脉细软，指纹淡。

治法：健脾益气，补肺固表。

方药：玉屏风散加减。气虚甚者，加太子参、黄精健脾益气；汗多者，加煅龙骨、煅牡蛎固涩敛汗；食少者，加焦六神曲、焦山楂等运脾开胃；便溏者，加怀山药、炒扁豆健脾化湿。

②脾肾阳虚

证候：动则喘促，气短心悸，面色苍白，形寒肢冷，脚软无力，纳差，便溏，发育迟缓，舌淡苔薄白，脉细弱，指纹淡。

治法：温补脾肾，固摄纳气。

方药：金匮肾气丸加减。虚喘明显者，加蛤蚧、冬虫夏草补肾纳气；咳嗽重者，加款冬花、紫菀止咳化痰；夜尿多者，加益智仁、菟丝子、补骨脂补肾固摄。

③肺肾阴虚

证候：喘促无力，干咳少痰，面色潮红，消瘦气短，夜间盗汗，手足心热，便秘，舌红苔花剥，脉细数，指纹淡红。

治法：养阴清热，益肺补肾。

方药：麦味地黄丸加减。盗汗甚者，加知母、黄柏养阴清热；呛咳不爽者，加百部、款冬花润肺止咳；潮热者，加鳖甲、地骨皮清虚热。

(2) 中成药

①小青龙口服液：10mL/次，每日 2 次。用于寒性哮喘。

②哮喘宁颗粒：10g/次，每日 2 次。用于热性哮喘。

(3) 针灸疗法　发作期取定喘、天突、内关针刺，每日 1 次；缓解期取大椎、肺俞、足三里、肾俞、关元、脾俞，每次取 3～4 穴，轻刺加灸，隔日 1 次。

(4) 贴敷疗法　白芥子、延胡索各21g，甘遂、细辛各12g，共研成末，分 3 份，每 10 天取 1 份，加生姜汁调稠如硬币大药饼，分别贴于肺俞、心俞、膈俞、膻中穴，2～4 小时后揭去。每年夏季初伏、中伏、末伏 3 次，连用 3 年。

【预防与调护】

1. 应避免接触变应原，避免强烈的精神刺激和剧烈的运动，预防呼吸道感染，尽量减少过度换气动作，如大哭、大喊等，避免哮喘的诱发因素。

2. 合理使用药物，能识别病情变化，进行自我病情监测，病情加重时应主动向医护人员寻求帮助。

3. 缓解期加强体育锻炼、耐寒锻炼等，以增强体质，减少哮喘发作。

4. 保持良好心态，增强战胜疾病的信心。

知识链接

避开过敏原

吸入性过敏原是哮喘的常见诱因，主要有尘螨、花粉、霉菌和动物皮屑。

1. 尘螨主要存在于卧室，喜潮湿，不耐热，以皮屑为食。消除尘螨，首先室内要经常通风，保持干燥；其次做好除尘，使用吸尘器效果更好；第三应勤洗或暴晒被褥床单等，暴晒可杀死尘螨，亦可破坏尘螨排泄物、分泌物等各种过敏原，是消除尘螨过敏的有效手段。

2. 花粉飘散有季节性和昼夜变化的特点。花粉飘散季节，患儿尽量避免外出，尤其晴天午后花粉浓度高时；必须外出时须戴口罩；平时门窗紧闭，有条件者，室内加装空气过滤器。

3. 霉菌主要在潮湿环境生长，故应保持室内通风干燥，梅雨季节使用空调或除湿器。霉菌过敏患儿应避免去地下室等地。

4. 即使动物外出，其过敏原微粒仍可存在室内。故动物皮屑过敏者不宜养宠物，避免用动物皮毛、羽绒等制作寝具。

生活中避免接触敏感过敏原，可有效降低过敏性哮喘患儿的哮喘发作。

习　题

1. 风热感冒的临床表现错误的是
   A. 发热少汗　　　　　　B. 鼻流清涕　　　　　　C. 咽红肿痛
   D. 口渴　　　　　　　　E. 苔薄黄，脉浮数

2. 小儿上呼吸道感染的常见兼夹证是
   A. 夹火、夹痰、夹食　　B. 夹火、夹痰、夹湿　　C. 夹风、夹痰、夹食
   D. 夹湿、夹惊、夹滞　　E. 夹痰、夹滞、夹惊

3. 患儿，男，2 岁。高热，流涎，咽痛，腭咽弓处可见数个 2～4mm 灰白色疱疹，周围有红晕，查体心肺无异常。该患儿可能为
   A. 麻疹　　　　　　　　B. 咽结合膜热　　　　　C. 急性咽炎
   D. 疱疹性咽峡炎　　　　E. 急性扁桃体炎

4. 治疗风寒咳嗽应首选
   A. 华盖散加减　　　　　B. 桑菊饮加减　　　　　C. 三拗汤
   D. 清金化痰汤加减　　　E. 六君子汤加减

5. 我国小儿肺炎的常见病原体是
   A. 病毒　　　　　　　　B. 细菌　　　　　　　　C. 真菌
   D. 支原体　　　　　　　E. 衣原体

6. 小儿肺炎的主要临床表现，下列错误的是
   A. 发热　　　　　　　　　　　　B. 咳嗽
   C. 气促　　　　　　　　　　　　D. 肺部有不固定的散在啰音
   E. 呼吸困难

7. 女，7 岁。咳嗽 2 周，近 1 周加剧，初为干咳，后伴稠痰，中度发热，咽痛。肺部听诊偶闻干性啰音。胸部 X 线片呈肺门阴影增浓，右肺有均匀片状阴影。诊断为支原体肺炎，用药应选用
   A. 青霉素　　　　　　　B. 头孢曲松　　　　　　C. 红霉素
   D. 苯唑西林钠　　　　　E. 万古霉素

8. 中医认为，哮喘反复发生的病理基础是
   A. 肺、肝、肾三脏虚弱，痰液留伏
   B. 肝、脾、肾三脏虚弱，痰液留伏

C. 肺、心、肾三脏虚弱，痰液留伏

D. 肺、脾、肾三脏虚弱，痰液留伏

E. 心、肾、脾三脏虚弱，痰液留伏

9. 小儿支气管哮喘临床表现不正确的是

A. 反复发作喘息、气促、胸闷、咳嗽等症状

B. 常在夜间和（或）清晨发作或加剧

C. 经抗生素治疗，小儿哮喘症状消失或缓解

D. 肺部有粗湿啰音，在剧烈咳嗽或改变体位时可消失。

E. 双肺满布哮鸣音，呼气延长

10. 哮喘患儿缓解期出现肺脾气虚，应选用

A. 玉屏风散加减　　　　B. 金匮肾气丸加减　　　　C. 大青龙汤加减

D. 苏子降气汤加减　　　E. 麻杏石甘汤加味

第五章　循环系统疾病

■ 学习目标

1. 掌握小儿病毒性心肌炎的临床表现、诊断及治疗。
2. 熟悉小儿病毒性心肌炎的病因病机及儿童心血管病的检查方法。
3. 了解小儿循环系统的解剖、生理特点。

第一节　小儿循环系统的解剖、生理特点

【小儿心脏的解剖特点】

人类在胚胎早期 22 天左右形成原始心管，22～24 天，在一系列基因的调控下，由头至尾，形成了动脉干、心球、心房、心室与静脉窦等结构。此时，心管发生扭转，心球转至右尾侧位，心管逐渐扭曲旋转，心室的扩展和伸张较快，因此渐渐向腹面突出，这样使出自心球、原来处于心管前后两端的动脉总干和静脉窦都位于心脏的前端，心脏的流入及流出孔道并列在一端，四组瓣膜环也连在一起，组成纤维支架。

至胚胎 29 天左右，心脏外形基本形成，但此时心脏仍为单一的管道。房和室的最早划分为房室交界的背面和腹面长出心内膜垫，背侧内膜垫与腹侧内膜垫相互融合成为中间的分隔结构，将房室分隔开。心房的左右之分起始于胚胎第 3 周末，在心房腔的前背部长出一镰状隔，为第一房间隔。其下缘向心内膜垫生长，暂时未长合时所留的孔道名为第一房间孔。在第一房间孔未闭合前，第一房间隔的上部形成另一孔，名第二房间孔，这样使左右心房仍保持相通。至胚胎第 5～6 周，于第一房间隔右侧又长出一镰状隔，名第二房间隔，此隔在向心内膜垫延伸的过程中，其游离缘留下一孔道，名卵圆孔，此孔与第一房间隔的第二房间孔上下相对。随着心脏继续成长，第一房间隔与第二房间隔渐渐接近而黏合，第二房间孔被第二房间隔完全掩盖，即卵圆孔处第一房间隔紧贴着作为此孔的幕帘，血流可由右侧推开幕帘流向左侧，反向时幕帘遮盖卵圆孔而阻止血液自左心房流向右心房。

心房内分隔形成时，由心室底部突出室间隔基胚并向房室管方向生长，使心室分成左右两半。至胚胎第 7 周时室间隔上缘的结缔组织、漏斗部及心内膜垫融合成膜部室间

隔，使室间孔完全闭合。心室间隔的形成有三个来源：①肌隔，由原始心室底壁向上生长，部分地将左右二室分开；②心内膜垫向下生长与肌隔相合，完成室间隔；③小部分为动脉总干及心球分化成主动脉与肺动脉时，其间隔向下延伸的部分。后两部分形成室间隔的膜部。室间隔的发育过程中任何部分出现异常即可出现室间隔缺损，其中以室间隔膜周部缺损最常见。二尖瓣、三尖瓣分别由房室交界的左右侧及腹背侧心内膜垫及圆锥隔所组成。

原始的心脏出口是一根动脉总干。在总干的内层对侧各长出一纵嵴，两者在中央轴相连，将总干分为主动脉与肺动脉。由于该纵隔自总干分支处成螺旋形向心室生长，使肺动脉向前、向右旋转与右心室连接，主动脉向左、向后旋转与左心室连接。如该纵隔发育遇障碍，分隔发生扭转不全或偏差，则可造成大动脉错位或主动脉骑跨等畸形。

原始心脏于胚胎第 2 周开始形成以后，约于第 4 周起有循环作用，至第 8 周房室间隔已完全长成，即成为四腔心脏。先天性心脏畸形的形成主要就是在这一时期。

【胎儿、新生儿的血液循环】

1. 正常胎儿的血液循环 胎儿时期的营养和气体代谢是通过胎盘和脐血管与母体之间以弥散的方式进行交换的。来至胎盘的动脉血经脐静脉进入胎儿体内至肝脏下缘，约 50% 的血流入肝与门静脉血流汇合，另一部分经静脉导管入下腔静脉，与来自下半身的静脉血混合，共同流入右心房。由于下腔静脉瓣的阻隔，使来自下腔静脉的混合血（以动脉血为主）流入右心房后，约 1/3 经卵圆孔流入左心房，再经左心室流入升主动脉，主要供应心脏、脑及上肢；其余的流入右心室。从上腔静脉回流的来自上半身的静脉血，流入右心房后绝大部分流入右心室，与来自下腔静脉的血一起进入肺动脉。由于胎儿肺脏处于压缩状态，故肺动脉的血只有少量流入肺脏经肺静脉回到左心房，而约 80% 的血液经动脉导管与来自升主动脉的血汇合后进入降主动脉（以静脉血为主），供应腹腔器官及下肢，同时经过脐动脉流回胎盘，换取营养及氧气。故胎儿期供应脑、心、肝及上肢的血氧量远远较下半身为高。右心室在胎儿期不仅要克服体循环的阻力，同时还承担着远远多于左心室的容量负荷。

2. 出生后血液循环的改变 出生后脐血管被阻断，呼吸建立，肺泡扩张，肺小动脉管壁肌层逐渐退化，管壁变薄并扩张，肺循环压力下降。从右心经肺动脉流入肺脏的血液增多，使肺静脉回流至左心房的血量也增多，左心房压力因而增高。当左心房压力超过右心房时，卵圆孔瓣膜先在功能上关闭。到出生后 5~7 个月，解剖上大多闭合。自主呼吸使血氧增高，动脉导管壁平滑肌受到刺激后收缩，同时，低阻力的胎盘循环由于脐带结扎而终止，体循环阻力增高，动脉导管处逆转为左向右分流，高的动脉氧分压加上出生后体内前列腺素的减少，使导管逐渐收缩、闭塞，最后血流停止，成为动脉韧带。足月儿约 80% 在生后 10~15 小时形成功能性关闭。约 80% 的婴儿于生后 3 个月、95% 的婴儿于生后 1 年内形成解剖性关闭。若动脉导管持续未闭，可认为有畸形存在，脐血管则在血流停止后 6~8 周完全闭锁，形成韧带。

第二节　小儿心血管系统疾病的检查方法

【病史和体格检查】

在小儿心血管系统疾病的诊断中，病史和体格检查具有非常重要的价值。仔细的病史询问和体格检查，可以对疾病的诊疗过程及后续的诊断性检查提供重要线索。

1. 病史　小儿时期，尤其是 3 岁以内婴幼儿的心血管系统疾患以先天性心脏病最常见。心脏杂音、紫绀及心功能不全是先天性心脏病患者最常见的就诊原因。其出现时间及演变对疾病的诊断、治疗决策、预后判断有重要意义。反复的肺炎、心功能不全、生长发育迟缓是大量左向右分流的证据。左心房或肺动脉扩张压迫喉返神经可引起声音嘶哑。婴幼儿的心功能不全则以呼吸浅促、喂养困难、易出汗等为特点。有紫绀者应注意排除呼吸系统疾病，还要询问有无蹲踞、缺氧发作。一些后天获得性心血管疾病，如川崎病，主要见于 3 岁以下小儿，临床上有皮肤、黏膜、淋巴结等的独特表现。风湿性心脏病多见于年长儿，注意有无咽痛、游走性关节痛、舞蹈病等病史。对胸闷、心悸、心前区疼痛者应注意心律失常和心肌疾病。病史询问中还要注意母亲孕早期有无病毒感染、放射线接触、有害药物应用史及有无家族遗传性疾病史。许多先天性心脏病与遗传有关，肥厚型心肌病常有阳性家族史。

2. 体格检查

(1) 全身检查　评价生长发育，注意特殊面容及全身合并畸形的状况、精神状态、体位和呼吸频率。检查口唇、鼻尖、指（趾）端等毛细血管丰富的部位有无发绀、青紫，6 个月至 1 年后是否出现杵状指（趾）。皮肤黏膜淤点是感染性心内膜炎血管栓塞的表现，皮下小结、环形红斑是风湿热的主要表现之一。注意颈动脉搏动，有无肝颈静脉回流征，肝脾的大小、质地及有无触痛，以及下肢有无水肿。

(2) 心脏检查

①视诊：心前区有无隆起，心尖搏动的位置、强弱及范围。心前区隆起者多提示有心脏扩大，应注意与佝偻病引起的鸡胸相鉴别。正常 < 2 岁的小儿，心尖搏动见于左侧第 4 肋间，其左侧最远点可达锁骨中线外 1cm；5 ~ 6 岁时在左侧第 5 肋间锁骨中线上。正常的心尖搏动范围不超过 2.0 ~ 2.5cm^2，若心尖搏动强烈、范围扩大，提示心室肥大。左心室肥大时，心尖搏动最强点向左下偏移；右心室肥大时，心尖搏动弥散，有时扩散至剑突下。心尖搏动减弱见于心包积液和心肌收缩力减弱。右位心的心尖搏动则见于右侧。消瘦者心尖搏动易见，而肥胖者相反。②触诊：进一步确定心尖搏动的位置、强弱及范围，心前区有无抬举感及震颤。左侧第 5 ~ 6 肋间锁骨中线外的抬举感为左心室肥大，胸骨左缘第 3 ~ 4 肋间和剑突下的抬举感提示右心室肥大。震颤的位置有助于判断杂音的来源。③叩诊：可粗略估计心脏的位置和大小。④听诊：注意心率的快慢，节律是否整齐。第一、第二心音的强弱，是亢进、减弱还是消失，有无分裂。特别是肺动脉瓣区第二心音（P$_2$）意义更大。P$_2$亢进提示肺动脉高压，而减弱则支持肺动脉狭窄

的诊断；正常儿童在吸气时可有生理性 P_2 分裂，P_2 固定性分裂是房间隔缺损的独特体征。杂音对鉴别先天性心脏病的类型有重要意义，需注意其位置、性质、响度、时相及传导方向。

（3）**周围血管征** 比较四肢脉搏及血压，若股动脉搏动减弱或消失，下肢血压低于上肢，提示主动脉缩窄。脉压增宽，伴有毛细血管搏动和股动脉枪击音，提示动脉导管未闭或主动脉瓣关闭不全等。

【特殊检查】

1. 普通 X 线检查 X 线平片是诊断小儿先天性心脏病的常用手段，具有价格低廉、辐射量小、方法简便和易于复查的优点。包括胸部透视和摄片，透视可动态观察心脏和大血管的搏动、位置、形态及肺血管的粗细、分布，但不能观察细微病变；摄片可弥补这一缺点，并留下永久记录。常规拍摄正位片，必要时辅以心脏三位片。分析心脏病 X 线片时，应注意以下几点：

（1）摄片时要求理想的胸片应为吸气相拍摄，显示肺纹理清晰，对比良好，心影轮廓清晰，心影后的胸椎及椎间隙可见。

（2）测量心胸比值，年长儿应小于 50%，婴幼儿小于 55%，呼气相及卧位时心胸比值增大。

（3）肺血管阴影可显示充血还是缺血，有无侧支血管形成。

（4）心脏的形态、位置及各房室有无增大，血管有无异位，肺动脉段是突出还是凹陷，主动脉结是增大还是缩小。

（5）确定有无内脏异位症，注意肝、胃及横膈的位置，必要时可摄增高电压（100 ~ 140KV）的高 KV 胸片，观察支气管的形态。

2. 心电图 心电图对心脏病的诊断有一定的帮助，对各种心律失常具有特异性，对房室肥大、传导阻滞、电解质紊乱及药物中毒等有提示意义，对心脏的位置及心肌病变也有重要的参考价值。24 小时动态心电图及各种负荷心电图可提供更多的信息。

在分析小儿心电图时应注意年龄的影响。①年龄越小，心率越快，各间期及各波时限较短，有些指标的正常值与成人有差别。②QRS 综合波以右心室占优势，尤其是新生儿及婴幼儿，随着年龄增长逐渐转为左心室占优势。③右胸前导联的 T 波在不同年龄有不同改变，如生后第 1 天，V_1 导联 T 波直立，4 ~ 5 天后 T 波转为倒置或双相。

3. 超声心动图

超声心动图是一种无创检查技术，不仅可以提供详细的心脏解剖结构信息，还能提供心脏功能及部分血流动力学信息。分为以下几种：

（1）**M 型超声心动图** 能显示心脏各层结构，特别是瓣膜的活动。常用于测量心腔、血管内径，结合同步记录的心电图和心音图可计算多种心功能指标。

（2）**二维超声心动图** 是目前各种超声心动图的基础。可实时地显示心脏和大血管各解剖结构的活动情况，以及它们的空间毗邻关系。经食管超声使解剖结构显示更加清晰，现已用于心脏手术和介入性导管术中，用于监护及评估手术效果。

（3）**多普勒超声** 有脉冲波多普勒、连续波多普勒及彩色多普勒血流显像三种。可以检测血流的速度及方向，并换算成压力阶差，可用于评估瓣膜、血管的狭窄程度，估算分流量及肺动脉压力，以评价心功能等。

（4）**三维超声心动图** 成像直观、立体感强、易于识别。还可对图像进行任意切割，充分显示感兴趣区，为外科医师模拟手术进程及切口途径的选择提供了丰富的信息。

超声心动图检查已经能为绝大多数的先天性心脏病做出准确的诊断并为外科手术提供足够的信息，已部分取代了心脏导管及造影术，而且能在胎儿期做出部分先天性心脏病的诊断。

4. 心导管检查 是先天性心脏病进一步明确诊断和决定手术前的重要检查方法之一，根据检查部位不同分为右心导管检查和左心导管检查两种。右心导管检查系经皮穿刺股静脉，插入不透 X 线的导管，经下腔静脉、右心房、右心室至肺动脉；左心导管检查时，导管经股动脉、降主动脉逆行至左心室。检查时可探查异常通道，测定不同部位的心腔、大血管的血氧饱和度、压力，并进一步计算心排血量、分流量及血管阻力。通过肺小动脉楔入压测定可以评价肺动脉高压患者的肺血管床状态，对左心房入口及出口的病变、左心室功能等有一定的意义。连续压力测定可评价瓣膜或血管等狭窄的部位、类型、程度。此外经心导管检查还可进行心内膜活体组织检查、电生理测定。

5. 心血管造影 心导管检查时，根据诊断需要将导管顶端送到选择的心腔或大血管，并根据观察不同部位病损的要求采用轴向（成角）造影，同时进行快速摄片或电影摄影，以明确心血管的解剖畸形。数字减影造影技术（DSA）的发展及新一代造影剂的出现降低了心血管造影对人体的伤害，并使诊断更精确。

6. 放射性核素心血管显像 小儿心血管疾病的放射性核素示踪技术主要用于心功能的测定、左向右分流定量分析和了解心肌缺血的状况。常用的放射性核素为^{99m}Tc，静脉注射后，应用 γ 闪烁照相机将放射性核素释放的 γ 射线最终转换为点脉冲，所有的数据均由计算机记录、存储，并进行图像重组及分析。

7. 磁共振成像 磁共振成像（MRI）具有无电离辐射损伤、多剖面成像能力等特点。有多种技术选择，包括自旋回波技术（SE）、电影 MRI、磁共振血管造影（MRA）及磁共振三维成像技术等。常用于主动脉弓等流出道畸形的诊断，并已经成为复杂畸形诊断的重要补充手段。

8. 计算机断层扫描 电子束计算机断层扫描（EBCT）和螺旋 CT 现已应用于心血管领域。对下列心脏疾病有较高的诊断价值：心外大血管异常及其分支的病变，心脏瓣膜、心包和血管壁钙化，心腔肿块，心包缩窄，心肌病等。

第三节 病毒性心肌炎

病毒性心肌炎是由病毒感染引起的以局限性或弥漫性心肌炎性病变为主的疾病。以神疲乏力，面色苍白，心悸，气短，多汗，肢冷为其临床特征。临床发病以 3～10 岁小儿常见。其临床表现轻重不一，轻者可无明显的自觉症状，只出现心电图改变；重者心律失常，心脏扩大，少数发生心源性休克或急性心力衰竭，甚至猝死。本病如能及早诊断和治疗，预后大多良好。部分患儿因治疗不及时或病后调养失宜，可迁延不愈而致顽固性心律失常。

病毒性心肌炎在古代医籍中无专门记载，但有与本病相似症状的描述。根据本病的主要临床症状，属中医学"风温""心悸""怔忡""胸痹""猝死"等范畴。

【病因病机】

1. 西医病因病机

（1）病因　引起儿童心肌炎的常见病毒有柯萨奇病毒、埃可病毒、脊髓灰质炎病毒、腺病毒、传染性肝炎病毒、麻疹病毒、流感和副流感病毒、单纯疱疹病毒，以及流行性腮腺炎病毒等。值得注意的是，新生儿期柯萨奇病毒B组感染可导致群体流行，其死亡率可高达50%以上。

（2）发病机制　本病的发病机制尚不完全明确。但随着分子病毒学、分子免疫学的发展，揭示出病毒性心肌炎的发病机制涉及病毒对被感染的心肌细胞的直接损害，以及病毒触发人体自身免疫反应而引起的心肌损害。病毒性心肌炎急性期，柯萨奇病毒和腺病毒等通过心肌细胞的相关受体侵入心肌细胞，在细胞内复制，并直接损害心肌细胞，导致变性、坏死和溶解。机体受病毒的刺激，激活细胞和体液免疫反应，产生抗心肌抗体、白介素和γ－干扰素等，诱导产生细胞黏附因子，促使细胞毒性T细胞选择性地向损害心肌组织黏附、浸润和攻击。

2. 中医病因病机　小儿素体正气亏虚是发病之内因，温热邪毒侵袭是发病之外因。病变部位主要在心，常涉及肺、脾和肾。

小儿肺脏娇嫩，卫外不固；脾常不足，易遭风热、湿热时邪所侵。外感风热邪毒多从鼻咽而入，先侵犯肺卫；外感湿热邪毒多从口鼻而入，蕴郁于肠胃。继而邪毒由表入里，留而不去，内舍于心，导致心脉痹阻，心血运行不畅；或热毒之邪灼伤营阴，导致心之气阴亏虚。心气不足，血行无力，可致气滞血瘀；心阴耗伤，心脉失养，阴不制阳，可致心悸不宁；心阳受损，阳失振奋，气化失职，可致怔忡不安。病情迁延，伤及脾肺，脾虚水湿停聚，肺虚失于清肃，致痰浊内生，痰瘀互结，阻滞脉络。若素体阳气虚弱，病初即可出现心肾阳虚，甚至心阳欲脱之危证。本病久延不愈者，常因医治不当（如汗下太甚），或疾病、药物损阴伤阳，导致气阴亏虚，心脉失养，出现以心悸为主的虚证，或者兼有瘀阻脉络的虚实夹杂证。

总之，本病以外感风热、湿热邪毒为发病主因，瘀血、痰浊为病变过程中的病理产物，耗气伤阴、血脉阻滞为主要病理变化。病程中或邪实正虚，或以虚为主，或虚中夹实，病机演变多端，要随证辨别，特别要警惕心阳暴脱变证的发生。

【临床表现】

1. 症状　表现轻重不一，取决于年龄和感染的急性或慢性过程。部分患者起病隐

匿，有活动受限、乏力、心悸、胸痛等症状，少数重症患者可发生心力衰竭并发严重心律失常、心源性休克，临床死亡率高。部分患者呈慢性进程，可演变为扩张型心肌病。新生儿患病时病情进展快，常见反应低下、高热、呼吸困难和发绀，常有神经、肝和肺的并发症。

2. 体征 心脏有轻度扩大，伴心动过速、心音低钝及奔马律，可导致心力衰竭及昏厥等。反复心力衰竭者，心脏明显扩大，肺部出现湿啰音及肝、脾肿大，呼吸急促和发绀，重症患者可突发心源性休克，脉搏细弱，血压下降。

【辅助检查】

1. 血沉 部分患儿在急性期可见血沉增快。

2. 血清酶的测定 肌酸磷酸激酶（CK）及其同工酶（CK-MB）在急性期均可升高。

3. 心电图 常见 ST-T 段改变，T 波低平、双向或倒置，Q-T 间期延长。可见各种心律失常，如期前收缩、阵发性心动过速及心房扑动或颤动等。

4. X 线检查 轻型病例心影一般在正常范围，伴心力衰竭或心包积液者可见心影扩大。

【诊断与鉴别诊断】

1. 临床诊断依据

（1）心功能不全、心源性休克或心脑综合征。

（2）心脏扩大（X 线、超声心动图检查具有表现之一）。

（3）心电图的改变为 I、II、aVF、V_5 导联中 2 个或 2 个以上 ST-T 改变持续 4 天以上，以及其他严重心律失常。

（4）CK-MB 升高，心肌肌钙蛋白（cTnI 或 cTnT）阳性。

2. 病原学诊断依据

（1）**确诊指标** 心内膜、心肌、心包（活检，病理）或心包穿刺液检查分离到病毒，或用病毒核酸探针查到病毒核酸，或特异性病毒抗体阳性。

（2）**参考依据** 咽拭子、粪便或血液中分离到病毒，且恢复期血清同型抗体滴度较第一份血清升高或降低 4 倍以上；病程早期患儿血中特异性 IgM 抗体阳性；用病毒核酸探针自患儿血中查到病毒核酸。

（3）**确诊依据** ①具备临床诊断依据 2 项，可临床诊断为心肌炎。发病同时或发病前 1~3 周有病毒感染的证据支持诊断。②同时具备病原学确诊依据之一，可确诊为病毒性心肌炎。具备病原学参考依据之一，可临床诊断为病毒性心肌炎。③凡不具备确诊依据，应给予必要的治疗和随诊。根据病情变化，确诊或除外心肌炎。

3. 鉴别诊断 应除外风湿性心肌炎、先天性心脏病、中毒性心肌炎、结缔组织病及代谢性疾病的心肌损害、甲状腺功能亢进症、原发性心内膜弹力纤维增生症、原发性心肌病、先天性房室传导阻滞、心脏自主神经功能异常、β 受体功能亢进及药物引起的心电图改变。

【治疗】

1. 治疗原则　西医治疗原则为休息、改善心肌营养、大剂量丙种球蛋白、皮质激素、对症支持治疗；中医治疗原则为扶正祛邪、活血化瘀、清热解毒、温振心阳、养心固本。病初邪毒犯心者，治以清热解毒，养心活血；湿热侵心者，治以清化湿热，解毒祛邪；痰瘀阻络者，治以豁痰活血，化瘀通络；心阳虚弱者，治以温阳活血，养心通络；气阴亏虚者，治以益气养阴，宁心安神。

2. 西医治疗

（1）休息　急性期需卧床休息，尽量减轻心脏负荷。

（2）药物治疗

①改善心肌营养：1，6-二磷酸果糖有益于改善心肌能量代谢，促进受损细胞的修复；同时可选用大剂量维生素C、泛醌（CoQ10）和维生素E；中药生脉饮、黄芪口服液等。

②大剂量丙种球蛋白：通过免疫调节作用减轻心肌细胞的损害。

③皮质激素：通常不主张使用。对重型患者合并心源性休克、致死性心律失常（三度房室传导阻滞、室性心动过速）、心肌活体组织检查证实有慢性自身免疫性心肌炎症反应者应足量、早期应用。

④心律失常治疗：根据期前收缩的不同类型选用药物，可服用普萘洛尔或普罗帕酮等β受体阻滞剂。房性期前收缩若用以上药物无效，可改用洋地黄类药物。室性期前收缩必要时可选用利多卡因、美西律和莫雷西嗪等。阵发性室上性心动过速可考虑应用下列药物进行治疗：洋地黄类药物、β受体阻滞剂、选择性钙拮抗剂、钠通道阻滞剂。多型性室速伴Q-T间期延长者，如为先天性因素，则首选β受体阻滞剂；后天性因素所致者，可选用异丙肾上腺素，必要时可试用利多卡因。

⑤其他治疗：可根据病情联合应用利尿剂、洋地黄和血管活性药物，应特别注意用洋地黄时饱和量应较常规剂量减少，并注意补充氯化钾，避免洋地黄中毒。

3. 中医治疗

（1）辨证论治　首先需辨明虚实。凡病程较短，见胸闷胸痛、鼻塞咽痛、气短多痰，或腹痛腹泻、恶心呕吐、舌红苔黄者，多属实证；若病程长达数月，见心悸气短、面白多汗、神疲乏力、舌淡或偏红、舌光少苔者，多属虚证。一般急性期以实证为主，迁延期、慢性期以虚证为主，后遗症期常虚实夹杂。其次应辨别轻重。神态自如，神志清楚，面色红润，脉实有力者，为病情轻；若面色苍白，气急喘息，烦躁不安，四肢厥冷，口唇青紫，脉微欲绝或频繁结代者，为病情危重。

①风热犯心

证候：发热，或低热绵延，或不发热，咽红肿痛，鼻塞流涕，咳嗽有痰，头晕乏力，肌痛肢楚，心悸气短，胸闷胸痛，舌质红，舌苔薄，脉数或结代。

治法：清热解毒，宁心复脉。

方药：银翘散加减。邪毒炽盛者，加黄芩、栀子、生石膏；胸闷、胸痛者，加丹参、郁金、红花；心悸、脉结代者，加五味子、柏子仁；腹痛、泄泻者，加木香、扁豆、车前子。

②湿热侵心

证候：寒热起伏，全身肌肉酸痛，恶心呕吐，腹痛泄泻，心悸胸闷，肢体乏力，舌质红，苔黄腻，脉濡数或结代。

治法：清热化湿，宁心复脉。

方药：葛根黄芩黄连汤加减。胸闷气憋者，加瓜蒌、薤白理气宽胸；肢体酸痛者，加独活、羌活、木瓜；心悸、脉结代者，加丹参、龙骨、珍珠母。

③气阴亏虚

证候：心悸不宁，活动后尤甚，少气懒言，神疲倦怠，头晕目眩，夜寐不安，烦热口渴，舌光红少苔，脉细数或促或结代。

治法：益气养阴，宁心复脉。

方药：炙甘草汤合生脉散加减。心律不齐者，加磁石、鹿衔草；便秘常可诱发或加重心律不齐，故大便偏干者，应重用火麻仁，加柏子仁、瓜蒌仁、桑椹等。

④心阳虚弱

证候：心悸怔忡，神疲乏力，畏寒肢冷，头晕多汗，面色苍白，甚则肢体浮肿，呼吸急促，舌质淡胖或淡紫，脉缓无力或结代。

治法：温振心阳，宁心复脉。

方药：桂枝甘草龙骨牡蛎汤加减。形寒肢冷者，加熟附子、干姜；肢体浮肿者，加茯苓、防己；头晕失眠者，加酸枣仁、五味子；阳气暴脱者，加人参、麦冬、熟附子、干姜、五味子。

⑤痰瘀阻络

证候：心悸不宁，胸闷憋气，脘闷呕恶，心前区痛如针刺，面色晦暗，唇甲青紫，舌体胖，舌质紫暗，或舌边尖见有瘀点，舌苔腻，脉滑或结代。

治法：豁痰化瘀，宁心通络。

方药：瓜蒌薤白半夏汤合失笑散加减。心前区痛甚者，加丹参；咳嗽痰多者，加白前、款冬花；夜寐不宁者，加远志、酸枣仁。

(2) 中成药

①生脉饮口服液：每次 5~10mL，1 日 2 次，口服。用于气阴两虚证。

②生脉注射液：每次 5~10mL，加入 10% 葡萄糖注射液 100~250mL 中，静脉滴注，1 日 1 次，2 周为 1 疗程。用于气阴两虚证。

③丹参注射液：<3 岁患者，每日 2mL，>3 岁患者，每日 4mL，加入 10% 葡萄糖注射液 100~250mL 中，静脉滴注。1 日 1 次，2 周为 1 疗程。用于痰瘀阻络证。

④参麦注射液：每次 10~20mL，加入 50% 葡萄糖注射液 20~30mL 中，缓慢静脉注射，每隔 15~60 分钟重复 1 次，连用 3~5 次。待血压回升稳定后，以 30~60mL 加入 10% 葡萄糖注射液中，缓慢静脉滴注。用于心阳虚衰，气阴欲脱，血压下降者。

⑤参附注射液：每次2mL，肌肉注射，1日2次；或每次8～16mL，加入50%葡萄糖注射液30～40mL中，静脉注射，1～2次后，用30～60mL加入10%葡萄糖注射液250～500mL中，静脉滴注，1日1～2次。用于心阳虚衰，阳气欲脱者。

（3）针灸疗法

①体针：主穴取心俞、神门、间使、巨阙、血海，配穴取大陵、丰隆、膏肓、内关。用补法，得气后留针30分钟，隔日1次。

②耳针：取心、神门、交感、皮质下，隔日1次。或用王不留行压耳穴，用胶布固定，每日按压2～3次。

【预防与调护】

1. 预防

（1）增强体质，积极预防呼吸道、肠道病毒感染。

（2）避免过度劳累，不宜剧烈运动，防止精神刺激。

2. 调护

（1）急性期应卧床休息，一般需休息3～6周，重者宜休息6个月～1年。待体温稳定3～4周后，心衰控制、心电图改变好转、心律失常好转时，患儿才可逐渐增加活动量。

（2）患儿烦躁不安时，宜给予镇静剂，并尽量保持安静，以减轻心肌负担，减少耗氧量。饮食宜营养丰富而易消化，少食多餐。忌食过于肥甘厚腻或辛辣之品，不宜饮浓茶。

（3）密切观察患儿病情变化，一旦发现患儿面色青紫、呼吸急促、心率明显增快或减慢、严重心律失常，应立即采取各种抢救措施。

第四节 充血性心力衰竭

充血性心力衰竭简称心衰，是指由于心脏收缩和（或）舒张功能障碍，心排血量不足以维持全身组织代谢需要的一种病理状态。本病为小儿时期急危重症之一。

中医古代文献虽无心力衰竭的病名，但类似心力衰竭的一些证候及治疗早已有详细记载。本病属于中医"心悸""怔忡""水肿""喘证""痰饮"等范畴。

【病因病机】

1. 西医病因病机

（1）病因 心力衰竭的发病率最高为1岁以内小儿。婴儿期引起心力衰竭的主要病因为先天性心血管畸形，常见有室间隔缺损、完全性大血管转位、主动脉缩窄、动脉导管未闭及心内膜垫缺损。出生后即发生心力衰竭者以左室发育不良综合征、完全性动脉转位最常见。儿童期，以风湿性心脏病，急性心肌炎如病毒性心肌炎、白喉性心肌炎，以及急性肾炎所致的心衰最为常见；此外维生素 B_1 缺乏症、严重贫血、克山病、小儿高原性心脏病、甲状腺功能亢进及电解质紊乱和缺氧等均可引起心衰。

(2) 发病机制　心衰的病理生理变化十分复杂，许多问题尚不清楚。心衰不仅有血流动力学障碍，同时还有神经体液因素参与。心衰的病理生理主要与心肌收缩力减弱，心脏前、后负荷加重，心脏搏出量减少及体循环压力升高有关。心衰早期，机体可通过加快心率、心肌肥厚和心脏扩大等调整排血量，以满足机体组织器官的需要，此期为心功能代偿期。若基本病因持续存在，即使通过代偿亦不能满足机体的需要，即出现心衰，出现如静脉回流受阻、体内水分潴留、脏器淤血等心脏失去代偿功能的表现。

2. 中医病因病机　中医学认为"心藏血脉之气"，心脏之所以能推动血液在血脉中运行而主血脉，全赖心阳之气的作用。心阳之气旺盛，则血脉充盈，心血运行正常，五脏六腑得以濡养。若心脏先天缺陷，或致病之邪侵犯心脏，损害心体，或他脏疾病影响了心血运行，均可导致心阳之气受损，心脏功用减弱，最终出现心阳虚衰。在心血的运行方面，心与肺的关系非常密切，因血为气母，气为血帅，气行则血行，气滞则血亦滞，而肺主一身之气，肺气壅塞，可致心血瘀阻，血不养心，最终发展为心阳虚衰；心阳虚衰，血瘀内阻，留滞于肺络，又可加重肺气壅滞，往往表现为心肺同病的局面。此外，心阳虚衰可致五脏俱衰，如脾主运化，若心阳虚衰，脾失温运，则纳运障碍；肝为藏血之脏，主调节血量，心阳虚衰，血运受阻，则血瘀于肝，使肝脏肿大，肝失疏泄；肾为主水之脏，心阳虚衰，水失温化，肾不能主水，则水饮内停，泛溢肌肤，而为水肿。

【临床表现】

年长儿症状与成人相似，表现为乏力，尿量减少，颜面、足踝水肿，生长发育障碍。体检时心动过速，心脏扩大，舒张期奔马律，末梢循环障碍（如血压下降、皮肤花纹、四肢发凉、脉搏细弱）。

左心衰竭时以肺循环淤血为主。常见呼吸急促、鼻翼扇动、呼吸困难、咳嗽、三凹征、口周及指（趾）端发绀。婴幼儿呼吸每分钟达 60～120 次，不能平卧，端坐呼吸，咳吐粉红色泡沫状痰，肺部听诊闻及哮鸣音及湿性啰音。

右心衰竭时以体循环淤血为主。常见肝脏肿大伴叩触痛，颈静脉怒张，肝－颈静脉回流征阳性，面部、足背水肿，重者出现胸水、腹水及心包积液。年长儿下垂性水肿是右心衰竭的重要体征；婴儿则因容量血管床相对较大，故水肿不明显，但每天测体重均有增加，是体液潴留的客观指标。

新生儿与小婴儿心衰的特点为起病急，进展快，左、右心同时衰竭，或短时间内相继出现，表现为烦躁不安、面色苍白或发灰、呻吟、拒乳、多汗、呼吸急促、喘息、心率快、肝脏短时间内迅速增大。

【辅助检查】

1. 胸部 X 线检查　可评价心脏大小。心衰患儿心影多呈普遍性增大，肺纹理增多，肺部淤血。

2. 心电图　可提示有无心房、心室肥厚，有无洋地黄类药物作用，但无心力衰竭的特异改变。

3. 超声心动图　用于观察、测量心脏大小、心内结构、大血管位置、血流方向和速度、心包积液及心功能测定。可显示心衰时心室、心房的内径增大，心室的收缩时间延长，射血分数降低。在心脏舒张功能不全时，二维超声心动图对诊断心衰和判断心衰的病因有所帮助。

【诊断与鉴别诊断】

1. 诊断　心衰的临床诊断依据主要有以下前四项，尚可结合其他几项及超声心动图和 X 线片等辅助检查做出诊断。

（1）安静时心率明显增快，婴儿 > 180 次/分，幼儿 > 160 次/分，不能用发热或缺氧解释者。

（2）呼吸困难，青紫突然加重，安静时婴儿的呼吸 > 60 次/分，幼儿 > 50 次/分，儿童 > 40 次/分。

（3）婴幼儿肝脏肿大达肋下 ≥3cm，儿童 > 1cm，或伴触痛，经 X 线或超声心动图检查得以证实，或在密切观察下短时间内较前增大，并且这种表现不能用横膈下移来解释。

（4）听诊第一心音明显低钝，或出现奔马律。

（5）突然烦躁不安，面色苍白或发灰，不能用原有疾病解释者。

（6）尿少，下肢浮肿，体重增加，已除外营养不良、维生素 B_1 缺乏症、肾炎等原因者。

2. 鉴别诊断　年长儿童典型的心力衰竭表现与成人相似，一般诊断无困难。但临床上需与感染、心包炎、中毒性心肌炎或心瓣膜病、急性肾炎并发循环充血相鉴别。

【治疗】

1. 治疗原则　尽量避免诱因，重视病因治疗，强调综合措施，改善血流动力学，维护衰竭的心脏。中医治疗从辨证入手，急性心衰的治疗以温补心阳、救逆固脱为原则，心衰基本控制后，以益心气、养心阴为治则。

2. 西医治疗

（1）病因治疗　在治疗心力衰竭的同时，应初步确定其病因。若原发病系小儿先天性心脏畸形，应于适当时机手术根治，避免发生心力衰竭及不可逆性肺动脉高压；对于其他引起心衰的疾病（如甲状腺功能亢进、重度贫血或维生素 B_1 缺乏、病毒性或中毒性心肌炎等）也应及时治疗。

（2）一般治疗　让患儿半卧床休息，防止躁动，供给湿化氧，避免便秘及排便用力，烦躁不安者给予镇静剂如苯巴比妥、安定，极度烦躁者可用吗啡（0.1mg/kg）皮下或肌肉注射。急性心力衰竭或严重浮肿者，应限制食盐及液体入量，大约每日钠盐应减少到 0.5g，每日液体入量为 $1200mL/m^2$ 体表面积或 50～60mL/kg；如出现酸中毒、低血钙、低血糖，均应及时纠正，尤其是新生儿期患儿。

（3）洋地黄类药物应用　洋地黄能增强心肌收缩力，减慢心率，减少心肌耗氧，改善心肌功能。儿科常用的洋地黄制剂有地高辛和毛花苷丙（西地兰）。地高辛可口服或静脉注射，口服吸收良好，起效作用快，蓄积少，为儿科治疗心力衰竭的主要药物。西地兰仅供静脉注射。

①西地兰：作用快速类，适用于急性心衰。用量：饱和量，2岁以内0.03 ~ 0.04mg/kg，2岁以上0.02 ~ 0.03mg/kg，首次用总量的1/2，加入10% ~ 20%葡萄糖液10 ~ 20mL内缓慢静脉注射，余量分2次静脉注射，每隔4 ~ 6小时1次，于8 ~ 12小时内达到洋地黄化。

②地高辛：作用中速类，适用于慢性心衰或急性心衰控制后的维持用药。口服用量：饱和量，2岁以内0.05 ~ 0.06mg/kg，2岁以上0.03 ~ 0.05mg/kg，首次用总量的1/2，余量分2次，每隔6 ~ 8小时1次口服。维持量为饱和量的1/5，每日分2次口服。对慢性心衰轻症患者，可自开始就按维持量服药，经5 ~ 7天后血液中浓度可达到与饱和量相同水平。急性心衰控制后维持用药的患者，可在洋地黄化后12小时开始给予维持量。

③使用洋地黄药物的注意事项：用药前了解近期内洋地黄类药物的使用情况，防止过量中毒；用药过程中应注意及时补充钾盐，减少洋地黄的毒性作用，但应避免同时使用钙剂，以免引起洋地黄中毒；心肌炎、缺血、缺氧、电解质紊乱及肝肾功能不全时，心肌对洋地黄耐受性差，剂量均宜偏小。儿童常用洋地黄类药物的剂量及用法见表5 - 1。

表5 - 1　儿童常用洋地黄类药物的剂量和用法

洋地黄制剂	给药途径	洋地黄化总量（mg/kg）	每日平均维持量	起效时间	效力最大时间	中毒作用消失时间	效力完全消失时间
地高辛	口服	<2岁 0.05 ~ 0.06 >2岁 0.03 ~ 0.05 （总量不超过1.5mg）	1/5 洋地黄化量，分2次	2小时	4 ~ 8小时	1 ~ 2天	4 ~ 7天
	静脉	口服量的1/3 ~ 1/2		10分钟	1 ~ 2小时		
毛花苷丙（西地兰）	静脉	<2岁 0.03 ~ 0.04 >2岁 0.02 ~ 0.03		15 ~ 30分钟	1 ~ 2小时	1天	2 ~ 4天

（4）利尿剂　心衰时体内水、钠潴留，循环量增多，故合理使用利尿剂以减轻心脏负荷是治疗心衰的一项重要措施。儿科最常用的快速利尿剂为呋塞米或依他尼酸（利尿酸），首剂可用静脉注射，以后改为口服维持；需长期应用利尿剂的患者宜选用氢氯噻嗪（双氢克尿噻）或氯噻嗪，可合并应用保钾利尿剂如螺内酯（安体舒通）或氨苯喋啶较为合适，长期服用利尿剂的患者应测定血清钾、氯、钠等离子的浓度，以防电解质紊乱。

（5）血管扩张剂　可扩张动、静脉，使心室排血阻力降低，减少回心血量，减轻心脏前后负荷。常用药物有：①卡托普利（巯甲丙脯酸）：剂量为每日0.4 ~ 0.5mg/kg，口服，分 2 ~ 4 次，首剂 0.5mg/kg，以后根据病情逐渐加量。②依那普利（苯脂丙脯酸）：剂量为每日 0.05 ~ 0.1mg/kg，一次口服。③硝普钠：剂量为每分钟 0.2μg/kg，以 5% 葡萄糖稀释后静脉滴注，以后每隔 5 分钟，可增加 0.1 ~ 0.2μg/kg，直到获得疗效或血压有所降低，最大剂量不超过每分钟 3 ~ 5μg/kg，如出现血压过低应立即停药。④酚妥拉明（苄胺唑啉）：剂量为每分钟 2 ~ 6μg/kg，以 5% 葡萄糖稀释后静滴。

（6）β-肾上腺能受体兴奋剂　心衰伴有血压下降时可应用多巴胺，每分钟 5 ~ 10μg/kg静脉滴注，必要时剂量可适当增加，一般不超过每分钟 30μg/kg。如患儿血压显著下降，宜给予肾上腺素每分钟 0.1 ~ 1.0μg/kg 持续静脉滴注，此操作有助于增加心搏出量、提高血压而心率不一定明显增快。

（7）急性左心衰竭、肺水肿的处理　①镇静与吸氧：镇静首选吗啡每次 0.1mg/kg，皮下或肌肉注射，但休克、昏迷、呼吸衰竭者忌用。吸氧时，氧气应经过 50% ~ 60% 的酒精过滤，以利消除肺泡内的泡沫，增加气体与肺泡壁的接触面积，从而改善气体交换。②减少回心血量：患儿应立即取半卧位或抱坐位，两腿下垂以减少静脉回心血量。严重者可采用束臂带同时束缚 3 个肢体，压力维持在收缩压与舒张压之间，每 15 分钟轮流将一个肢体的束臂带放松 15 分钟，换缚未束的肢体。③洋地黄类药物、利尿剂及β-肾上腺能受体兴奋剂的应用（同前述）。

3. 中医治疗

（1）辨证论治　急性心衰，证见心阳虚衰，阳气欲脱者，宜温补心阳，固脱救逆；慢性心衰，证见心肾阳虚，水湿泛溢者，宜温补心肾，化气利水。若血脉瘀阻者，宜益气通脉、活血化瘀。患儿心衰控制后，表现为气阴两虚者，治以益气养阴。

①心阳虚衰

证候：面色苍白，呼吸浅促，唇指发青，痰多泡沫，额汗不温，四肢厥冷，胁下痞积，皮肤花纹，虚烦不安，舌质暗，苔白腻，脉促或沉细微弱。

治法：温补心阳，救逆固脱。

方药：参附龙牡救逆汤加减。面唇青紫，肝脏增大者，加赤芍药、川芎、红花活血化瘀。

②阳虚水泛

证候：心悸气短，不得平卧，动则喘甚，面色晦暗或青紫，痰多泡沫，形寒肢冷，尿少浮肿，舌质暗，苔白滑，脉促或沉而无力。

治法：温补心肾，化气利水。

方药：真武汤合苓桂术甘汤加减。喘息气急者，加葶苈子泻肺平喘；唇指青紫，舌暗者，加红花、丹参活血化瘀。

③气阴两虚

证候：心悸怔忡，气短疲乏，自汗盗汗，头晕目眩，心烦不宁，渴不多饮，舌质偏红，苔少，脉沉细数。

治法：益气养阴。

方药：生脉散加减。低热盗汗者，加白薇、地骨皮养阴退热；喘息咳嗽者，加葶苈子、桑白皮、浙贝母清肺化痰。

④血脉瘀阻

证候：心悸怔忡，气短，动则更甚，口唇紫绀，心胸痹痛，胁下痞积，两颧暗红，下肢浮肿，舌质紫暗或有瘀点瘀斑，脉涩或结代。

治法：活血化瘀，益气通脉。

方药：血府逐瘀汤加减。若气虚明显者，去牛膝加党参；若胸胁胀满疼痛明显者，去川芎、当归，加香附、延胡索理气止痛；若兼失眠者，去当归、川芎，加酸枣仁、远志等养心安神。

（2）中成药

①参附注射液：20～40mL，加入10%葡萄糖液中静脉滴注，每日1～2次。用于心阳虚衰或心肾阳虚者。

②生脉注射液：20～40mL，加入10%葡萄糖液中静脉滴注，每日1～2次。用于气阴两虚者。

【预防与调护】

1. 预防 应预防感染；避免劳累；防止情绪激动；有先天性心脏病的患儿，选择适当时机及时手术治疗；有些病例应坚持长期服用洋地黄类药物的维持量以防止发生心力衰竭，患病后及时治疗。

2. 调护

（1）休息是发生心衰后减轻心脏负荷的主要方法之一，但要根据心衰程度决定休息方式。对轻度心衰患者仅限制体力活动，急性心衰和重症心衰患者均应卧床休息，尽量减少患儿哭闹，保持安静，以减少耗氧量，有呼吸困难的患者需要取半卧位或坐位。

（2）合理饮食对心衰患儿十分重要。应给予易消化、营养丰富的饮食，同时需限制钠和水的摄入。

习　题

1. 正常 <2 岁的小儿，心尖搏动见于左侧第几肋间

    A. 2　　　　　　　　　　B. 3　　　　　　　　　　C. 4

    D. 5　　　　　　　　　　E. 6

2. 左心室肥大时，心尖搏动最强点向哪偏移

    A. 左下　　　　　　　　 B. 左上　　　　　　　　 C. 右下

    D. 右上　　　　　　　　 E. 剑突下

3. 小儿病毒性心肌炎的临床诊断依据不包括下列哪一项

    A. 心功能不全，心源性休克或心脑综合征

    B. 双肺啰音

    C. 心电图改变：Ⅰ、Ⅱ、aVF、V5 导联中 2 个或 2 个以上 ST－T 改变持续 4 天以上

  D. CK – MB 升高

  E. 心肌肌钙蛋白阳性

4. 患儿发热，低热绵延，或不发热，鼻塞流涕，咽红肿痛，咳嗽有痰，头晕乏力，心悸气短，胸闷胸痛，舌质红，舌苔薄，脉数或结代。可选方剂

  A. 银翘散　　　　　　　　B. 葛根黄芩黄连汤　　　　C. 炙甘草汤合生脉散

  D. 桂枝甘草龙骨牡蛎汤　　E. 瓜蒌薤白半夏汤合失笑散

5. 小儿心悸不宁，活动后尤甚，少气懒言，神疲倦怠，头晕目眩，夜寐不安，烦热口渴，舌光红少苔，脉细数或促或结代。属于下列哪种证治分类

  A. 风热犯心　　　　　　　B. 湿热侵心　　　　　　　C. 气阴亏虚

  D. 心阳虚弱　　　　　　　E. 痰瘀阻络

6. 小儿充血性心力衰竭的临床诊断依据不包括下列哪一项

  A. 安静时心率增快，婴儿 >180 次分，幼儿 >160 次/分，不能用发热或缺氧解释者

  B. 呼吸困难，青紫突然加重，安静时呼吸达 60 次/分以上

  C. 肝大达肋下 3cm 以上，或在密切观察下短时间内较前增大，而不能以横膈下移等原因解释者

  D. 心音明显低钝，或出现奔马律

  E. 心肌肌钙蛋白阳性

7. 小儿充血性心力衰竭的证治分类不包括下列哪一项

  A. 心阳虚衰　　　　　　　B. 阳虚水泛　　　　　　　C. 气阴两虚

  D. 血脉瘀阻　　　　　　　E. 痰湿阻络

8. 患儿心悸怔忡，气短，动则更甚，心胸痹痛，胁下痞积，口唇紫绀，两颧暗红，下肢浮肿，舌质紫暗或有瘀点瘀斑，脉涩或结代。可选方剂

  A. 真武汤合苓桂术甘汤加减　B. 参附龙牡救逆汤加减　　C. 血府逐瘀汤加减

  D. 桂枝甘草龙骨牡蛎汤　　E. 银翘散

9. 患儿心悸气喘，不得平卧，动则喘甚，痰多泡沫，面色晦暗或青紫，形寒肢冷，尿少浮肿，舌质暗，苔白滑，脉促或沉而无力。治疗原则为

  A. 温补心阳，救逆固脱　　B. 温补心肾，化气利水　　C. 益气养阴

  D. 活血化瘀，益气通脉　　E. 清热解毒，宁心复脉

10. 患儿心悸怔忡，气短疲乏，头晕目眩，自汗盗汗，心烦不宁，渴不多饮，舌质偏红，脉沉细数，辨证为

  A. 风热犯心　　　　　　　B. 湿热侵心　　　　　　　C. 气阴两虚

  D. 心阳虚弱　　　　　　　E. 痰瘀阻络

第六章 消化系统疾病

1. 掌握小儿口炎、胃炎、小儿腹泻的临床表现、诊断及治疗。
2. 熟悉小儿口炎、胃炎、小儿腹泻的病因及发病机制。
3. 了解小儿消化系统的解剖、生理特点。

第一节 小儿消化系统的解剖、生理特点

1. 口腔 足月新生儿出生时已具有较好的吸吮和吞咽功能，两颊脂肪垫发育良好，有助于吸吮活动，早产儿则吸吮和吞咽功能均较差。新生儿及婴幼儿的唾液腺发育不够完善，唾液分泌少，口腔黏膜干燥，而且口腔黏膜薄嫩，血管丰富，因此容易导致受损和细菌感染。3 个月以下小儿唾液中的淀粉酶含量低，故 3 个月以下小儿不宜喂淀粉类食物。3~4 个月时唾液分泌开始增加，5~6 个月时明显增多。此外，由于婴儿不会及时吞咽所分泌的全部唾液，常出现生理性流涎。

2. 食管、胃 新生儿和婴儿的食管呈漏斗状，腺体缺乏，弹力组织及肌层尚不发达，其下端的贲门括约肌发育不成熟，控制能力差，常发生胃食管反流，一般在 9 个月时症状消失。婴儿胃呈水平位，幽门括约肌发育良好而贲门括约肌发育不成熟，加上吮奶时常吞咽过多空气，易发生溢奶和呕吐。虽然胃黏膜有丰富的血管，但腺体和杯状细胞较少，盐酸和各种酶的分泌均比成人少且酶活力低，消化功能差。新生儿的胃容量为30~60mL，1~3 个月时为 90~150mL，1 岁时为 250~300mL，因哺乳不久幽门开放，胃内容物逐渐流入十二指肠，故实际哺乳量常超过上述胃容量。胃排空时间因食物种类不同而异：稠厚而乳凝块大的乳汁排空慢，糖类、冷饮等排空快。其中水为 1.5~2 小时，母乳为 2~3 小时，牛乳为 3~4 小时。早产儿胃排空慢，易发生胃潴留。

3. 肠 婴儿肠道相对较长，分泌面及吸收面较大，黏膜血管丰富，有利于消化吸收。但由于肠系膜相对较长而且柔软，黏膜下组织松弛，升结肠与后壁固定差，肠活动度大，易发生肠套叠、肠扭转。早产儿肠蠕动协调能力差，易发生粪便滞留、胎粪延迟排出，甚至发生功能性肠梗阻；肠乳糖酶活性低，易发生乳糖吸收不良。婴幼儿，尤其是未成熟儿的肠壁薄，通透性高，肠黏膜屏障作用差，肠内毒素、过敏原及不完全分解

产物可经肠黏膜吸收进入人体，引起全身性感染或变态反应性疾病。

4. 肝　新生儿的肝脏在右肋和剑突下易触及，柔软，无压痛。小儿肝血管丰富，肝细胞再生能力强，但肝细胞发育尚不完善，肝功能亦不成熟，易受各种不利因素的影响，解毒能力差，在感染、缺氧、中毒等情况下易发生肝充血、肿大和变性。婴儿期胆汁分泌较少，对脂肪的消化、吸收功能较差。

5. 胰腺　胰腺分泌胰岛素和胰液。胰岛素调节糖代谢。胰液内含各种消化酶，与胆汁及小肠的分泌物相互作用，共同参与对蛋白质、脂肪和碳水化合物的消化。婴儿出生时胰液分泌量少，3~4个月时增多，婴幼儿时期胰液及其内含消化酶的分泌易受天气和疾病的影响而受抑制，导致消化不良。因6个月以内小儿的胰淀粉酶活性较低，1岁后开始接近成人，故生后3~4个月以前不宜过早喂淀粉类食物。新生儿及幼婴胰脂肪酶和胰蛋白酶的活性均较低，对脂肪和蛋白质的消化和吸收功能较差。

6. 肠道细菌　胎儿消化道内无细菌，出生后数小时细菌即从空气、奶头、用具等经口、鼻或肛门侵入至肠道。一般情况下胃内几乎无菌，十二指肠和上部小肠的细菌也较少，以结肠和直肠的细菌最多。肠道菌群受食物成分影响，单纯母乳喂养儿以双歧杆菌为主，人工喂养儿和混合喂养儿肠内的大肠杆菌、嗜酸杆菌、双歧杆菌及肠球菌所占的比例几乎相等。正常肠道菌群对侵入肠道的致病菌有一定的拮抗作用。消化道功能紊乱时，肠道细菌大量繁殖可进入小肠甚至胃内而致病。

7. 健康小儿粪便

（1）**胎粪**　新生儿生后12小时内开始排便，最初排出的大便称胎粪，为深墨绿色、黏稠、无臭味，由胎儿肠道脱落的上皮细胞、消化液及吞下的羊水组成，总量为100~200g，若喂乳充分，2~3天后逐渐过渡为正常粪便。如出生后24小时内无胎粪排出，应注意检查有无肛门闭锁等消化道畸形。

（2）**人乳喂养儿**　粪便呈金黄色，多为均匀糊状，偶有细小乳凝块，有酸味，不臭，每日2~4次。一般在添加辅食后次数减少，1周岁后减至1~2次/日。

（3）**牛、羊乳喂养儿**　粪便呈淡黄色，较干厚，多成形，含乳凝块较多、较大，呈碱性或中性反应，量多，较臭，每日1~2次，易发生便秘。

（4）**混合喂养儿（喂人乳加牛、羊乳者）**　粪便与喂牛乳者相似，但质地较软、颜色较黄。

无论人乳或牛、羊乳喂养，在添加辅食后，粪便性状逐渐接近成人。

第二节　小儿口炎

口炎是指口腔黏膜的炎症，若病变仅限于局部，如舌、齿龈、口角，也可称舌炎、齿龈炎或口角炎。本病多见于婴幼儿，常继发于全身性疾病，如急性感染、腹泻、营养不良、久病体弱及维生素 B_2 和维生素 C 缺乏等，多由病毒、细菌、真菌感染引起。不注意食具及口腔卫生或由于各种疾病致使机体抵抗力下降等原因均可导致口炎的发生。

一、鹅口疮

鹅口疮，是以口腔、舌黏膜表面形成白色斑膜、漫生白屑为主要临床表现的一种口腔疾病。因其状如鹅口，故称鹅口疮；因其色白如雪片，故又名"雪口"。本病一年四季均可发生，多见于初生儿，以及久病体虚的婴幼儿。

本病属中医"鹅口疮"范畴。

【病因病机】

1. 西医病因病机 本病是由白色念珠菌感染所引起的口腔黏膜炎症。常见于营养不良、慢性腹泻、体质衰弱、长期使用广谱抗生素或肾上腺皮质激素的患儿。新生儿多由产道感染，或因哺乳时奶头不洁或喂养者手指污染传播。

2. 中医病因病机 本病的发病由先天禀赋不足，产道感染邪毒；后天口腔不洁，乳头、食具不洁或护养失宜，感染秽毒；罹患热病，损耗阴液；或攻伐过度，损伤正气等所致。本病病位在口腔，舌为心之苗，口为脾之窍，故与心、脾关系最为密切。邪毒入口发病，因体质不同而产生不同的病理变化。内有积热者，热郁化火，循经上行口舌，邪毒乘虚而入，内外合邪，熏灼口舌，或漫生白屑，或腐蚀肌膜；素来阴虚者，常因肾阴内亏，虚火上炎，与外邪相合而发病。

【临床表现】

本病初期，先在舌上或两颊内侧黏膜上出现点状或小片状白色乳凝块样物，微高起黏膜面，周围无炎症反应，无痛，形如奶块，以后逐渐融合成大片状，可蔓延到齿龈、上颚及咽部。白色乳凝块物不易拭去，强行剥落后，局部黏膜潮红、粗糙，可有溢血。一般不影响吃奶，无全身症状。严重者全部口腔均被覆盖，甚至蔓延到咽、食管、喉、气管、肺等处。

【辅助检查】

取口腔黏膜上少许白膜置于玻片上，加10%氢氧化钠溶液1滴，在显微镜下可见到真菌的菌丝和孢子。

【诊断与鉴别诊断】

1. 诊断 若见新生儿，营养不良、腹泻等久病体弱者，长期使用抗生素或激素的患儿，在舌上、颊内、牙龈或上腭出现白色乳凝块样物，不易拭去，即可诊断。

2. 鉴别诊断

（1）*疱疹性口炎* 由单纯疱疹病毒感染所致，齿龈、唇内、舌及颊黏膜等部位出现单个或成簇的小疱疹，破溃后形成溃疡，疼痛极剧，流涎，颌下及颈淋巴结常肿大。

（2）*残留奶块* 其形状与鹅口疮相似，但以温开水或棉签轻拭，即可除去奶块。

（3）*白喉* 是一种传染病。白喉假膜多起于扁桃体，渐次蔓延于咽或鼻腔等处，其色灰白，不易擦去，若强力擦去则易出血，多有发热、喉痛、疲乏等症状，病情严重。

【治疗】

1. 治疗原则 本病以局部治疗和中西医结合治疗为主。应保持口腔局部的碱性环境，必要时应用抗真菌药物，同时注意补充维生素及全身支持疗法。中医治疗首先分清虚实，实者宜清心泄热，虚者宜滋阴降火。

2. 西医治疗

（1）一般处理 应注意患儿的口腔清洁，勤喂水，避免过烫、过硬或有刺激性的食物。食具每天消毒。劝告家长勿用手或布类擦洗口腔。注意营养，补充维生素 B₂ 和维生素 C。有原发病者应积极治疗原发病。

（2）药物治疗 ①用 2% 碳酸氢钠溶液于喂奶前清洗口腔，局部再涂以 1% 甲紫溶液，1 日 3 次。②病变较广泛者，局部涂 5 万 ~ 10 万 U/mL 制霉菌素鱼肝油混悬液，1 日 2 ~ 3 次；或克霉唑 0.1g/次，加水 2mL 涂患处，1 日 4 ~ 5 次。③口服肠道微生态制剂，纠正肠道菌群失调。

3. 中医治疗

（1）辨证论治 本病首先区别虚与实。本病皆属火证，有实火、虚火之分。实火证多系心脾积热上攻，病势急，口腔满布白屑，周围颜色鲜红，口气臭秽，并见全身实热征象；虚火证多系阴亏虚火上炎，病势缠绵，口舌白屑稀散，周围颜色淡红，口臭不著，伴见全身阴亏、气虚征象。

①心脾积热

证候：口舌满布白屑，周围红赤，口臭流涎，烦躁啼哭，或发热面赤，大便干，小便黄，苔黄厚腻，脉数。

治法：清热泻火。

方药：清热泻脾散。若大便秘结者，加大黄、芒硝通腑泻火；口渴咽干者，加天花粉、芦根清热生津。

②虚火上炎

证候：口舌散布白屑，周围淡红，形体瘦弱，面白颧红，口干不渴，舌质嫩红，脉细数或指纹紫。

治法：滋阴降火。

方药：六味地黄丸。食欲不振者，加乌梅、木瓜、生麦芽滋养脾胃；便秘者，加火麻仁润肠通腑。

（2）其他治疗

①中成药：小儿清热解毒口服液，每次 5 ~ 10mL，1 日 2 ~ 3 次。用于心脾积热证。

②外治法：选用冰硼散、青黛散、珠黄散。每次适量，涂敷患处，1 日 3 次。各证型均可使用。

二、疱疹性口炎

疱疹性口炎是由单纯疱疹病毒感染所致，以口腔内出现单个或成簇小疱疹为主要特征的口腔炎症。多见于1~3岁小儿，无明显的季节性，传染性较强，常在集体托幼机构引起小流行。

本病属中医"口疮"等范畴。

【病因病机】

1. 西医病因病机　本病是由单纯疱疹病毒所引起的急性口腔黏膜炎症。

2. 中医病因病机　小儿口疮多由风热乘脾、心脾积热、虚火上炎所致。

(1) 风热乘脾　外感风热之邪，由肌表侵入，内应于脾胃。脾开窍于口，齿龈属胃，风热邪毒上攻，故口舌生疮。

(2) 心脾积热　婴儿胎中有热，或调护失宜、喂养不当，或食肥甘厚腻、煎烤之品，蕴而生热，邪热内积心脾，外发为口疮。

(3) 虚火上炎　禀赋虚弱，气阴两虚，或久患热病，或久泻不止，导致脾肾虚损，阴液亏耗，以致水不制火，虚火上炎而成口疮。

【临床表现】

本病潜伏期约10天。起病时发热，一般可达38℃~39℃，最高达40℃，1~3天后出现口腔炎征象。其特征为在舌、唇内面、上腭、颊黏膜等部位有散在或成簇的小水疱，直径为2~3mm，破裂后形成浅的小溃疡，覆盖着黄白色纤维性分泌物，周围有红晕。患处疼痛颇剧，唾液增多，拒食，颌下淋巴结常肿大，体温在3~5天后恢复正常，病程多在1~2周内逐渐痊愈。

【诊断与鉴别诊断】

1. 诊断　根据主要临床症状及体征，即可明确诊断。

2. 鉴别诊断

(1) 疱疹性咽峡炎　由柯萨奇病毒感染引起，多发生于夏秋季，疱疹主要在咽部和软腭，有时见于舌，但不累及齿龈及颊黏膜，颌下淋巴结不肿大。

(2) 急性球菌性口炎　由致病的链球菌、金黄色葡萄球菌、肺炎链球菌感染引起。多见于抵抗力低下的婴儿。初起口腔黏膜充血、水肿，随后发生糜烂和溃疡，可融合成片，覆盖有灰白色、边界清楚的假膜，涂片染色可见大量细菌。常伴流涕、拒食、发热、局部淋巴结肿大，白细胞和中性粒细胞增多。

【治疗】

1. 治疗原则　西医以对症支持治疗为主。中医治疗，实证以清热解毒泻火为主，根据病因、病位的不同，分别配以疏风、化滞、利湿、通腑等法，上病下取，引热下行，使邪有出路；虚证应以补虚为要，根据证型不同，分别投以滋阴清热降火、温补脾肾、引火归原等法。

2. 西医治疗 保持口腔清洁，婴幼儿要勤喂水，疼痛重者，在食前涂以2%利多卡因。有继发感染时可用抗生素治疗。

3. 中医治疗

辨证论治 ①辨虚实：根据起病、病程、口腔溃疡的程度，结合伴随症状区分虚实。起病急，病程短，口腔溃疡及疼痛较重，伴发热、口渴者，多为实证；起病缓，病程长，口腔溃疡及疼痛轻者，多为虚证。②辨脏腑：从溃疡部位辨别所属脏腑。见于舌上、舌边溃烂者，多属心；唇内、上腭、颊黏膜、齿龈溃烂为主者，多属脾胃。

①风热乘脾

证候：以唇内、上腭、颊黏膜、齿龈、口角溃烂为主，甚则满口糜烂，周围红赤，疼痛拒食，烦躁多啼，口臭涎多，小便短赤，大便秘结，或伴发热，舌红，苔薄黄。

治法：疏风清热解毒。

方药：凉膈散加减。

②心脾积热

证候：舌上、舌边溃烂，色红疼痛，进食困难，心烦不安，口干欲饮，小便短赤，舌尖红，苔薄黄。

治法：清热泻火。

方药：泻心导赤汤加减。口渴甚者，加石膏、天花粉清热生津；小便短赤者，加车前子、滑石、栀子利尿泄热。

③虚火上炎

证候：口腔溃疡稀散，色淡，疼痛不甚，反复发作或迁延不愈，神疲，颧红，口干不渴，舌红，苔少或花剥。

治法：滋阴降火，引火归原。

方药：六味地黄丸加肉桂。若久泻或吐泻之后患口疮，治宜气阴双补，可服七味白术散。

【预防和调护】

1. 保持口腔清洁，饭后、睡前常用温水漱口，及早养成刷牙习惯，饮食餐具经常清洁消毒。

2. 注意饮食调节，食物宜新鲜、清洁，多食新鲜蔬菜和水果，饮食有节，忌暴饮暴食及过食肥甘辛辣之品。

3. 患病期间注意休息，多饮水及多吃蔬菜水果，保持大便通畅。

第三节 胃 炎

胃炎是指由于各种物理性、化学性或生物性有害因子作用于人体，引起胃黏膜或胃壁炎性改变的一种疾病。包括急性胃炎、慢性胃炎。临床上以上腹部疼痛、厌食、嗳气、泛酸、呕吐、消瘦为主要表现。任何年龄均有发病，以年长儿多见，近年来小儿胃炎的发病率逐年上升。

本病属中医"胃脘痛""腹痛""呕吐""胃痞"等范畴。

【病因病机】

1. 西医病因病机

(1) 病因

①饮食因素：不良的饮食习惯是小儿慢性胃炎的重要原因。长期无节制地进食酸辣食品，刺激胃黏膜，使胃酸、胃蛋白酶分泌增多；过度进食冷饮、冷食使胃黏膜下血管收缩，黏膜层变薄，使胃黏膜防御能力下降而发病。

②感染因素：急性胃炎往往为细菌感染所致，主要有沙门菌属和嗜盐菌，此外，金黄色葡萄球菌和病毒感染也可见。大肠杆菌、溶血性链球菌或肺炎链球菌等，经由食物感染侵及胃壁或由全身感染经血循环进入胃壁可引起化脓性蜂窝织炎性胃炎。化学、物理性刺激，如烟草、浓茶及水杨酸盐类、磺胺、吲哚美辛等药物，均可引起胃炎。吞服强酸、强碱及洗消净，可引起腐蚀性胃炎。慢性胃炎与幽门螺杆菌（简称 Hp）感染有密切关系。慢性胃炎中 Hp 的感染率很高，在我国 7 岁以上儿童的感染率为 50% 以上，而且 Hp 感染具有家庭聚集性，父母的 Hp 阳性率越大，子女的阳性率也越大，其传播方式可能是粪 - 口、口 - 口途径。

③胆汁反流：青春前期和青春期患儿胆汁反流发病者较多，可能是患儿受家庭、学校、社会等环境影响，使精神、性格、情绪不稳定，造成中枢神经系统和自主神经系统的不稳定，引起胃、十二指肠运动功能紊乱而发生胆汁反流性胃炎。

④继发因素：长期服用对胃有刺激的药物，如肾上腺皮质激素、吲哚美辛、阿司匹林、利血平和某些抗生素等，损伤胃黏膜而发生胃炎。此外，遗传因素、精神紧张也与胃炎的发生有关。

(2) 病理

①急性胃炎：本病是由细菌、毒素、理化因素、应激等诸多因素，造成胃黏膜甚至胃壁的急性炎症所致。病理上一般胃炎仅表现为炎症，重者可有糜烂、分泌物增多或炎性出血；腐蚀性胃炎则糜烂重，可见溃疡、坏死，甚至穿孔；急性蜂窝织炎性胃炎则糜烂、坏死，镜下可见脓细胞浸润，并有出血、栓塞和坏死。

②慢性胃炎：小儿慢性胃炎的病理类型较单纯，黏膜改变以固有膜淋巴细胞、浆细胞浸润及充血、水肿为主，多呈轻至中度慢性浅表性炎症，萎缩性变化较少见。由 Hp 感染引起的慢性胃炎主要表现为黏膜的慢性炎症伴有淋巴滤泡增生。

2. 中医病因病机

（1）寒邪客胃　小儿腠理疏松，脾胃薄弱，外感寒邪，内客于胃，寒主收引，致胃气不和而痛。

（2）饮食伤胃　小儿由于饮食不节，或暴饮暴食，或过食不易消化的食物，以致损伤脾胃，乳食停积中州，壅塞气机，升降失和，传化失职，因而发生胃脘胀痛、恶心、呕吐。

（3）肝气犯胃　小儿所欲不遂，或遭受打骂，以致气郁伤肝，肝气不畅，横逆犯胃，气机阻塞，胃气上逆而致胃脘疼痛、呕吐。

（4）脾胃虚弱　小儿脾本稚弱，复因后天失养，或劳倦过度，或久病脾胃损伤，均可导致脾胃虚弱。或引起脾阳不足，中焦虚寒，或胃阴受损，失其濡养而发生胃痛。

【临床表现】

1. 急性胃炎　急性胃炎往往起病急，有饮食不洁史，表现为恶心、呕吐、上腹部不适或疼痛、食欲减退等，常伴有肠炎、腹泻。轻症一般 2～3 天恢复正常，严重患者可有发热、脱水，甚至电解质紊乱、酸中毒和休克。上腹部可有轻压痛。

2. 慢性胃炎　慢性胃炎以腹痛为主要表现，呈隐痛或胀痛或阵发性痉挛性腹痛，往往无规律性，伴呕吐、嗳气、纳差、消瘦。在上腹部可有轻度压痛。乳幼儿则以食欲不振、呕吐为主要表现，可有慢性腹泻及营养不良。

【辅助检查】

1. X 线钡剂检查　病变多在黏膜表层，钡餐造影难有阳性发现，气钡双重造影可提高诊断率。

2. 胃镜检查　可见黏膜广泛充血、水肿、糜烂、出血。Hp 感染性胃炎可见胃黏膜有微小结节形成。胃镜检查能直视病变并做组织活检，是胃炎最可靠的诊断手段。

3. Hp 的检测　尿素酶试验是检测 Hp 的常用方法之一。尿素酶能使 Hp 在胃酸环境中存活，产生的氨对上皮细胞有毒性，若该酶试验阳性则提示胃组织中 Hp 存活。血清抗体、胃活组织切片、PCR 法检测 Hp - DNA、^{13}C 呼气试验等亦可检测 Hp。

【诊断与鉴别诊断】

1. 诊断　对于反复的无规律的腹痛，小婴儿不明原因的呕吐，查体上腹部有压痛者，或长期厌食者，经用解痉、驱虫药无效者，应考虑胃炎可能，需结合病史，做胃肠造影、胃镜等检查以明确诊断。

2. 鉴别诊断

（1）肠虫症　在小儿较常见，以脐周痛为主，有寄生虫病史，粪便中检出寄生虫卵可确诊，驱虫药有效。

（2）胃肠痉挛　以阵发性腹痛为主要表现，持续时间短，能自行或服解痉药缓解，往往无明显原因，腹部无体征，X 线、胃肠钡剂造影、胃镜检查无异常发现。

【治疗】

1. 治疗原则 西医主要是对症治疗和对原发病进行治疗。中医采用辨证治疗，实证以理气为主，虚证以养胃为主。

2. 西医治疗

（1）抗酸药 ①氢氧化铝片：5 岁以上小儿，0.15 ~ 0.3g/次，每日 3 次，口服，有抗酸、收敛及吸附作用。②胃乐得片：5 岁以下小儿，每次 1/2 片，5 岁以上小儿，每次 1 ~ 2 片，每日 3 次，嚼服，有保护和促进胃黏膜再生的作用。

（2）H$_2$ 受体拮抗剂 西咪替丁，又名甲氰咪胍，按 5 ~ 10mg/kg，2 ~ 4 次/日，口服，严重者可按上述剂量静脉滴注，一般疗程 6 ~ 8 周。有抑制胃酸的作用，偶有头晕、皮疹、腹泻等不良反应。

（3）Hp 感染者应进行规范的抗菌药物治疗 常用的药物有：枸橼酸铋钾每日 6 ~ 8mg/kg；阿莫西林（羟氨苄青霉素、阿莫仙）每日 50mg/kg；甲硝唑每日 20 ~ 30mg/kg；克拉霉素每日 15 ~ 30mg/kg；呋喃唑酮每日 5 ~ 10mg/kg，分 3 次口服；奥美拉唑（质子泵抑制剂 PPI）0.6 ~ 0.8mg/kg，清晨顿服。目前多主张联合用药。常用的治疗方案如下：

①以铋剂为中心药物的"三联""四联"治疗方案：枸橼酸铋钾 4 ~ 6 周 + 2 种抗生素（羟氨苄青霉素 4 周、克拉霉素 2 周、甲硝唑 2 周、呋喃唑酮 2 周）；枸橼酸铋钾 4 ~ 6 周 + H$_2$ 受体拮抗剂 4 ~ 8 周 + 2 种抗生素 2 周。

②以 PPI 为中心药物的"三联"治疗方案：PPI + 上述抗生素中的 2 种，持续 1 ~ 2 周。

（4）促动力药物 改善食管与胃的运动功能。可选用多潘立酮、西沙比利。

3. 中医治疗

（1）辨证论治 本证的辨证要点当分清虚、实两类。实证多痛急而拒按；虚证多痛缓而有休止，痛而喜按，病情缠绵难愈。

①寒邪客胃

证候：胃脘疼痛骤起，畏寒喜温，得热痛减，或伴呕吐，舌淡红，苔薄白，脉弦紧。

治法：散寒止痛。

方药：轻症局部热敷或服生姜汤即可止痛。重者用良附丸。寒甚者，加吴茱萸、陈皮等加强散寒理气之功；兼见胸脘痞闷、纳呆、嗳气或呕吐者，为寒夹食滞，加枳实、神曲、鸡内金、半夏、生姜以消食导滞，温胃降逆。

②饮食停滞

证候：胃痛，脘腹胀满，嗳腐吞酸，呕吐不消化食物，或矢气后痛减，或大便不爽，纳呆，舌苔厚腻，脉滑。

治法：消食导滞，和胃止痛。

方药：保和丸。若脘腹胀甚者，可加枳实、砂仁、槟榔等行气消滞；胃脘胀痛而便闭者，加大黄、枳实、厚朴、木香以通腑行气；若胃痛急剧而拒按，苔黄燥，大便秘结者，为食积化热成燥，加大黄、芒硝、枳实以泄热解燥，通腑荡积。

③肝气犯胃

证候：胃脘胀闷，脘痛连胁，嗳气频繁，呕吐酸水，大便不畅，每因情志因素而发作，苔多薄白，脉弦。

治法：疏肝理气。

方药：柴胡疏肝散。若疼痛较甚者，加川楝子、延胡索以理气止痛；嗳气较频者，加沉香、旋覆花以顺气降逆；烦躁、呕吐酸水、舌红苔黄者，加左金丸同服，以泄肝清火。

④肝胃郁热

证候：胃脘灼痛，痛势急迫，嘈杂泛酸，呕恶，口苦、口干或口臭，心烦易怒，舌质红，苔黄腻，脉弦数。

治法：清泄肝热，和胃止痛。

方药：温胆汤合左金丸。若反复呕吐，口燥咽干，舌红少津者，可加石斛、天花粉、知母以生津养胃。

⑤胃阴不足

证候：胃痛隐隐，口燥咽干，喜冷饮，吞酸吐苦，大便干结，舌红少津，脉细数。

治法：养阴益胃。

方药：一贯煎合芍药甘草汤。若胃脘灼痛，吐酸者，加黄连、吴茱萸、瓦楞子以抑酸和胃。

⑥脾胃虚寒

证候：胃痛隐隐，喜温喜按，泛吐清水，纳差，神疲乏力，甚则手足不温，大便溏薄，舌质淡胖，脉沉细。

治法：温中健脾。

方药：黄芪建中汤。若泛吐清水较多者，加干姜、陈皮、半夏、麦冬以温胃化饮；泛酸者，加吴茱萸、瓦楞子和胃制酸；胃痛绵绵，呕吐清水，四肢欠温者，加附子、丁香、吴茱萸以温阳散寒，降逆止呕。

(2) 针灸疗法 取中脘、内关、足三里、脾俞、胃俞，常规针刺，亦可用艾条温灸。

(3) 推拿疗法 揉中脘、足三里、脾俞、胃俞、三焦俞，捏脊。

【预防和调护】

1. 注意饮食卫生和饮食习惯，做到定时定量，食物易于消化，避免饥饱不节、暴饮暴食、贪食生冷及刺激食物。

2. 合理安排生活与学习，以免精神过度紧张及过于疲劳。

3. 避免服用对胃有刺激性的药物，如水杨酸盐、保泰松、吲哚美辛、肾上腺皮质激素等。

第四节 小儿腹泻

小儿腹泻是一组由多病原、多因素引起的，以大便次数比平时增多及大便性状有改变（如稀便、水样便、黏液便或脓血便）为特点的儿童常见病。以6个月~2岁婴幼儿的发病率较高，多发生在夏秋季节，若不及时治疗，可危及生命。小儿腹泻是造成小儿营养不良、生长发育障碍及死亡的主要原因之一。

本病属中医"泄泻"范畴。

【病因病机】

1. 西医病因病机

（1）**病因** 婴幼儿时期较易发生腹泻的原因除前述的小儿消化系统的解剖生理特点外，还与以下因素有关.

易感因素：①神经系统调节功能差，容易发生肠道功能紊乱。②婴儿的食物以液体为主，进入量多，胃肠道负担重。③免疫功能不足，如血清中大肠杆菌抗体的滴度在生后2周内最低，以后渐升，2~3岁后渐增高，故婴儿易患大肠杆菌肠炎。此外，婴幼儿时期血清免疫球蛋白（尤其是IgM、lgA）和胃肠道分泌型IgA均较低，对感染的防御能力较差，容易发生消化道感染。④婴幼儿水分代谢旺盛，一旦失水容易发生体液紊乱。⑤母乳中分泌型lgA有抗大肠杆菌的作用，故人工喂养儿较母乳喂养儿发生腹泻者多。⑥婴幼儿肠道菌群分布不均，不稳定，易受某些因素（疾病、食物成分、药物、环境等）的影响而发生菌群失调和交叉感染，导致肠道感染。

感染因素：包括病毒、细菌、真菌、寄生虫。以前两者多见，尤其是病毒。

非感染因素：主要为饮食因素，其次为气候突然变化，腹部受凉或天气过热都易诱发腹泻。

（2）**病理** 本病的病变一般较轻，与临床表现不成比例。大体所见主要有肠管胀气、小肠黏膜充血及卡他性炎症。少数病例在回肠下段和盲肠出现肠壁囊样积气，主要在黏膜下层。个别在回肠下段可见1~2个帽针头大小的浅溃疡。肠腔内有时有血性大便，但多不能找到出血部位。病程久者可见营养不良的改变。

2. 中医病因病机

（1）**病因** 外感因素有暑湿或风寒侵袭；食伤因素有乳食不节或食物不洁，如乳食过量或不足，或过食生冷瓜果，或添加辅食过早、过多等；内伤因素有脾胃虚弱或脾肾阳虚，多由先天禀赋不足，或后天调护失宜，或久病迁延不愈所致。

（2）**病机** 本病的病变脏腑在脾、胃。脾主升清，运化精微；胃主降浊，腐熟水谷。不论是感受外邪、饮食内伤，还是脏腑虚弱造成的泄泻，皆因损脾伤胃，令运化失职，升降失调，水谷不分，清浊相混，并走大肠而成。病理因素为湿浊。外感泄泻不论暑热或风寒，皆夹湿；饮食内伤可酿生湿浊；脾胃虚弱，湿自内生。脾性喜燥而恶湿，湿困中焦，则运化失司，水谷不化，合污而下，故前人提出"凡泄泻皆属湿"。病理属性有虚、实之分。病程分为暴泻，久泻。暴泻常因外感或食伤，病机多属实。久泻常因素体内亏，或病程迁延，病机多属虚，或正虚邪恋。虚、实属性在一定条件下也可以相互转化或兼夹。

小儿为稚阴、稚阳之体，阳既未盛，阴亦未充，故泄泻重症易出现伤阴、伤阳的变证。其中，暴泻易于伤阴，久泻易于伤阳，热泻易于伤阴，寒泻易于伤阳，也可以出现阴阳两伤的危重变证。如久泻不止，脾土受伤，肝木无制，虚风内动，可出现脾虚肝旺之慢惊风证。长期腹泻，时发时愈，脾胃气血生化不足，从而面黄消瘦，导致营养不良的疳证。

【临床表现】

腹泻可分为以下几型。

1. 轻型腹泻 轻型腹泻多为饮食因素或肠道感染所致。起病可急、可缓，一天之内大便多在 10 次以下，呈黄色或黄绿色，稀糊状或蛋花样，有酸臭，可混有少量黏液及未消化的奶块，大便镜检可见大量脂肪球。除偶有恶心、呕吐外，无中毒症状，无水、电解质紊乱，多在数日内痊愈。

2. 中型腹泻 中型腹泻有轻至中度脱水或有轻度中毒症状。起病可急、可缓，有溢奶、呕吐，大便每天 10 次以内，稀薄，呈黄或黄绿色，稍有酸味，有低热。

3. 重型腹泻 重型腹泻有重度脱水或有明显的中毒症状，其特点为：

（1）多数由肠道感染所引起，急性发病，亦可由轻型或中型腹泻逐渐加重发展而来。主要表现为严重的胃肠道症状和由呕吐、腹泻造成明显的水、电解质紊乱及全身中毒症状。患儿的全身情况较差，高温或体温不升，病初常有烦躁不安，进而精神萎靡，嗜睡，面色苍白，意识障碍，甚至昏迷。

（2）腹泻开始转成重型时，每天大便 10 次，甚至更多，多数为 10~20 次，大便中水分增多，可有少量黏液，为水样便，倾泻而出，有腥臭味。若便后未及时更换尿布，肛门周围及臀部皮肤可发红或表皮剥脱。患儿食欲低下，重症者可拒食，常有呕吐，每日 1~2 次至 10 多次，个别严重者可吐咖啡渣样物。体重很快下降，明显消瘦。

（3）可有水、电解质和酸碱平衡紊乱的症状。

脱水：由腹泻丧失体液和摄入量减少所致，以等渗性、低渗性脱水常见，也可有高渗性脱水。①轻度脱水：丢失水分占体重的 5%，患儿精神稍差或烦躁，易激惹，眼窝、前囟稍凹陷，眼泪少，口腔黏膜干燥，喜喝水，捏起皮肤后回缩慢（小于 2 秒），尿量减少。②中度脱水：失水量为体重的 5%~10%，患儿精神萎靡或烦躁不安，皮肤苍白、干燥、弹性较差，捏起皮肤后皱褶展开缓慢，眼窝和前囟明显凹陷，哭时泪少，口腔黏膜干燥，四肢稍凉，尿量明显减少。③重度脱水：失水量约为体重的 10% 以上，患儿精神极度萎靡，表情淡漠，昏睡甚至昏迷，皮肤发灰、干燥、弹性极差，捏起皮肤后回缩很慢（大于 2 秒），眼窝和前囟深陷，两眼凝视，哭无泪，口腔黏膜极干燥；严重者可出现低血容量性休克，皮肤出现花纹，脉细数，血压下降，四肢厥冷，心音低钝，尿极少或无尿。

代谢性酸中毒：重型腹泻都有代谢性酸中毒，脱水越重，酸中毒也越严重。其原因主要是腹泻时大量碱性物质从大便中丢失。①轻度代谢性酸中毒的临床症状不明显，稍有烦躁，呼吸稍快，二氧化碳结合力为 13～18mmol/L。②中度酸中毒则烦躁不安或萎靡，口唇呈樱桃红色，呼吸深而慢，无周围循环衰竭，二氧化碳结合力为 9～13mmol/L。③重度酸中毒患儿呈现昏睡或昏迷，口唇呈樱桃红色或发绀，呼吸深快，有时节律不整，出现周围循环衰竭，面色灰或发绀，二氧化碳结合力 <9mmol/L。

低钾血症：胃肠液中含钾较多，腹泻大便中含钾量约为 17.9±11.8mmol/L，故吐泻后可丢失大量钾，导致低血钾；酸中毒时细胞外的氢离子及钠离子进入细胞内，换出钾离子并随尿排出；进食少时，钾的摄入量不足。总之，腹泻患儿存在不同程度的缺钾症状，如精神萎靡、躯干和四肢肌肉无力、腱反射减弱或消失，严重时可出现弛缓性瘫痪、腹胀、肠蠕动差、肠鸣音减低、心率减慢、心律不齐、心音低钝和心脏扩大。

低钙血症：佝偻病、营养不良患儿在输液及纠正酸中毒后可出现离子钙降低，血钙 <1.9mmol/L，可能出现兴奋性增高，烦躁不安，手足搐搦，甚至惊厥等低血钙症状。

低镁血症：血清镁低于 0.65mmol/L 时诊断为低镁血症。细胞内液的镁离子一般不与细胞外液交换，通常不致缺乏。个别久泻不愈和营养不良的患儿，常在脱水和其他电解质紊乱纠正后出现。其症状为神经肌肉兴奋性增高，如烦躁、抽搐、肌肉震颤、手足徐动等。较大儿童可表现为性格的改变、恶心、食欲差、心律失常等。故当输液后出现手足搐搦或惊厥用钙剂治疗无效时，应考虑低镁的可能。

【不同病原所致肠炎的临床特点】

1. 轮状病毒性肠炎　又称秋季腹泻，多发生于秋冬季节。轮状病毒是引起婴幼儿腹泻的主要原因，病毒由患者粪便排出，经粪－口途径传播，80% 以上患儿大便中可检出轮状病毒。主要发病年龄为 6 个月～2 岁的婴幼儿，4 岁以上少见，潜伏期 1～3 天。部分患儿起病较急，最初症状多为发热和上呼吸道感染症状，一般无明显中毒症状。患儿多有呕吐，并可先于腹泻发生，大便次数增多，每日可达 10 次左右，呈黄绿色，不成形，或为水样便，无腥臭味，常有不同程度的脱水和电解质紊乱的症状；大便镜检偶有少量白细胞。本病为自限性，数日后呕吐渐停，腹泻减轻并逐渐停止。病程一般为 3～8 日，少数可长达 20 日左右。

2. 诺沃克病毒性肠炎　本病的主要发病季节为秋、冬季，有时冬季暴发。病毒由大便排出，水源或食物受到污染，经粪－口传播或人－人传播。发病年龄为 1～10 岁，多见于年长儿。潜伏期 1～2 天，临床表现不一。本病起病缓慢或急骤，可有发热和呼吸道症状，腹泻和呕吐轻重不等，伴有腹痛，大便量中等，每日大便 4～8 次，呈稀粪或水样便；病重者体温较高，伴有乏力、头痛、肌肉痛等。本病为自限性疾病，症状持续 1～3 天。病初 1～2 天经大便排出的病毒最多，发病 3 天后则不易检出病毒。粪便及周围血象检查一般无特殊发现。

3. 大肠杆菌肠炎

（1）致病性大肠杆菌肠炎　多见于 1 岁以下小儿。多发生在气温较高的季节，5～8

月最多。潜伏期1~2天，起病较慢，大便次数每日可达5~10次，呈黄绿色蛋花汤样，量中等，有臭味和较多的黏液，常伴呕吐，但多无发热及全身症状，重者可有程度不等的脱水症状；镜检有少量白细胞。病程多为1~2周。

(2) **产毒性大肠杆菌肠炎** 大肠杆菌可产生不耐热和耐热肠毒素而致腹泻。潜伏期1~2天，起病多较急，病情轻重不一。主要症状为腹泻，大便呈蛋花汤样或水样，呕吐，脱水，电解质紊乱和酸中毒；镜检无白细胞。一般病程3~7天。

(3) **侵袭性大肠杆菌肠炎** 细菌侵入肠黏膜上皮细胞，可引起细菌性痢疾样病变及临床症状。潜伏期为18~24小时，起病急，发热，可高达40℃。腹泻频繁，大便呈黏冻状，含脓血，常伴有恶心，呕吐，腹痛，可有里急后重，全身中毒症状多较严重，甚至可发生休克。需做大便细菌培养与细菌性痢疾加以鉴别。

4. 空肠弯曲菌肠炎 空肠弯曲菌是肠炎常见的病原菌之一。本病多见于夏季，家畜和家禽是重要的传染源。6个月~24个月的婴幼儿发病率最高。本病起病急，大便次数增多，一般每日少于10次，初为水样，迅速转为黏液性或脓血便，有恶臭味。便血量多者，要排除肠套叠。腹泻重者可出现脱水症状，多数伴有发热，可在数日内消退。有时出现腹痛，并有恶心、呕吐、头痛、乏力和肢体疼痛等。腹痛可剧烈或伴血便，易误诊为阑尾炎或肠套叠。大便镜检可见红细胞、巨噬细胞及大量白细胞，病程约为数日至1周。

5. 鼠伤寒沙门菌小肠结肠炎 本病是小儿沙门菌感染中最常见者，全年均可发病，但以6~9月最多。发病年龄多在2岁以下，潜伏期一般为8~24小时，起病急，主要症状为发热和腹泻，体温多在38℃~39.5℃，热型常不规则，并有食欲不振、恶心、呕吐、腹痛、腹胀等，大便次数一般每日为6~10次，重者可达10~20次，大便性状多样易变，可为黄绿色稀便、水样便、黏液便，病程迁延时可为深绿色黏液脓便或脓血便。部分新生儿间歇排出白便（白色胨状便），则多为重症。此乃胆总管和十二指肠乳头部炎症性水肿，使胆汁流出受阻所致。重者还可出现中毒症状、脱水、酸中毒，甚至发生休克。大便镜检有大量白细胞，亦可见数量不等的红细胞。本病病情轻重不等，年龄越小，病情越重，并发症越多。

6. 耶尔森菌小肠结肠炎 耶尔森菌是革兰染色阴性病原菌，有毒菌珠多呈球杆状，无毒菌株以杆状多见。动物是重要的感染源，主要经过粪-口途径感染，亦可由动物或人直接传播。多发生在冬季和早春，可散发或暴发流行。不同年龄患者的症状可有所不同。5岁以下患儿以腹泻多见，大多以腹泻和（或）腹痛为主诉，临床表现与细菌性痢疾不能区别，大便表现为水样、黏液样、脓样，也可带血，常伴发热、全身不适、呕吐和腹痛，亦可引起咽炎和颈淋巴结炎，镜检有大量白细胞。由肠毒素菌株所致者，表现为频繁的水样腹泻和脱水，重症病例可发生肠穿孔和腹膜炎，病程一般1~3周，少数患者可延续数月。

7. 真菌性肠炎 本病多发生于2岁以下营养不良者或长期应用广谱抗生素患儿，任何季节均可发生。白色念珠菌为最常见的病原菌。主要症状为腹泻，大便稀，色黄，泡沫较多，带黏液，有时可见豆腐渣样细块（菌块），病程迁延，常伴有鹅口疮，镜检可见真菌孢子和菌丝，真菌培养阳性。

8. 伪膜性肠炎 本病任何年龄、任何季节均可发生，由难辨梭状芽孢杆菌引起，几乎各种抗生素均可诱发本病（去甲万古霉素和胃肠道外用的氨基糖苷类抗生素除外），以氨苄西林、林可霉素最常见，可在用药1周内或迟至停药后4～6周发病。致病菌在肠腔内大量繁殖，产生坏死毒素，致肠黏膜坏死。病理变化主要在结肠，亦可累及小肠，波及黏膜和黏膜下层，严重者可发生肠穿孔和腹膜炎。本病的症状为腹泻，轻症每日大便数次，停用抗生素后很快恢复；重症表现为频泻，水样便，少数病例便中带血，甚至排出伪膜，并伴有腹胀、腹痛；严重者可出现脱水、电解质紊乱和酸中毒，甚至可发生休克。大便厌氧菌培养能发现致病菌。

9. 金黄色葡萄球菌肠炎 本病多因长期应用广谱抗生素而引起肠道菌群失调，耐药的金黄色葡萄球菌在肠道内大量繁殖，侵袭肠壁而致病。本病的主要症状为腹泻，起病较急，大便有腥臭味，水样，暗绿色，黏液多，有伪膜，少数有血便；重者腹泻频繁，可发生脱水、电解质紊乱和酸中毒，多数有不同程度的中毒症状和发热、恶心、呕吐、乏力、谵妄，甚至休克。大便镜检有大量脓细胞和成簇的革兰阳性球菌，大便培养有金黄色葡萄球菌生长。

【辅助检查】

1. 大便常规 轮状病毒肠炎偶有少量白细胞，侵袭性的大肠杆菌肠炎有大量白细胞及数量不等的红细胞。

2. 大便病原学检查 病毒较难分离，有条件者可直接用电镜检测病毒，或用酶联免疫吸附试验（ELISA）法检测病毒抗原、抗体，或PCR及核酸探针技术检测病毒抗原；细菌培养可找到相应的致病菌；真菌感染可见真菌孢子和菌丝。

3. 十二指肠液检查 分析pH值、胰蛋白酶、糜蛋白酶、肠激酶及血清胰蛋白酶原以判断蛋白质的消化吸收能力，测定十二指肠液的脂酶、胆盐浓度以了解脂肪的消化吸收状况。

4. 小肠黏膜活检 是了解慢性腹泻病理生理变化最可靠的方法。

【诊断与鉴别诊断】

1. 诊断 凡大便形状有改变，如稀便、水样便、黏液便或脓血便，以及大便次数增多，即可诊断为小儿腹泻。此外，还应判断脱水程度，有无电解质和酸碱平衡紊乱。

（1）分类

①感染性腹泻：见于任何年龄的小儿。可由细菌、病毒、真菌及寄生虫引起。大便镜检有较多白细胞或红细胞，大便培养可有致病性大肠杆菌、空肠弯曲菌、小肠结肠耶尔森菌等。可疑病毒感染者，特别是轮状病毒，电镜检查病毒颗粒或ELISA法可获阳性结果。病原明确者按病原命名，病原不明确者，统称为小儿腹泻。

②非感染性腹泻：多见于婴幼儿，可有喂养不当史，或肠道外感染，年长儿可因吸收不良、慢性消化功能紊乱等所致。大便多含不消化食物、脂肪球，偶见白细胞。根据

病史、症状及检查可诊断为食饵性腹泻、症状性腹泻、过敏性腹泻等。

（2）分型

①轻型：无脱水或中毒症状。

②中型：轻至中度脱水或有轻度中毒症状。

③重型：重度脱水或明显中毒症状（烦躁、精神萎靡、嗜睡、面色苍白、高热或体温不升、外周血白细胞计数明显增高）。

（3）分期

①急性：腹泻病程持续在 2 周以内者。

②迁延性：腹泻病程持续在 2 周~2 个月者。

③慢性：腹泻病程持续在 2 个月以上者。

2. 鉴别诊断

（1）生理性腹泻　多见于 6 个月以下的小儿，外观虚胖，常有湿疹。生后不久即腹泻，但除大便次数增多外，无其他症状，食欲好，生长发育不受影响，添加辅食后大便即逐渐转为正常。

（2）细菌性痢疾　常有细菌性痢疾接触史，便次多，量少，脓血便伴里急后重，大便镜检有较多脓细胞、红细胞和吞噬细胞，大便细菌培养有痢疾杆菌生长可鉴别。

（3）坏死性肠炎　本病中毒症状严重，腹痛，腹胀，频繁呕吐，高热。起始大便为黏液状或蛋花汤样，大便隐血强阳性，逐渐出现血便或呈"赤豆汤样"便，具有腥臭味，重症常出现休克。

【治疗】

1. 治疗原则　西医以预防脱水，及时纠正水、电解质和酸碱平衡紊乱，控制感染，调整饮食为原则。中医治疗以运脾化湿为原则，同时配合小儿推拿、针灸等外治法。

2. 西医治疗

（1）液体疗法

口服补液盐（oral rehydration salt，ORS）：适用于脱水不严重，无呕吐或呕吐不剧烈者。ORS 液的配方为 NaCl3.5g，KCl1.5g，$NaHCO_3$2.5g（或枸橼酸钠 2.9g），葡萄糖 20g，加温开水至 1000mL。制成的溶液中各成分浓度为 Na^+90mmol/L，K^+20mmol/L，Cl^-80mmol/L，HCO_3^-30mmol/L，葡萄糖 111mmol/L。由于配方中所含的葡萄糖浓度为 2%，能使钠、水得到满意地吸收，使溶液的渗透压接近血浆，溶液中所含的 Na^+、K^+、Cl^- 的浓度能用来纠正酸中毒等，故 ORS 在临床上得到推广，但新生儿慎用。其应用的具体方案为：①累积损失量按轻度脱水 50mL/kg，中度脱水 80~100mL/kg，重度脱水应静脉补液。所需液量在 4 小时内服完，若患儿想喝更多，则可给予更多。②继续损失量原则上应根据损失量来补充。一般 2 岁以下的患儿每 5~10 分钟喂 10~20mL，大一点的患儿可用杯子直接喝，若呕吐则停 10 分钟再慢慢喂服，可随时给予母乳或温开水。

静脉补液：适用于病情重，呕吐、腹泻剧烈，有中度以上脱水和酸中毒表现者。①

补液总量：治疗第一个 24 小时的补液量应包括累积损失量、继续丢失量和生理消耗量，轻度脱水 90～120mL/kg、中度脱水 120～150mL/kg、重度脱水 150～180mL/kg。如腹泻仍重，第二天及以后的补液量根据继续损失和生理需要量补充。②液体组成：液体组成取决于脱水程度。通常对等渗性脱水补给 1/2 张含钠液，低渗脱水补给 2/3 张含钠液，高渗性脱水补给 1/3～1/5 张含钠液。因为细胞外液中的钠除因腹泻丢失外，还有一部分在脱水过程中因细胞内液丢失钾而进入细胞内，经补钾治疗后进入细胞内液的钠又返回到细胞外液中，故补液成分中含钠量可稍减。若临床上判断脱水性质有困难时，可先按等渗脱水补充。③补液的步骤及速度：原则是先浓后淡，先快后慢。对中、重度脱水伴有外周循环障碍者首先扩充血容量，可快速输入高渗含钠液（生理盐水或 2∶1 液）20mL/kg（总量不超过 300mL）。在 0.5～1 小时输入，以迅速改善循环血量和肾功能，其余累积损失量于 8～12 小时内完成。④钾的补充：一般患儿补钾 2～4mmol/（kg·d）[相当于 10% KCl 液 1.5～3mL/（kg·d）]，在患儿排尿后开始口服，将全日量均分为 3～4 次。低钾明显者，可缓慢静脉滴入氯化钾，静脉滴入时必须防止过量，浓度不超过 40mmol/L（0.3%），全日量可增至 4～6mmol/（kg·d）[相当于 10% KCl 液 3mL/（kg·d）]。如全部氯化钾均需静脉滴入（不可静脉推注），应均匀分配于全日静脉输液中。静脉给钾过浓、过快，可致高钾血症而猝死，应特别注意。因食物中含钾丰富，饮食恢复到正常量的一半时，可停止补钾。

（2）饮食疗法 轻型腹泻停止喂哺不易消化及脂肪类食物即可。吐泻严重者应暂时禁食，除频繁呕吐外，一般不必禁水，吐泻好转后应逐渐恢复饮食。母乳喂养者可继续哺母乳，暂停辅食。人工喂养者可给用等量米汤或水稀释的牛奶或脱脂奶等。病毒性肠炎患者多有双糖酶缺乏，对疑似病例应暂停乳类喂养，改喂豆制代乳品，或用发酵奶，可减轻腹泻，缩短病程。

（3）控制感染 病毒性肠炎无特效疗法，以饮食疗法和支持疗法为主，不需应用抗生素。侵袭性细菌感染，可选用下列一种抗感染药物，如口服庆大霉素、呋喃唑酮、氨苄西林或静滴阿米卡星、头孢噻肟钠，然后根据细菌药敏试验结果调整用药。

3. 中医治疗

（1）辨证论治 本病表现轻重悬殊。轻者便次不多，便溏如糊状或如蛋花汤样，身热不甚或不发热，无呕吐，能进食，精神尚好。重者次数较频，日达 10 多次，或呕吐不已，多伴身热，精神萎靡，或烦躁不安，口渴不止，甚或目眶凹陷，尿量减少，四肢不温，腹胀惊厥等。

临床可根据病因及症状表现，区别外感、伤食或正虚。外感泄泻中，诸邪常与湿邪相合而致泻。风偏重者，恶风寒，鼻塞流涕，泻势急，伴矢气，便稀多沫；寒偏重者，畏寒肢冷，发热无汗，肠鸣腹痛，大便清稀，臭气不重；暑热偏重者，发热烦躁，口干欲饮，便次频繁，泻势急迫，质稀如水，色黄秽臭，或夹黏液。伤食泄泻，有伤食史，伴见脘腹胀满、疼痛，泻后胀痛减轻，嗳气泛恶，泻下酸臭，夹未消化食物残渣，舌苔厚腻等。正虚泄泻，一般病程较长，泄泻时轻时重或经久不愈，食后易泻，大便稀薄，伴见全身虚寒征象。

常证

①伤食泻

证候：大便酸臭，或如败卵，腹部胀满，口臭纳呆，泻前腹痛哭闹，多伴恶心呕吐，舌苔厚腻，脉滑有力。

治法：运脾和胃，消食化积。

方药：保和丸加减。腹痛较剧及气胀者，加木香、厚朴以理气消胀；呕吐较甚者，加藿香、生姜、竹茹以降逆止吐。

②风寒泻

证候：大便清稀，带有泡沫，无明显臭气，腹痛肠鸣，或伴鼻塞，流涕，身热，舌苔白腻，脉滑有力。

治法：疏风散寒，化湿和中。

方药：藿香正气散。如腹痛较甚者，加木香、砂仁以理气止痛；纳差者，加山楂、神曲以消食导滞；小便短少者，加泽泻、猪苓以渗湿利尿。

③湿热泻

证候：泻如水样，每日数次或 10 数次，色褐而臭，可有黏液，肛门灼热，小便短赤，发热口渴，舌质红，苔黄腻，脉数。

治法：清热利湿。

方药：葛根芩连汤。伴腹痛甚者，加白芍药、木香以理气止痛；呕吐频者，加半夏、生姜汁以降逆辟秽；高热、烦渴引饮者，加石膏、寒水石以清热除烦；湿邪偏重，口不甚渴，舌苔厚腻者，加厚朴、苍术以健脾燥湿。

④寒湿泻

证候：大便每日数次或 10 数次，色较淡，可伴有少量黏液，无臭气，精神不振，不渴或渴不欲饮，腹满，舌苔白腻，脉濡。

治法：健脾燥湿。

方药：胃苓汤。

⑤脾虚泻

证候：久泻不止，或反复发作．大便稀薄，或呈水样，有奶瓣或不消化食物残渣，神疲纳呆，面色少华，舌质偏淡，苔薄腻，脉弱无力。

治法：健脾益气，助运止泻。

方药：参苓白术散。伴腹痛者，加木香以理气止痛；大便稀或水谷不化者，加干姜以温中散寒；久泻不止，而无夹杂积滞者，加诃子、赤石脂以固涩止泻。

⑥脾肾阳虚泻

证候：大便稀溏，完谷不化，形体消瘦．或面目虚浮，四肢欠温，舌淡苔白，脉细无力。

治法：补脾温肾，固涩止泻。

方药：附子理中汤合四神丸。若脱肛者，可加黄芪、炙升麻以升提中气；久泻不止者，加诃子、赤石脂以收敛固涩。

变证

①伤阴

证候：泻下无度，质稀如水，色黄混浊，小便短少，皮肤干燥或枯瘪，目眶及前囟陷陷，啼哭无泪，精神萎靡或烦躁不安，口渴引饮，唇红而干，舌绛无津或起芒刺，苔少或无苔，脉细数。

治法：健脾益气，酸甘敛阴。

方药：连梅汤。如余邪未清者，可去生地黄、麦冬、阿胶，改用白芍药、石斛、芦根、生甘草以清养胃阴。

②伤阳

证候：暴泻不止，便稀如水，面色苍白，神疲气弱，表情淡漠，四肢厥冷，冷汗自出，舌淡苔白，脉象沉细。

治法：温阳救逆。

方药：参附龙牡汤。如泄泻不止者，加干姜、白术以温中扶脾；若久泻、暴泻者，除伤阳外，还有伤阴症状，可合用连梅汤以阴阳两补。

（2）针灸疗法

①针刺：取天枢、足三里、中脘、大肠俞、长强。呕吐加合谷、内关，腹胀加气海，发热加曲池，伤食加四缝。实证用泻法，虚证用补法，每日1~2次。

②灸法：取足三里、中脘、神阙。隔姜灸或艾条温灸，每日1~2次。用于慢性腹泻。

（3）推拿疗法

①分阴阳，清大肠，清小肠，退六腑，揉小天心，运水入土。用于湿热泻。

②分阴阳，揉外劳宫，推三关，摩腹，揉脐，揉龟尾，运土入水。用于风寒泻。

③揉板门，清大肠，补脾土，摩腹，运内八卦，点揉天枢，掐十指节。用于伤食泻。

④推三关，补脾土，补大肠，摩腹，推上七节骨，捏脊，重按脾俞、胃俞、大肠俞。用于脾虚泻。

【预防和调护】

1. 预防

（1）注意饮食卫生，食品应新鲜、清洁，不吃变质食品，不要暴饮暴食。饭前、便后要洗手，乳具、食具要卫生。

（2）合理喂养，提倡母乳喂养，不宜在夏季及小儿有病时断奶，遵守增加辅食原则，注意科学喂养。

（3）加强户外活动，注意气候变化，防止感受外邪，避免腹部受凉。

（4）避免长期滥用广谱抗生素，以免肠道菌群失调，导致耐药菌繁殖引起肠炎。

2. 调护

（1）适当控制饮食，减轻胃肠负担。对吐泻严重及伤食泄泻患儿暂时禁食，以后随着病情好转，逐渐增加饮食量。忌食油腻、生冷、污染及不易消化的食物。

（2）保持肛周皮肤清洁干爽。

（3）密切观察病情变化，及早发现变证。

习　题

1. 新生儿易发生溢乳，是由于
   A. 胃自主神经调节能力强　B. 贲门括约肌紧张　　C. 幽门括约肌松弛
   D. 胃容量较小　　　　　　E. 胃呈水平位

2. 鹅口疮的有效治疗药物为
   A. 锡类散　　　　　　　B. 冰硼散　　　　　　C. 2%碳酸氢钠
   D. 2%利多卡因　　　　　E. 制霉菌素鱼肝油

3. 鹅口疮的临床表现是
   A. 口腔黏膜弥漫性充血　　B. 溃疡表面有黄白色渗出物
   C. 有发热等全身中毒症状　D. 因疼痛出现拒乳和流涎
   E. 口腔黏膜有乳凝块样物

4. 婴儿秋季腹泻的病原为
   A. 金黄色葡萄球菌　　　　B. 轮状病毒　　　　　C. 大肠杆菌
   D. 埃可病毒　　　　　　　E. 鼠伤寒沙门菌

5. 小儿腹泻补钾，200mL溶液中10%氯化钾的量不超过
   A. 6mL　　　　　　　　B. 9mL　　　　　　　C. 12mL
   D. 15mL　　　　　　　 E. 18mL

6. 女婴，感冒后，下唇及牙龈、颊黏膜出现成簇的针头大小的小水疱，破溃后结痂，局部灼痒疼痛。可能患有的疾病为
   A. 口角炎　　　　　　　B. 鹅口疮　　　　　　C. 复发性口疮
   D. 口蹄疫　　　　　　　E. 疱疹性口炎

7. 男婴，1岁，患肺炎治疗3周后，口腔黏膜上出现点状灰白色乳凝块样物质，无全身不适，无局部疼痛。应考虑为
   A. 维生素C缺乏　　　　　B. 鹅口疮　　　　　　C. 疱疹性口炎
   D. 疱疹性咽峡炎　　　　　E. 溃疡性口腔炎

8. 1岁半女孩，因发热、扁桃体化脓，口服抗生素和阿司匹林1周，突然呕吐深咖啡色液体50mL，潜血实验阳性。既往无胃肠病史及胃肠病家族史。该患儿的可能诊断是
   A. 食管炎　　　　　　　B. 药物性胃炎　　　　C. 过敏性紫癜
   D. 上消化道血管畸形　　　E. 十二指肠球部溃疡

第七章 泌尿系统疾病

📘 学习目标

1. 掌握小儿急性肾小球肾炎和肾病综合征的临床表现、诊断及治疗。
2. 熟悉小儿急性肾小球肾炎和肾病综合征的病因病机及鉴别诊断。
3. 了解小儿泌尿系统的解剖、生理特点。

第一节 小儿泌尿系统的解剖、生理特点

【解剖特点】

1. 肾脏 儿童年龄越小，肾脏相对越重。新生儿两肾重量可达体重的1/125，而成人两肾重量约为体重的1/220。婴儿肾脏位置较低，其下极可低至髂嵴以下第4腰椎水平，2岁以后始达髂嵴以上，右肾位置稍低于左肾。2岁以内健康儿童腹部触诊时容易扪及肾脏。婴儿肾脏表面呈分叶状，至2~4岁时，分叶才完全消失。

2. 输尿管 婴幼儿输尿管长而弯曲，管壁肌肉和弹力纤维发育不良，容易受压及扭曲而导致梗阻和尿潴留，并易诱发感染。

3. 膀胱 婴儿膀胱位置比年长儿高，尿液充盈时，膀胱顶部常在耻骨联合之上，故在腹部容易触到。随年龄增长膀胱逐渐下降至盆腔内。

4. 尿道 新生女婴尿道长仅1cm（性成熟期3~5cm），且尿道外口接近肛门，极易受细菌污染。男婴尿道虽较长，但常因包茎和包皮过长，尿垢积聚易引起上行性细菌感染。

【生理特点】

肾脏有许多重要功能：①排泄功能：排出体内代谢终末产物，如尿素、有机酸等；②调节机体水、电解质、酸碱平衡，维持内环境相对稳定；③内分泌功能：产生激素和生物活性物质，如肾素、促红细胞生成素、前列腺素等。儿童肾脏虽具备大部分成人肾脏的功能，但其发育是由未成熟逐渐趋向成熟。在胎龄36周时肾单位数量（每肾85万~100万）已达成人水平，出生后上述功能已基本具备，但调节能力较弱，贮备能力

较差，一般至1~2岁时才接近成人水平。肾脏完成其生理活动，主要通过肾小球的滤过和肾小管的重吸收、分泌和排泄作用。

1. 肾小球滤过率（glomerular filtration rate，GFR） 新生儿出生时肾小球滤过率比较低，仅为成人的1/4，早产儿则更低，3~6个月时为成人的1/2，6~12个月时为成人的3/4，故不能有效排出过多的水分和溶质；2岁时肾小球滤过率达成人水平。血肌酐作为反映肾小球滤过功能的常用指标，由于受到身高和肌肉发育等影响，不同年龄有不同的正常参考值（表7-1、表7-2）。

表7-1 足月和极低出生体重新生儿最初几周血清肌酐平均值

体重（g）	血清肌酐（μmol/L）			
	生后1~2天	生后8~9天	生后15~16天	生后22~23天
1001~1500	95	64	49	35
1501~2000	90	58	50	30
2001~2500	83	47	38	30
足月	66	40	30	27

表7-2 儿童血清肌酐参考值

年龄（岁）	血清肌酐	
	μmol/L	mg/dL
<2	35~40	0.4~0.5
2~8	40~60	0.5~0.7
9~18	50~80	0.6~0.9

2. 浓缩和稀释功能 新生儿及婴幼儿由于髓袢短、尿素形成量少（婴儿蛋白合成代谢旺盛），以及抗利尿激素分泌不足，使浓缩尿液的功能不足，在应激状态下保留水分的能力低于年长儿和成人。婴儿每由尿中排出1mmol溶质，需水分1.4~2.4mL，成人仅需0.7mL。脱水时幼婴尿渗透压最高不超过700mmol/L，而成人可达1400mmol/L，故入量不足时易发生脱水，甚至诱发急性肾功能不全。新生儿及婴幼儿的尿稀释功能接近成人，可将尿稀释至40mmol/L，但因肾小球滤过率较低，在大量水负荷或输液过快时易出现水肿。

3. 酸碱平衡 新生儿及婴幼儿时期易发生酸中毒，主要原因有：①肾保留HCO_3^-的能力差，碳酸氢盐的肾阈低，仅为19~22mmol/L；②泌NH_3和H^+的能力低；③尿中排磷酸盐量少，故排出可滴定酸的能力受限。

4. 肾脏的内分泌功能 新生儿的肾脏已具有内分泌功能，其分泌的血管紧张素、血浆肾素和醛固酮均等于或高于成人，生后数周内逐渐降低。新生儿肾血流量低，因而前列腺素合成速率较低。由于胎儿血氧分压较低，故胚肾合成促红细胞生成素较多，生后随着血氧分压的增高，促红细胞生成素合成减少。婴儿血清1,25-$(OH)_2D_3$水平高于儿童期。

【儿童排尿及尿液特点】

1. 排尿次数 93％的新生儿在生后 24 小时内排尿，99％的在 48 小时内排尿。生后头几天内，因摄入量较少，每日排尿仅 4~5 次；1 周后因新陈代谢旺盛，进水量增加而膀胱容量小，排尿突增至每日 20~25 次；1 岁时每日排尿 15~16 次；至学龄前期和学龄期每日排尿 6~7 次。

2. 排尿控制 正常的排尿机制在婴儿期由脊髓反射完成，以后由脑干－大脑皮质控制，至 3 岁已能控制排尿。在 1.5~3 岁之间，儿童主要通过控制尿道外括约肌和会阴肌控制排尿，如 3 岁后仍保持这种排尿机制，不能控制膀胱逼尿肌收缩，则出现不稳定膀胱，表现为白天尿频、尿急，偶然尿失禁和夜间遗尿。

3. 每日尿量 儿童尿量个体差异较大，新生儿出生后 48 小时的正常尿量一般每小时为 1~3mL/kg，婴儿尿量为 400~500mL/d，幼儿为 500~600mL/d，学龄前为 600~700mL/d，学龄儿为 800~1400mL/d。新生儿尿量每小时 <1.0mL/kg 为少尿，每小时 <0.5mL/kg 为无尿。学龄儿童每日排尿量少于 400mL，学龄前儿童少于 300mL，婴幼儿少于 200mL 时为少尿；每日尿量少于 50mL 为无尿。

4. 尿的性质

（1）**尿色** 生后头 2~3 天尿色深，稍混浊，放置后有红褐色沉淀，此为尿酸盐结晶。数日后尿色自然变浅。正常婴幼儿尿液呈淡黄透明，但在寒冷季节放置后可有盐类结晶析出而变混浊，尿酸盐加热后、磷酸盐加酸后均可溶解，使尿液变清，可与脓尿或乳糜尿鉴别。

（2）**酸碱度** 生后头几天因尿内含尿酸盐多而呈强酸性，以后接近中性或弱酸性，pH 值多为 5~7。

（3）**尿渗透压和尿比重** 新生儿尿渗透压平均为 240mmol/L，尿比重为 1.006~1.008，且随年龄增长逐渐增高；婴儿尿渗透压为 50~600mmol/L，1 岁后接近成人水平；儿童通常为 500~800mmol/L，尿比重范围为 1.003~1.030，通常为 1.011~1.025。

（4）**尿蛋白** 正常儿童尿中仅含微量蛋白，24 小时定量通常 $\leq 100mg/m^2$，定性为阴性，随意尿的尿蛋白（mg/dL）/尿肌酐（mg/dL）≤ 0.2。若尿蛋白含量 >100mg/L 或 24 小时尿蛋白含量 >150mg/m^2，定性检查为阳性，即称蛋白尿。尿蛋白主要来自血浆蛋白，2/3 为白蛋白，其余为 Tamm－Horsfall 蛋白和球蛋白等。

（5）**尿细胞和管型** 正常新鲜尿液离心后沉渣，显微镜下检查：红细胞 <3 个/HP，白细胞 <5 个/HP，偶见透明管型。

第二节 急性肾小球肾炎

急性肾小球肾炎简称急性肾炎，是儿科常见的免疫反应性肾小球疾病。临床以急性起病，浮肿，少尿，血尿，蛋白尿及高血压为主要特征。本病多见于感染之后，尤其是在溶血性链球菌感染之后，故又称急性链球菌感染后肾炎。

本病是小儿时期常见的一种肾脏疾病，多发生于 3~12 岁儿童。发病前多有前驱感染史，发病后病情轻重悬殊，轻者除实验室检查异常外，临床无明显症状，重者可出现并发症（急性循环充血、高血压脑病及急性肾衰竭）。近年来，由于临床采取中西医结合的治疗方法，严重并发症明显减少，且预后大多良好。多数患儿于发病 2~4 周内浮肿消退，肉眼血尿消失，残余少量蛋白尿，镜下血尿多于 3~6 个月内消失，血压正常。

中医古代文献中无肾炎病名的记载，但据其临床表现，多属"水肿""尿血"范畴。如《灵枢·论疾诊尺》说："视人之目窠上微痈，如新卧起状，其颈脉动，时咳，按其手足上，窅而不起者，风水肤胀也。"对于本病的病机，《医宗金鉴·水肿门》说："小儿水肿，皆因水停于肺脾二经。"其治疗，早在《素问·汤液醪醴论》中就有"开鬼门、洁净府"，即发汗、利小便的记载，历代还有逐水、清热等多种治法。

【病因病机】

1. 西医病因病机

（1）病因　大多数属 A 组 β 溶血性链球菌急性感染后引起的免疫复合物性肾小球肾炎。溶血性链球菌感染后，肾炎的发生率一般在 0%~20%。我国各地区均以上呼吸道感染或扁桃体炎最常见，占 51%；脓皮病或皮肤感染次之，占 25.8%。除 A 组 β 溶血性链球菌之外，其他细菌，如草绿色链球菌、金黄色葡萄球菌、肺炎球菌、伤寒杆菌、流感嗜血杆菌等；病毒，如柯萨奇病毒 B_4 型、麻疹病毒、腮腺炎病毒、ECHO 病毒、乙型肝炎病毒、巨细胞病毒、EB 病毒、流感病毒等；还有疟原虫、肺炎支原体、白念珠菌、钩虫、弓形虫、血吸虫、丝虫、梅毒螺旋体、钩端螺旋体等也可导致急性肾炎。

（2）发病机制　主要与 A 组溶血性链球菌中的致肾炎菌株感染有关，所有致肾炎菌株均有共同的致肾炎抗原性，包括菌壁上的 M 蛋白内链球菌素（endostreptocin）和"肾炎菌株协同蛋白"（nephritis strainassociated protein，NSAP）。主要发病机制为抗原抗体免疫复合物引起肾小球毛细血管的炎症病变，包括循环免疫复合物和原位免疫复合物形成学说。此外，某些链球菌株可通过神经氨酸苷酶的作用或其产物，如某些菌株产生的唾液酸酶，与机体的免疫球蛋白（IgG）结合，改变其免疫原性，产生自身抗体和免疫复合物而致病。另有人认为，链球菌抗原与肾小球基膜糖蛋白间具有交叉抗原性，可使少数病例呈现抗肾抗体型肾炎。急性链球菌感染后肾炎的发病机制见图 7-1。

2. 中医病因病机

（1）感受风邪　风寒或风热客于肺卫，阻于肌表，导致肺失宣肃，水液不能下达，以致风遏水阻，风水相搏，流溢肌肤而发为水肿，称之为"风水"。

（2）疮毒内侵　皮肤疮疖，邪毒内侵，湿热郁遏肌表，内犯肺脾，致使肺失通调，脾失健运，水无所主，流溢肌肤，发为水肿。又湿热下注，灼伤膀胱血络而产生尿血。

急性肾炎的主要病因为外感风邪、湿热、疮毒，导致肺脾肾三脏功能失调，其中以肺脾功能失调为主。风、热、毒与水湿互结，导致通调、运化、开阖失司，水液代谢障碍而为水肿；热伤下焦血络而致尿血；重症者，水邪泛滥可致邪陷心肝、水凌心肺、水

链球菌致肾炎菌株抗原成分

原位免疫复合物　　　　形成循环免疫复合物　　　　诱发自身免疫

激活补体

内皮细胞肿胀，系膜细胞增生　←　肾小球炎症病变

毛细血管腔闭塞

肾小球基底膜破坏

GFR下降

蛋白尿、血尿、管型尿

球管失衡　──→　少尿、无尿

钠、水潴留

血容量增加　──→　水肿、高血压、急性循环充血

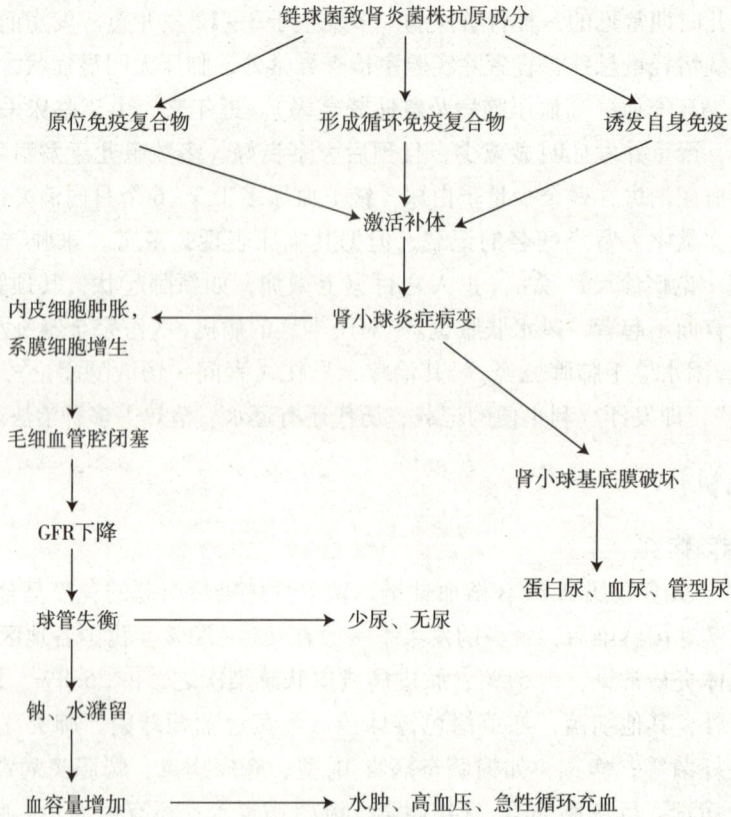

图7-1　急性链球菌感染后肾炎发病机制示意图

毒内闭之证；若湿热久恋，伤阴耗气，可致阴虚邪恋或气虚邪恋，使病程迁延；病久入络，致脉络阻滞，尚可出现尿血不止、面色晦滞、舌质紫等瘀血之证。

【临床表现】

急性肾炎发病前 1～3 周有上呼吸道或皮肤等前驱感染史，急性期常有全身不适、食欲不振、乏力、发热、头痛、头晕、气急、咳嗽、恶心、呕吐、腹痛及鼻出血等。临床表现轻重悬殊，轻者无临床症状，仅见镜下血尿，重者可呈急进性过程，短期内可出现肾功能不全。

1. 水肿　70% 的病例有水肿，一般仅累及眼睑及颜面部，重者 2～3 天可遍及全身，呈非凹陷性。

2. 血尿　50%～70% 的病例有肉眼血尿，一般 1～2 周后转为显微镜下血尿。

3. 蛋白尿　程度不等，有 20% 可达肾病水平。蛋白尿患者病理上常呈严重系膜增生。

4. 高血压　30%～80% 的病例有血压增高。

5. 尿量减少　肉眼血尿严重者可伴有尿量减少。

【辅助检查】

1. 尿常规 典型所见为血尿。尿镜检除多少不等的红细胞外，还可有透明、颗粒或红细胞管型，疾病早期可见较多的白细胞和上皮细胞。尿蛋白可在 + ~ + + 之间。

2. 血常规 外周血白细胞一般轻度升高或正常，血沉加快。

3. 血清学及肾功能检查 咽炎病例，抗链球菌溶血素 O（ASO）往往增加，10 ~ 14 天开始升高，3 ~ 5 周达高峰，3 ~ 6 个月恢复正常。80% ~ 90% 的患者血清 C_3 下降，94% 的病例至第 8 周恢复正常。明显少尿时血尿素氮和肌酐可升高。肾小管功能正常。持续少尿、无尿者，血肌酐升高，内生肌酐清除率降低，尿浓缩功能也受损。

【诊断】

1. 临床诊断依据

（1）有前驱感染病史。发病前 1 ~ 4 周多有呼吸道或皮肤感染，猩红热等链球菌感染或其他急性感染史。

（2）急性起病，急性期一般为 2 ~ 4 周。

（3）可出现浮肿及尿量减少。浮肿为紧张性，且浮肿轻重与尿量有关。

（4）起病即有血尿，呈肉眼血尿或镜下血尿。

（5）1/3 ~ 2/3 患儿病初有高血压，常为 120 ~ 150/80 ~ 110mmHg。非典型病例可无水肿、高血压及肉眼血尿，仅发现镜下血尿。

（6）重症早期可出现以下并发症：

①高血压脑病：血压急剧增高，常见剧烈头痛及呕吐；继之出现视力障碍，嗜睡或烦躁，或阵发性惊厥，渐至昏迷；少数可见暂时偏瘫失语，严重时发生脑疝。具有高血压伴视力障碍、惊厥、昏迷三项之一者即可诊断。

②严重循环充血：可见气急、咳嗽、胸闷，不能平卧，肺水肿，肺底部湿啰音，肝大有压痛，心率快，见奔马律等。

③急性肾功能不全：严重少尿或无尿患儿可出现血尿素氮及肌酐升高、电解质紊乱和代谢性酸中毒，一般持续 3 ~ 5 日，但在尿量逐渐增多后，病情可好转。若持续数周仍不恢复，则预后严重，可能为急进性肾炎。

（7）尿检均有红细胞增多，尿红细胞形态为肾小球性红细胞，可伴有不同程度的血清总补体及 C_3 的一过性明显下降，抗链球菌溶血素"O"抗体可增高。

2. 鉴别诊断 急性肾炎必须注意和以下疾病鉴别：

（1）**其他病原体感染后的肾小球肾炎** 多种病原体均可引起急性肾炎，可从原发感染灶及各自的临床特点相区别。

（2）**IgA 肾病** 以血尿为主要症状，表现为反复发作性肉眼血尿。多在上呼吸道感染后 24 ~ 48 小时出现血尿，多无水肿、高血压，血清 C_3 正常。确诊靠肾活体组织免疫病理检查。

（3）**慢性肾炎急性发作** 既往肾炎史不详，无明显前期感染。除有肾炎症状外，常有贫血、肾功能异常、低比重尿或固定低比重尿，尿改变以蛋白增多为主。

（4）**原发性肾病综合征** 具有肾病综合征表现的急性肾炎需与原发性肾病综合征鉴别。若患儿呈急性起病，有明确的链球菌感染的证据，血清 C_3 降低，肾活体组织检查病理为毛细血管内增生性肾炎者有助于急性肾炎的诊断。

（5）**其他** 还应与急进性肾炎或其他系统性疾病引起的肾炎，如紫癜性肾炎、狼疮性肾炎等相鉴别。

【治疗】

1. 治疗原则 西医治疗原则为休息、低盐饮食、抗感染对症支持治疗。中医治疗：急性期以邪实为患，治以祛邪，宜宣肺利水、清热凉血、解毒利湿；恢复期以正虚邪恋为主要病机，治以扶正兼祛邪为要，并应根据正虚与余邪孰多孰少，以确定补虚及祛邪的比重。如恢复期的早期，以湿热未尽为主，治宜祛除湿热余邪，佐以扶正（养阴或益气）；后期湿热已渐尽，则应以扶正为主，佐以清热或化湿。若纯属正气未复，则宜用补益为法。但应注意，治疗本病，不宜过早温补，以免留邪而迁延不愈，应掌握补益不助邪、祛邪不伤正的原则。

2. 西医治疗

常规治疗

（1）**休息** 急性期需卧床 2～3 周，直到肉眼血尿消失，水肿减退，血压正常，即可下床进行轻微活动。血沉正常可上学，但应避免重体力活动和剧烈体育锻炼。尿检完全正常后方可恢复体力活动。

（2）**饮食** 以低盐饮食为好［钠摄入量＜1g/d，或＜60mg/（kg·d）］，严重水肿或高血压患者需无盐饮食。水分一般不限，有氮质血症者应限蛋白，可给优质动物蛋白 0.5g/（kg·d）。

（3）**抗感染** 有感染灶时连续用青霉素 10～14 天。

对症治疗

（1）**利尿** 经控制水、盐入量后仍水肿、少尿者可用氢氯噻嗪 1～2mg/（kg·d），分 2～3 次口服。无效时需用呋塞米，口服剂量为 2～5mg/（kg·d），注射剂量为每次 12mg/kg，每日 1～2 次，静脉注射剂量过大时可有一过性耳聋。

（2）**降血压** 凡经休息，控制水、盐摄入，利尿而血压仍高者均应给予降压药降低血压。①硝苯地平：钙拮抗剂，开始剂量为 0.25mg/（kg·d），最大剂量为 1mg/（kg·d），分 3 次口服；②卡托普利：血管紧张素转换酶抑制剂，初始剂量为 0.3～0.5mg/（kg·d），最大剂量为 5～6mg/（kg·d），分 3 次口服，与硝苯地平交替使用降压效果更佳。

严重循环充血的治疗

（1）纠正水钠潴留，恢复正常血容量，可使用呋塞米注射。

（2）表现有肺水肿者除一般对症治疗外，可加用硝普钠 5～20mg 加入 5% 葡萄糖液 100mL 中，以 1μg/（kg·min）速度静脉滴注，用药时严密监测血压，随时调节药液滴速，每分钟不宜超过 8μg/kg，以防发生低血压。滴注时针筒、输液管等须用黑纸覆盖，以免药物遇光分解，影响疗效。

（3）对难治病例可采用连续血液净化治疗或透析治疗。

3. 中医治疗

（1）**辨证论治** 急性肾炎以八纲辨证为纲，重在辨虚实。急性期为正盛邪实阶段，治宜宣肺利水、清热凉血、解毒利湿；恢复期多为虚证，治疗多以扶正祛邪为主。

本病还需辨证候的轻重。轻证一般以风水相搏证、湿热内侵证等常证的证候表现为主。重证则为全身严重浮肿，持续尿少，甚则尿闭，并可在短期内出现邪陷心肝、水凌心肺、水毒内闭的危急证候。对于变证，应根据证候分别采用平肝息风、清心利水，或泻肺逐水、温补心阳，或通腑泄浊为主，必要时配合西药综合抢救治疗。

急性期

常证

①风水相搏

证候：水肿自眼睑开始迅速波及全身，以头面部肿势为著，皮色光亮，按之凹陷随手而起，尿少色赤，微恶风寒或伴发热，咽红咽痛，鼻塞咳嗽，骨节酸痛，舌质淡，苔薄白或薄黄，脉浮。

治法：疏风宣肺，利水消肿。

方药：麻黄连翘赤小豆汤合五苓散加减。咳嗽气喘者，加苏子、葶苈子、射干、桑白皮；偏风寒证，见骨节酸楚疼痛者，加羌活、防己；偏风热证，见发热、汗出、口干或渴、苔薄黄者，加金银花、黄芩；血压升高明显者，去麻黄，加钩藤、牛膝、浮萍、夏枯草；血尿严重者，加大蓟、小蓟、仙鹤草、茜草。若风热蕴结于咽喉者，可用银翘散合五苓散加减以疏风清热、利咽解毒、利水消肿。

②湿热内侵

证候：浮肿或轻或重，小便黄赤而少，甚者尿血，头身困重，常有近期疮毒史，烦热口渴，舌质红，苔黄腻，脉滑数。

治法：清热利湿，凉血止血。

方药：五味消毒饮合小蓟饮子加减。小便赤涩者，加石韦、白花蛇舌草、金钱草；口苦口黏者，加茵陈蒿、龙胆草；皮肤湿疹者，加白鲜皮、苦参、地肤子；大便秘结者，加生大黄；口苦心烦者，加龙胆草、黄芩。

变证

①邪陷心肝

证候：肢体、面部浮肿，头痛眩晕，视物模糊，烦躁不安，口苦，恶心呕吐，甚至抽搐，昏迷，尿短赤，舌质红，苔黄糙，脉弦数。

治法：平肝潜阳，泻火泄热

方药：龙胆泻肝汤合羚角钩藤汤加减。大便秘结者，加生大黄、玄明粉；头痛眩晕较重者，加夏枯草、石决明；恶心呕吐者，加半夏、胆南星；昏迷抽搐者，可加服牛黄清心丸或安宫牛黄丸。

②水凌心肺

证候：全身明显浮肿，频咳气急，面色苍白，甚则唇指青紫，胸闷心悸，不能平卧，烦躁不宁，舌质暗红，舌苔白腻，脉沉细无力。

治法：泻肺逐水，温阳扶正。

方药：己椒苈黄丸合参附汤加减。若见面色灰白，四肢厥冷，汗出脉微，是心阳虚衰之危象，应急用独参汤或参附龙牡救逆汤。本证之轻证，也可用三子养亲汤加减，以理肺降气，利水消肿。

③水毒内闭

证候：全身浮肿，尿少或尿闭，色如浓茶，恶心呕吐，头晕头痛，嗜睡，甚则昏迷，舌质淡胖，苔垢腻，脉象滑数或沉细数。

治法：通腑泄浊，解毒利尿。

方药：温胆汤合附子泻心汤加减。呕吐频繁者，服玉枢丹辟秽止呕。不能进药者，可用上方浓煎成 100~200mL，待温，作保留灌肠，每日 1~2 次；也可用解毒保肾液以降浊除湿解毒，药用生大黄30g，六月雪30g，蒲公英30g，益母草20g，川芎10g，浓煎 200mL，每日分 2 次保留灌肠。昏迷惊厥者，加服安宫牛黄丸或紫雪丹，水溶化后鼻饲。

恢复期

若浮肿消退、尿量增加、血压下降、血尿及蛋白尿减轻，即标志病程进入了恢复期。此期为正气渐虚，余邪留恋阶段，尤其在恢复期早期，常以湿热留恋为主。

①阴虚邪恋

证候：乏力头晕，手足心热，腰酸盗汗，潮热烦躁，或有反复咽红，舌红苔少，脉细数。

治法：滋阴补肾，兼清余热。

方药：知柏地黄丸合二至丸加减。血尿日久不愈者，加仙鹤草、茜草；舌质暗红者，加参三七、琥珀；反复咽红，加山豆根、玄参、板蓝根。

②气虚邪恋

证候：身倦乏力，懒言，面色萎黄，纳少便溏，自汗出，易于感冒，舌淡红，苔白，脉缓弱。

治法：健脾益气，兼化湿浊。

方药：参苓白术散加减。血尿持续不消者，可加三七、当归；舌质淡暗或有瘀点者，加红花、丹参、泽兰。

（2）中成药

①银黄口服液：每次 5~10mL，1 日 2~3 次。用于急性期风热及热毒证。

②肾炎清热片：每次 3g，1 日 2~3 次。用于急性期风热、热毒、湿热等证。

③肾炎消肿片：每次 2 片，1 日 2~3 次。用于急性期寒湿证，也可用于恢复期气虚邪恋证。

④清开灵注射液：每次 10~20mL，加入 5% 葡萄糖注射液 100~250mL 中，静脉滴

注，1日1次。用于急性期热毒证或邪陷心肝证。

⑤知柏地黄丸：每次3g，1日2～3次。用于恢复期阴虚邪恋证。

【预防与调护】

1. 平时加强锻炼，增强体质，以提高抗病能力。

2. 防治链球菌感染是预防急性肾炎的根本。

3. 彻底治疗呼吸道、口腔、皮肤、中耳等各部位感染。

4. 病初应注意休息，尤其水肿、尿少、高血压明显者应卧床休息。待血压恢复，水肿消退，尿量正常后方逐渐增加活动。

5. 水肿期及血压增高者，应限制盐和水的摄入量。每日准确记录尿量、入水量和体重，并监测血压。

6. 急性期应限制蛋白质的摄入。

第三节　肾病综合征

肾病综合征（简称肾病）是一组由多种病因引起的临床综合征，以大量蛋白尿、低蛋白血症、高脂血症及不同程度的水肿为其主要特征。肾病是一种常见病，多发生于2～8岁小儿，其中2～5岁为发病高峰，男多于女。多数患儿经恰当治疗后预后良好，但部分患儿病情反复，病程迁延，预后欠佳。

小儿肾病属中医"水肿"范畴，且多属阴水，以肺脾肾三脏虚弱为本，尤以脾肾亏虚为主。《诸病源候论·水通身肿候》云："水病者，由脾肾俱虚故也。肾虚不能宣通水气，脾虚又不能制水，故水气盈溢，渗液皮肤，流遍四肢，所以通身肿也。"

【病因病机】

1. 西医病因病机　病因及发病机制目前尚不明确。

（1）肾小球毛细血管壁结构或电荷的变化可导致蛋白尿。实验动物模型及人类肾病研究发现，微小病变时肾小球滤过膜阴离子丢失增多，导致静电屏障破坏，使大量带负电荷的中分子血浆白蛋白滤出，形成高选择性蛋白尿；也可因分子滤过屏障损伤，尿中丢失多种大中分子蛋白，形成低选择性蛋白尿。

（2）非微小病变型常见免疫球蛋白和（或）补体成分肾内沉积，局部免疫病理过程可损伤滤过膜的正常屏障作用而发生蛋白尿。

（3）微小病变型肾小球未见以上沉积，其滤过膜静电屏障损伤的原因可能与细胞免疫失调有关。

（4）患者外周血淋巴细胞培养上清液经尾静脉注射，可致小鼠发生大量蛋白尿和肾病综合征的病理改变，表明T淋巴细胞异常参与本病的发病。

2. 中医病因病机　小儿禀赋不足，久病体虚，外邪入里，致肺脾肾三脏亏虚是发生本病的主要因素。而肺脾肾三脏功能虚弱，气化、运化功能失常，封藏失职，精微外泄，水液停聚则是本病的主要发病机理。

（1）**肺脾肾脏亏虚**　人体水液的正常代谢，水谷精微的输布、封藏，均依赖肺的通调，脾的转输，肾的开阖及三焦、膀胱的气化来完成。若肺脾肾三脏虚弱，功能失常，必然导致"水精输布"失调。水液输布失常，泛溢肌肤则发为水肿；精微不能输布、封藏而下泄则出现蛋白尿。正如《景岳全书·肿胀》说："凡水肿等证，乃肺脾肾三脏相干之病。盖水为至阴，故其本在肾；水化于气，故其标在肺；水惟畏土，故其制在脾。今肺虚则气不化精而化水，脾虚则土不制水而反克，肾虚则水无所主而妄行。"可见肾病的根本在肾与脾，标在肺。

（2）**诸邪交互为患**　外感、水湿、湿热、瘀血及湿浊是促进肾病发生发展的病理环节，与肺脾肾三脏虚弱互为因果。

若肺脾肾三脏气虚，卫外不固则易感受外邪，外邪进一步伤及肺脾肾，从而使水液代谢障碍加重，病情反复。水湿是贯穿病程始终的病理产物，既可以阻碍气机运行，又可伤阳、化热，形成瘀血。水湿内停，郁久化热可成湿热；或长期过量用扶阳辛热之品而助火生热，或招致外邪热毒入侵，致邪热与水湿互结，酿成湿热。湿热久结，难解难分，从而使病情反复迁延难愈。肾病精不化气而化水，水停则气滞，气滞则血瘀，血瘀又加重气滞，气化不利而加重水肿。水肿日久不愈，气机壅塞，水道不利，而致湿浊不化，水毒潴留。

《景岳全书·肿胀》云："凡欲辨水气之异者，在欲辨其阴阳耳。"肾病的病情演变，多以肺肾气虚、脾肾阳虚为主；病久不愈或反复发作或长期使用激素者，可阳损及阴，肝失滋养，出现肝肾阴虚或气阴两虚之证。

总之，肾病的病因病机涉及内伤、外感，关系脏腑、气血、阴阳，以正气虚弱为本，邪实蕴郁为标，属本虚标实、虚实夹杂的病证。

【临床表现】

水肿最常见，开始见于眼睑，以后逐渐遍及全身，呈凹陷性，严重者可有腹腔积液或胸腔积液。一般起病隐匿，常无明显诱因。大约30%有病毒感染或细菌感染的病史，70%肾病复发与病毒感染有关。常伴有尿量减少，颜色变深，无并发症的患者无肉眼血尿，而短暂的镜下血尿可见于大约15%的患者。大多数患者血压正常，但轻度高血压也可见于约15%的患者，严重的高血压通常不支持微小病变型肾病综合征的诊断。约30%的病例因血容量减少而出现短暂的肌酐清除率下降，一般肾功能正常，急性肾衰竭少见。部分病例晚期可有肾小管功能障碍，出现低血磷性佝偻病、肾性糖尿、氨基酸尿和酸中毒等。

【辅助检查】

1. 尿液分析

（1）**常规检查**　尿蛋白定性多为＋＋＋，约15%的患者有短暂显微镜下血尿，大多可见透明管型、颗粒管型和卵圆脂肪小体。

（2）蛋白定量　24 小时尿蛋白定量＞50mg/kg，为肾病范围的蛋白尿。尿蛋白/尿肌酐（mg/mg），正常儿童上限为 0.2，肾病患者＞3.5。

2. 血清蛋白、胆固醇和肾功能测定　血清白蛋白浓度为 30g/L（或更少）可诊断为肾病综合征的低白蛋白血症。IgG 减低，IgM、IgE 可增加。胆固醇＞5.7mmol/L 和甘油三酯升高，LDL 和 VLDL 增高，HDL 多正常。BUN、Cr 在肾炎性肾病综合征可升高，晚期可有肾小管功能损害。

3. 血清补体测定　微小病变型肾病综合征或单纯性肾病综合征患儿血清补体水平正常，肾炎性肾病综合征患儿补体可下降。

4. 血清学检查　对新诊断的肾病患者需检测抗核抗体（ANA），抗 - ds - DNA 抗体，Smith 抗体等。对具有血尿、补体减少并有临床表现的患者尤其重要。

5. 肾穿刺活组织检查　多数儿童肾病综合征不需要进行诊断性肾活体组织检查。肾病综合征肾活体组织检查的指征：①对糖皮质激素治疗耐药或频繁复发者；②临床或实验室证据支持肾炎性肾病或继发性肾病综合征者。

【诊断】

1. 临床诊断依据　本病分为单纯型肾病综合征和肾炎型肾病综合征。

（1）单纯型肾病综合征具备四大特征：①全身高度水肿；②大量蛋白尿（尿蛋白定性常在 + + +以上，24 小时尿蛋白定量≥50mg/kg）；③高脂血症（血浆胆固醇：儿童≥5.7mmol/L，婴儿≥5.2mmol/L）；④低白蛋白血症（血浆白蛋白：儿童＜30g/L，婴儿＜25g/L）。上述也就是临床常说的"三高一低"，其中以大量蛋白尿和低白蛋白血症为必备条件。

（2）肾炎型肾病综合征除单纯型肾病的四大特征外，还具有以下四项中之一项或多项。①明显血尿：尿中红细胞≥10 个/HP（见于 2 周内 3 次离心尿标本）。②高血压持续或反复出现：学龄儿童血压≥130/90mmHg，学龄前儿童血压≥120/80mmHg，并排除激素所致者。③持续性氮质血症（血尿素氮≥10.7mmol/L），并排除血容量不足所致者。④血总补体量或血 C_3 反复降低。

2. 鉴别诊断

（1）过敏性紫癜性肾炎　患儿除有水肿、血尿、蛋白尿等表现外，还有过敏性皮疹、关节肿痛、腹痛、便血等症状。

（2）急性肾炎　多见于溶血性链球菌感染之后。肾病综合征与急性肾炎均以浮肿及尿改变为主要特征，但肾病综合征以大量蛋白尿为主，且伴低白蛋白血症及高脂血症，浮肿多为凹陷性；急性肾炎则以血尿为主，浮肿多为非凹陷性。

【治疗】

1. 治疗原则　西医以一般治疗、糖皮质激素、免疫抑制剂治疗为主。中医治疗以扶正培本为主，重在益气健脾补肾、调理阴阳，同时注意配合宣肺、利水、清热、化瘀、化湿、降浊等祛邪之法以治其标。

2. 西医治疗

（1）对症治疗　①利尿：水肿严重时可予以利尿剂，常选用氢氯噻嗪（双氢克尿噻）、螺内酯（安体舒通）、呋塞米等。必要时可予以低分子右旋糖酐、人血清白蛋白或血浆等扩容利尿。②降压：合并高血压时应降压治疗，可选用血管紧张素转换酶抑制剂卡托普利，每日1mg/kg，最大剂量为每日6mg/kg，分3次口服；钙离子拮抗剂硝苯地平（心痛定）0.2~0.3mg/kg。③感染：肾病综合征患者的体液免疫功能低下，易反复发生感染，一旦发生应及时抗感染治疗。

（2）肾上腺皮质激素疗法　目前，多选用醋酸泼尼松（强的松）中、长程疗法，中程疗法疗程为6个月，长程则为9个月。初用醋酸泼尼松，每日1.5~2.0mg/kg，分3~4次服用，共4周，若4周内尿蛋白转阴（7日内尿蛋白连续3次阴性至极微量，或每小时≤4mg/m²），则改为醋酸泼尼松2mg/kg，隔1日早餐后顿服，继用4周。以后每2~4周减量1次，直至停药。激素疗效的判断分为：激素敏感、激素部分敏感、激素耐药、激素依赖等。长期应用激素要注意其副作用。

（3）免疫抑制剂　主要用于肾病综合征频繁复发，糖皮质激素依赖、耐药或出现严重副作用者。在小剂量糖皮质激素隔日使用的同时可选用下列免疫抑制剂：①环磷酰胺：一般剂量为2.0~2.5mg/（kg·d），分3次口服，疗程8~12周，总量不超过200mg/kg；或用环磷酰胺冲击治疗，剂量为10~12mg/（kg·d），加入5%葡萄糖盐水100~200mL内静脉滴注1~2小时，连续2天为1疗程。用药期间嘱多饮水，每2周重复1疗程，累积量<150~200mg/kg。副作用有白细胞减少、肝功能损害、秃发、出血性膀胱炎等，少数可发生肺纤维化，远期可有性腺损害。病情需要者可小剂量、短疗程、间断用药，避免青春期前和青春期用药。②其他免疫抑制剂：可根据患者需要选用苯丁酸氮芥、硫唑嘌呤、环孢霉素及雷公藤多苷片等。

3. 中医治疗

（1）辨证论治　肾病的辨证首先要分清本证与标证，明确标本后，重在辨虚实。肾病的本证以正虚为主，有肺脾气虚、脾肾阳虚、肝肾阴虚及气阴两虚。初期、水肿期及恢复期多以阳虚、气虚为主；难治病例，病久不愈或反复发作或长期使用激素者，可由阳虚转化为阴虚或气阴两虚。阳虚乃病理演变之本始。肾病的标证以邪实为患，有外感、水湿、湿热、湿浊及血瘀。临床以外感、湿热、血瘀多见，水湿主要见于明显水肿期，湿浊则多见于病情较重者或病程晚期。

治疗以扶正培本为主，重在益气健脾补肾、调理阴阳，同时注意配合宣肺、利水、清热、化瘀、化湿、降浊等祛邪之法以治其标。

单纯中药治疗效果欠佳者，应配合必要的西药等综合治疗。对肾病之重症，出现水凌心肺、邪侵心肝或湿浊毒邪内闭之证，应结合西药抢救治疗。

本证

①肺脾气虚

证候：全身浮肿，面目为著，尿量减少，气短乏力，自汗出，易感冒，面白身重，纳呆便溏，或有上气喘息，咳嗽，舌淡胖，脉虚弱。

治法：益气健脾，宣肺利水。

方药：防己黄芪汤合五苓散加减。浮肿明显者，加五皮饮；伴上气喘息、咳嗽者，加杏仁、麻黄、桔梗；常自汗出而易感冒者，应重用黄芪，加防风、煅牡蛎；若同时伴有腰脊酸痛，多为肾气虚的表现，应加用菟丝子、五味子、肉苁蓉等。

②脾肾阳虚

证候：全身明显浮肿，按之深陷难起，腰、腹、下肢尤甚，面白无华，神疲蜷卧，畏寒肢冷，小便短少不利，可伴有胸水、腹水，恶心呕吐，纳少便溏，舌质淡胖或有齿印，苔白滑，脉沉细无力。

治法：温肾健脾，化气行水。

方药：偏肾阳虚，真武汤合黄芪桂枝五物汤加减。偏脾阳虚，实脾饮加减。肾阳虚重者，加用仙灵脾、巴戟天、仙茅、杜仲等；水湿重者，加五苓散；若兼有咳嗽、胸满、气促不能平卧者，加用己椒苈黄丸；兼有腹水者，加牵牛子、带皮槟榔。

③肝肾阴虚

证候：浮肿或重或轻，头痛头晕，心烦躁扰，手足心热或面色潮红，口干咽燥，目睛干涩或视物不清，痤疮，失眠多汗，舌红苔少，脉弦细数。

治法：滋阴补肾，平肝潜阳。

方药：知柏地黄丸加减。肝阴虚突出者，加用沙参、沙苑子、菊花、夏枯草；肾阴虚突出者，加枸杞子、五味子、天冬；阴虚火旺者，重用知母、生地黄、黄柏；有水肿者，加车前子等。

④气阴两虚

证候：面色无华，神疲乏力，汗出，易感冒或有浮肿，头晕耳鸣，手足心热，口干咽燥或长期咽痛，咽部暗红，舌质稍红，舌苔少，脉细弱。

治法：益气养阴，化湿清热。

方药：六味地黄丸加黄芪。气虚突出者，重用黄芪，加党参、白术；阴虚偏重者，加怀牛膝、麦冬、玄参、枸杞子；阴阳两虚者，应加益气温肾之品，如仙灵脾、菟丝子、肉苁蓉、巴戟天等。

标证

①外感风邪

证候：发热，恶风，无汗或有汗，流涕，头身疼痛，咳嗽，或喘咳气急，或咽痛，乳蛾肿痛，舌苔薄，脉浮。

治法：外感风寒，辛温宣肺祛风；外感风热，辛凉宣肺祛风。

方药：外感风寒，麻黄汤加减。外感风热，银翘散加减。无论风寒、风热，如伴有水肿者，均可加五苓散；乳娥肿痛者，加山豆根、板蓝根、冬凌草；风邪闭肺者，属风寒闭肺用小青龙汤或射干麻黄汤加减，属风热闭肺用麻杏石甘汤加减。

②水湿

证候：全身浮肿，肿甚者皮肤光亮，可伴见腹胀、水鼓，水聚肠间，辘辘有声，或见胸闷气短，甚有喘咳，心下痞满，小便短少，脉沉。

治法：一般从主证治法。伴水鼓、悬饮者可短期采用补气健脾、逐水消肿法。

方药：防己黄芪汤合己椒苈黄丸加减。脘腹胀满者，加厚朴、莱菔子、大腹皮、槟榔；胸闷气短，喘咳者，加麻黄、苏子、杏仁、生姜皮、桑白皮；若水鼓，悬饮，胸闷腹胀，大小便不利，体质尚可者，可短期应用甘遂、牵牛子。

当单纯中药不能奏效时，可配合西药利尿剂短期应用。

③湿热

证候：皮肤脓疱疮、疖肿、疮疡、丹毒等，或口黏口苦，口干不欲饮，脘闷纳差等，或小便频数不爽、量少、有灼热或刺痛感、色黄赤浑浊，小腹坠胀不适，或有腰痛，恶寒发热，口苦便秘，舌质红，苔黄腻，脉滑数。

治法：上焦湿热，清热解毒；中焦湿热，清热解毒，化浊利湿；下焦湿热，清热利湿。

方药：上焦湿热，五味消毒饮加减。中焦湿热，甘露消毒丹加减，常用黄芩、茵陈蒿、滑石泻火解毒；下焦湿热，八正散加减。

④血瘀

证候：面色紫暗或晦暗，眼睑下青暗，唇舌紫暗，皮肤不泽或肌肤甲错或有紫纹或血缕，常伴有腰痛或胁下癥瘕积聚，舌有瘀点或瘀斑，苔少，脉弦涩等。

治法：活血化瘀。

方药：桃红四物汤加减。尿血者，选加仙鹤草、旱莲草、蒲黄炭、茜草、三七；瘀血重者，加三棱、水蛭、莪术；血胆固醇过高，多从痰瘀论治，常选用泽泻、半夏、胆南星、瓜蒌、生山楂；若兼有忧郁不乐、胸胁胀满、腹胀腹痛、嗳气呃逆等气滞血瘀的表现，可选加郁金、大腹皮、陈皮、木香、厚朴。本证之高黏滞血症，可用水蛭粉装胶囊冲服，每日 1.5~3g 为宜。

⑤湿浊

证候：纳呆，身重困倦或精神萎靡，恶心呕吐，水肿加重，舌苔厚腻，脉濡。

治法：利湿降浊。

方药：温胆汤加减。若呕吐频繁者，加代赭石、旋覆花；若舌苔黄腻、口苦口臭之湿浊化热者，可选加黄连、黄芩、大黄；若肢冷倦怠、舌质淡胖之湿浊偏寒者，可选加党参、吴茱萸、淡附片、姜汁黄连、砂仁等寒温并用，温中清热；若湿邪偏重，舌苔白腻者，选加苍术、厚朴、生薏仁。

（2）中成药

①雷公藤多苷片：每日 1mg/kg，分 2~3 次口服，3 个月为 1 疗程。用于肾病之各种证型。

②肾炎消肿片：每次 2 片，1 日 2~3 次。用于脾虚湿困证。

③肾康宁片：每次 2 片，1 日 2~3 次。用于肾阳虚弱，瘀水互结证。

④六味地黄丸：每次 3g，1 日 2~3 次。用于肝肾阴虚证。

【预防与调护】

1. 寻找原发病，若有皮肤疮疖、痒疹、龋齿或扁桃体炎等病灶应及时处理。

2. 接触日光，呼吸新鲜空气，防止呼吸道感染。保持皮肤及外阴、尿道口清洁，防止皮肤及尿道感染。

3. 水肿明显者应卧床休息，病情好转后可逐渐增加活动。

4. 水肿期及血压增高者应限制盐的摄入，并控制入水量。

5. 水肿期应给予清淡易消化食物。蛋白质的摄入量应控制在 1.5~2.0g/kg，避免过高或过低。

6. 水肿期应每日准确记录患儿的饮水量及尿量，测体重 1 次，了解水肿的增减程度。

习　题

1. 婴儿肾脏位置，其下极可低至髂峰以下第几腰椎水平
   A. 2　　　　　　　　　B. 3　　　　　　　　　C. 4
   D. 5　　　　　　　　　E. 1

2. 儿童 3 岁的尿量为
   A. 250~400mL/d　　　B. 400~500mL/d　　　C. 600~700mL/d
   D. 500~600mL/d　　　E. 700~800mL/d

3. 肾病综合征的主要表现包括
   A. 高脂血症　　　　　B. 大量蛋白尿　　　　C. 严重水肿
   D. 低蛋白血症　　　　E. 以上都是

4. 小儿水肿的主要病位在
   A. 心、肝、肾　　　　B. 心、脾、肾　　　　C. 肺、脾、肾
   D. 肺、心、肾　　　　E. 肺、肝、肾

5. 患儿浮肿或轻或重，小便黄赤而少，甚者尿血，烦热口渴，头身困重，常有近期疮毒史，舌质红，苔黄腻，脉滑数。其治疗原则是
   A. 通腑泄浊，解毒利尿　　B. 疏风宣肺，利水消肿　　C. 清热利湿
   D. 泻肺逐水，温阳扶正　　E. 益气固卫，健脾化湿

6. 肾病综合征的西医治疗原则是
   A. 糖皮质激素治疗　　　B. 免疫抑制剂治疗　　　C. 利尿
   D. 抗感染　　　　　　　E. 以上皆是

7. 肾病综合征的中医治疗原则中，最主要的是
   A. 益气健脾补肾　　　　B. 清热解毒　　　　　C. 活血化瘀
   D. 降浊　　　　　　　　E. 清热祛湿

8. 单纯型肾病不具备的特征是
   A. 全身高度水肿　　　　B. 大量蛋白尿　　　　C. 高脂血症

D. 低蛋白血症　　　　　E. 血尿

9. 患儿全身浮肿，面目为著，尿量减少，面白身重，气短乏力，纳呆便溏，自汗出，易感冒，或有上气喘息，咳嗽，舌淡胖，脉虚弱。选用方剂为

A. 温胆汤加减　　　　　　B. 防己黄芪汤合己椒苈黄丸加减

C. 麻黄汤加减　　　　　　D. 防己黄芪汤合五苓散加减

E. 桃红四物汤加减

10. 患儿全身浮肿，肿甚者皮肤光亮，可伴见腹胀、水鼓，水聚肠间，辘辘有声，或见胸闷气短，心下痞满，甚有喘咳，小便短少，脉沉。其临床治疗原则是

A. 补气健脾、逐水消肿　　B. 清热利湿、凉血止血　　C. 泻肺逐水、温阳扶正

D. 滋阴补肾、平肝潜阳　　E. 活血化瘀

第八章 神经系统疾病

1. 掌握小儿癫痫、化脓性脑膜炎、病毒性脑炎的临床表现、诊断及治疗。

2. 熟悉小儿癫痫的分类，西医抗癫痫药物的使用原则；癫痫、化脓性脑膜炎、病毒性脑炎的鉴别诊断及辅助检查。

3. 了解小儿神经系统的解剖生理特点及小儿癫痫、化脓性脑膜炎、病毒性脑炎的病因和发病机制。

第一节 小儿神经系统的解剖、生理特点

小儿神经系统发育最早，且发育亦迅速。出生时脑重量平均为370g，占体重的1/9~1/8，已达成人脑重（约1500g）的25%；6个月时脑重600~700g；2岁时达900~1000g；7岁时已接近成人脑重。出生时大脑的外观已与成人相似，有主要的沟回，但较浅，大脑皮层较薄，细胞分化较差，而中脑、脑桥、延髓发育已较好，可保证生命中枢的功能。新生儿的神经细胞数目已与成人相同，但其树突与轴突少而短，以后神经细胞体积逐渐增大，树突逐渐增多加长。3岁时神经细胞已基本分化完成，8岁时接近成人。神经髓鞘化到3岁时才完成，故在婴儿期各种刺激引起的神经冲动传导较慢，易于泛化，且不易在大脑皮层形成明显的兴奋灶。初生婴儿的活动主要由皮质下中枢调节，因此，动作多缓慢呈蠕动样且肌张力高；随着神经系统发育成熟，活动则由大脑中枢进行调节。在生长时期小儿脑的耗氧量较大，基础状态下，小儿脑耗氧量占总耗氧量的50%（成人为20%）。长期营养缺乏可引起脑的生长发育落后。

脊髓的发育在出生时已较成熟，重量为2~6g，到2岁时已接近成人。脊髓随年龄的增长而加长，脊髓下端在新生儿期位于第3腰椎下缘，4岁时上移至第1腰椎，做腰椎穿刺时应注意。胎儿的脊髓发育相对较成熟，出生后即具有觅食、吸吮、吞咽、拥抱、握持等反射。2岁后神经反射才稳定。

第二节 癫 痫

癫痫是由多种原因引起的脑部慢性疾患，为脑内神经元群反复发作性异常放电引起的突发性和暂时性脑功能异常。临床表现为运动、意识、感觉、情感、认知异常，精神及自主神经功能障碍。

癫痫可发生于任何年龄，半数以上起病于10岁以内，小儿癫痫的患病率为3‰~6‰。其预后与病因、发作类型、发作频率、起病年龄及治疗是否合理等多种因素有关。长期、频繁或严重的发作会导致进一步脑损伤，甚至出现持久性神经精神障碍。

本病相当于中医"痫病""癫痫"。

知识链接

世界癫痫日

2002年，国际癫痫署、国际抗癫痫联盟和世界卫生组织共同发起了"全球抗癫痫运动"来纪念意大利一位著名的癫痫病治疗专家，而这位癫痫病专家Valentine恰好与情人节Valentine's Day同名，因此，他们宣布2月14日为"世界癫痫日"。

【病因病机】

1. 西医病因病机 癫痫的病因可分为三类：①特发性癫痫（原发性癫痫）：指脑内未能找到有关的结构变化和代谢异常，而与遗传因素密切相关的癫痫；②症状性癫痫（继发性癫痫）：指与脑内器质性病变或代谢异常密切相关的癫痫；③隐源性癫痫：指尚未找到确切病因，但很可能为症状性者。

（1）遗传因素 大量研究证实，遗传因素在小儿癫痫的发病中起着重要作用，包括单基因遗传、多基因遗传、染色体异常、线粒体脑病等。

（2）脑内结构异常 先天或后天性脑损伤可产生异常放电的致癫痫病灶，或降低了癫痫发作的阈值，如脑发育畸形、染色体病和先天性代谢病引起的脑发育障碍、脱髓鞘性疾病和脑变性、宫内感染、颅内感染、肿瘤及中毒、产伤或脑外伤后遗症等。

（3）诱发因素 许多体内外因素可促使癫痫的临床发作，如遗传性癫痫常好发于某一特定年龄阶段，有的癫痫则主要发生在睡眠或初醒时，女性患儿青春期来临时亦有癫痫发作的加重等。此外，过度换气、睡眠不足、疲劳、情绪刺激、过饥或过饱，以及视觉刺激、听觉刺激、前庭刺激、触觉或本体觉刺激等均易诱发癫痫。

2. 中医病因病机 中医认为，引起癫痫发作的原因颇为复杂，归纳起来包括顽痰内伏、暴受惊恐、惊风频发、外伤血瘀等。病位主要在心、肝、脾、肾。肾为先天之本，脾为后天之本，先天禀赋不足致元阴亏乏，后天调摄失宜致脾失运化，造成气机不利，津液运行不畅，日久生痰。若复受于惊，惊则气乱，痰随气逆，上蒙心窍则神昏，横窜经络引动肝风则抽搐。

(1) **顽痰内伏**　痰之所生，常因小儿脾常不足，内伤积滞，水聚成痰。痰阻经络，上逆窍道，脏腑气机升降失常，阴阳气不相顺接，清阳被蒙，因而作痫。

(2) **暴受惊恐**　小儿受惊有先天、后天之分。先天之惊指胎中受惊，儿在母腹之中，动静莫不随母，若母受惊，胎感于内，生后若有所犯，则引发癫痫。后天之惊与小儿的生理特点有关，小儿神气怯弱，元气未充，尤多痰邪内伏，若乍见异物，或不慎跌仆，暴受惊恐，可致气机逆乱，痰随气逆，蒙蔽清窍，阻滞经络，则发为癫痫。

(3) **惊风频发**　若小儿惊风反复发作，风邪与痰浊相搏，进而阻塞心窍，扰乱神明，横窜经络，亦可发为癫痫。《证治准绳·幼科》曾有"惊风三发便为痫"之论，所谓三发是指惊风多次发作不愈，日后可致癫痫。

(4) **外伤血瘀**　颅脑外伤或难产手术，导致血络受损，血溢络外，瘀血停滞，脑窍不通，以致精明失主，昏乱不识人，筋脉失养，一时抽搐顿作，发为癫痫。

此外，若先天元阴不足，肝失所养，克脾伤心，则小儿出生后亦可发生癫痫。

【临床表现】

1. 局灶性发作　神经元异常过度放电始于一侧大脑半球的局部区域，临床表现仅限于身体的一侧。

(1) **单纯局灶性发作**　发作中无意识和知觉障碍，持续时间平均10～20秒。包括：①单纯局灶性运动发作：最常见，表现为一侧某部位的抽搐，如面、颈、四肢某部分的抽搐；或表现为头、眼持续性同向偏斜的旋转性发作；或呈杰克逊发作，即抽搐按大脑皮质运动区支配肌肉的顺序有规律的扩展，如发作先从一侧口角开始依次波及手、臂、躯干、下肢等。运动发作后，抽搐部位可出现一过性瘫痪，持续数分钟至数小时，称Todd麻痹。②单纯局灶性感觉发作：包括躯体感觉性发作和特殊感觉性发作。③自主神经性发作：如头痛、呕吐、上腹不适、面色苍白或潮红等，极少单独出现，多为其他发作形式的先兆或伴随症状。④精神症状性发作：极少单独出现，多见于复杂局灶性发作的过程中，表现为暴怒、恐惧、梦样状态、陌生感等幻觉或错觉。

(2) **复杂局灶性发作**　发作时有意识、知觉损害。发作的表现形式可从单纯局灶性发作发展而来，或开始即有意识障碍，而后伴有自动症。自动症是指在意识混浊下的不自主动作，如吞咽、咀嚼、摸索行为、解衣扣或自言自语等。

(3) **局灶性发作转变为全身性发作**　由单纯局灶性或复杂局灶性发作扩展为全身性发作。

2. 全身性发作　指双侧大脑半球同步异常放电，发作时常伴有意识障碍。

(1) **强直-阵挛发作**　又称大发作，是临床最常见的发作类型。发作前可有先兆，发作时突然意识丧失，肌肉明显强直收缩，患者倒地呈强直状，发出尖叫声或喘鸣声，面色青紫，可有尿失禁、舌咬伤。强直期后转入阵挛期，全身节律性抽动，口吐白沫，然后抽动渐少，呼吸加深，青紫消退。阵挛停止后，患者转入深睡，醒后一如往常。

(2) **失神发作**　又称小发作，主要见于儿童或青年。表现为意识丧失但不摔倒，正在进行的活动停止，两目凝视前方或上视，大多持续数秒后后意识很快恢复正常，其发作频繁，每日数次至数十次，发作后不能回忆，过度换气往往可以诱发。

（3）**强直性发作** 为一种僵硬、强烈的肌肉收缩伴意识丧失，使患儿固定于某种扭曲的体位。如头眼偏斜，双上肢屈曲或伸直，呼吸暂停，角弓反张等。

（4）**阵挛性发作** 仅有肢体、躯干或面部肌肉反复节律性地抽动。

（5）**肌阵挛发作** 表现为全身肌肉或某部肌肉突然、短暂、触电样收缩，可一次或多次发作。重者跌倒，轻者感到患儿"抖"了一下。

（6）**失张力发作** 全身或躯体某部位的肌张力突然短暂性丧失，不能维持正常姿势，只有在立位或坐位时才能发现，可见头下垂、下颌松弛，或肢体下垂，若全身肌张力丧失则摔倒。

3. 常见的儿童癫痫综合征 据临床研究发现，部分患儿的临床特征及脑电图表现具有共性，而且在治疗和预后上有一定的规律性。为此，国际抗癫痫联盟提出了癫痫和癫痫综合征的分类。以下介绍几种常见的癫痫综合征。

（1）**伴中央颞区棘波的儿童良性癫痫** 是儿童最常见的一种癫痫综合征，约占小儿癫痫的 15%～20%，通常 2～14 岁发病，以 8～9 岁发病者最多，男孩多于女孩，多数认为与遗传有关。发作与睡眠关系密切，多在入睡后不久或睡醒前发作。发作类型为局灶性发作，大多起始于口面部，表现为唾液增多、喉头发声、口角抽动、意识清楚，很快继发全身性强直－阵挛发作。患儿智力发育正常，无神经系统异常。预后良好，药物易于控制，生长发育不受影响，多在 12～16 岁前停止发作。

（2）**婴儿痉挛症** 又称 West 综合征。多在 1 岁内起病，4～8 个月为发病高峰。主要临床特征为频繁的痉挛发作，精神运动发育迟滞或倒退。痉挛多成串发作，每串连续数次或 10 数次，多在思睡或刚醒时发生。大多伴有智力低下，且预后不良。

（3）**Lennox－Gastaut 综合征（LGS）** 1～14 岁均可发病，以 3～5 岁多见，25%以上有婴儿痉挛病史。临床表现为频繁的、形式多样的癫痫发作，其中以强直性发作最多见，其次为不典型失神发作、失张力发作、肌阵挛发作，还可有全身性强直发作、局灶性发作等。患儿常发生癫痫持续状态，且多数患儿的智力和运动发育倒退。该病预后不良，治疗困难，1/3 以上患儿用多种抗癫痫药物治疗无效。

（4）**热性惊厥附加症** 有热性惊厥史的儿童，如果 6 岁之后仍有热性惊厥，或出现了不伴发热的全身性强直－阵挛发作，称为热性惊厥附加症。其为常染色体显性遗传，预后良好。

【辅助检查】

1. 脑电图 对癫痫的诊断和分型具有重要价值。发作间期脑电图有癫痫样放电支持癫痫的诊断。癫痫波形包括棘波、尖波、棘慢波、尖慢波、多棘慢波和突出于正常背景的阵发性高幅慢波等。由于部分类型的癫痫在入睡时异常放电明显增多，因此脑电图描述应包括清醒和睡眠的图形，描记时间不少于 20 分钟。

2. 长程监测脑电图 包括 24 小时便携式脑电图监测和录像脑电图监测。前者可延长记录时间，并能记录完整的自然睡眠－觉醒周期，明显提高癫痫患者脑电图的阳性率；后者在记录脑电图的同时进行同步录像，可帮助分析发作时的症状表现及临床与脑电图的关系，有利于发作性质的鉴别和癫痫发作类型的判断。

3. 神经影像学检查 包括 CT、磁共振成像技术（MRI）、单光子发射性 CT（SPECT）及正电子发射性 CT（PET）等。CT 最易发现脑内钙化灶；MRI 组织对比度高，血管病变诊断能力强；PET 和 SPECT 从神经元代谢及血流灌注方面反映脑功能的变化。

4. 其他 包括遗传代谢病筛查、染色体检查、基因分析、血生化检查、脑脊液检查等。

【诊断与鉴别诊断】

1. 诊断 确立癫痫的诊断应弄清以下 3 个问题：①判断是否为癫痫病；②若是癫痫，则需进一步弄清其发作类型，或属于某种癫痫综合征；③尽可能查明病因。具体诊断依据如下：

（1）**病史及查体** 详细而准确的发作史对诊断尤为重要。应详细询问起病年龄、发作时的表现、持续时间、意识状态、发作次数、有无诱因，以及与睡眠的关系、发作后的状态等，还要询问出生史、既往史、家族史。查体时，尤其是与脑部疾患相关的阳性体征应仔细检查。

（2）**辅助检查** 脑电图检查是诊断癫痫最重要的实验室检查，如果发现棘波、尖波、棘－慢复合波等癫痫样波发放者，有利于癫痫的诊断。值得注意的是，部分癫痫患儿发作期间脑电图检查正常，因此，不可因一两次脑电图正常而排除癫痫。体检、神经影像学检查有利于分析病因，发现病灶，必要时可进行代谢病筛查及脑脊液、染色体、血生化等检查。

2. 鉴别诊断

（1）**晕厥** 常见于年长儿，多有家族史。本病是暂时性脑血流灌注不足引起的一过性意识障碍。常发生在体位性低血压、剧痛、劳累、阵发性心律失常等情况中。晕厥前常有眼前发黑、苍白、出汗、头晕、无力等，继而出现短暂意识丧失。与癫痫不同，晕厥患者意识丧失和倒地是逐渐发生的，脑电图检查正常。

（2）**婴幼儿擦腿综合征** 发作时婴儿双腿用力内收，相互摩擦，目不转睛，全神贯注，伴汗出。与癫痫的区别在于，婴幼儿擦腿综合征发作过程中神志始终清楚，面红，可随时被人为中断，且脑电图正常。

（3）**抽动障碍** 临床上表现为仅一组肌肉短暂抽动，如眨眼、耸肩等，或伴发声性抽动。患者能有意识地控制其发作，睡眠中消失，情绪紧张又会加重，脑电图不会有癫痫样放电。

【治疗】

1. 治疗原则 本病西医以抗癫痫药物治疗为主，去除病因后，可完全或大部分控制发作。强调早期、长期规律用药，定期复诊。对于发作间期较长，病情较轻，西医疗效不佳，副作用较大的患儿可采用中医治疗。中医宜分标本虚实，实则治标，重在豁痰顺气，息风定痫；虚则治本，宜健脾化痰，补益脾胃。

2. 西医治疗

（1）**病因治疗** 对有明确的可治疗的病因，应积极进行病因治疗。

（2）**药物治疗** 合理使用抗癫痫药物是当前治疗癫痫的主要手段。抗癫痫药物的使用原则：

①治疗时机的选择：一旦确诊，应尽早使用抗癫痫药物，但对首次发作轻微且无其他脑损伤伴随症状者，可待第2次发作后再用。

②选择合适的药物：见表8-1。抗癫痫药物分为广谱抗癫痫药，如托吡酯、丙戊酸、拉莫三嗪等，各种类型发作均可选用，多在全身性发作或分类不明时选用；窄谱抗癫痫药，如卡马西平、苯妥英钠、奥卡西平等，多用于局灶性发作。选药时应考虑药物的不良反应，如苯妥英钠可引起患儿多毛、皮肤粗糙、共济失调；苯巴比妥可引起镇静作用、认知损害及行为异常。对肌阵挛发作、失神发作、失张力发作应慎重选药，如卡马西平、苯妥英钠可诱发或加重上述3个发作类型。

③单用或联合用药：为了避免多药联合时产生的药物之间相互作用或增加药物毒性，尽量采用单药治疗。若经单药合理治疗无效时应考虑2~3种作用机制互补的药物联合治疗。

④用药剂量个体化：用药应从小剂量开始，逐渐增加剂量。

⑤坚持长期规则服药：合理用药能使60%~80%患儿的发作得到完全控制。每日给药次数视药物的半衰期而定，一般服药后不发作2~5年，方可考虑减量，又经6~12个月的逐渐减量才能停药。

⑥定期复查：密切观察疗效和药物不良反应，针对药物的副作用，应定期监测血常规、肝肾功。除持续无临床发作外，至少每年应复查1次动态脑电图。

表8-1 小儿癫痫的发作类型与适合药物

发作类型	常用的调癫痫药物	抗癫痫新药
局灶性发作	卡马西平、丙戊酸、苯巴比妥、苯妥英钠	奥卡西平、托吡酯、唑尼沙胺、拉莫三嗪
失神发作	丙戊酸、乙琥胺	拉莫三嗪、唑尼沙胺、托吡酯
强直-阵挛发作	卡马西平、丙戊酸、苯巴比妥、苯妥英钠	奥卡西平、托吡酯、唑尼沙胺、拉莫三嗪
肌阵挛-失张力发作	氯硝西泮、丙戊酸、硝西泮	托吡酯、拉莫三嗪、唑尼沙胺、左乙拉西坦
强直发作	卡马西平、苯巴比妥、硝西泮	托吡酯、拉莫三嗪、唑尼沙胺、左乙拉西坦

（3）**手术治疗** 主要针对药物治疗不佳者，有明确局灶性癫痫发作起源的难治性癫痫，可考虑手术治疗。

（4）**癫痫持续状态的抢救** 癫痫发作持续30分钟以上，或反复发作而间歇期意识不能恢复超过30分钟者，称为癫痫持续状态。需及时抢救治疗，如果癫痫持续状态时间过长，可造成不可逆的脑损伤甚至死亡。

①尽快控制发作：首选安定类药物，如地西泮、劳拉西泮或氯硝西泮。地西泮每次用量0.3～0.5mg/kg，一次总量不超过10mg，婴幼儿一次不超过5mg，静脉注射速度为每2～5分钟1mg，大多1～3分钟内生效。如需要，在2～4小时内可重复使用，24小时内可用2～4次。静脉注射过程中密切观察有无呼吸抑制。

②维持生命功能，防治并发症：保持呼吸道通畅，吸氧，积极防治高热、酸中毒、电解质紊乱、脑水肿、呼吸及循环衰竭等。

③发作停止后，给予抗癫痫药物长期、合理的治疗以防复发。

3. 中医治疗

（1）辨证论治　本病发作期以病因辨证为主，常见的病因有惊、风、痰、瘀等。治疗宜分标本虚实，实证以治标为主，重在豁痰顺气、息风开窍定痫；虚证以治本为主，宜健脾化痰、柔肝缓急。

①惊痫

证候：起病前常有惊吓史，发作时惊叫，吐舌，急啼，神志恍惚，面色时红时白，惊惕不安，如人将捕之状，四肢抽搐，舌淡红，苔白，脉弦滑，乍大乍小，指纹色青。

治法：镇惊安神。

方药：镇惊丸加减。抽搐发作频繁者，加全蝎、蜈蚣、僵蚕息风止痉；夜间哭闹者，加磁石、琥珀粉镇惊安神；头痛者，加石决明、菊花清肝泻火。

②风痫

证候：发作时突然仆倒，神志不清，颈项及全身强直，继而四肢抽搐，两目上视，牙关紧闭，口吐白沫，口唇及面部色青，舌苔白，脉弦滑。

治法：息风止痉。

方药：定痫丸加减。高热者，加黄芩、生石膏、连翘清热息风；大便秘结者，加大黄（后下）、芦荟泻火通便；烦躁不安者，加黄连、竹叶清热安神；久治不愈，出现肝肾阴虚、虚风内动者，可加用白芍药、龟甲、当归、生地黄柔肝止痉。

③痰痫

证候：发作时痰涎壅盛，喉间痰鸣，神志恍惚，状如痴呆，失神，瞪目直视，或仆倒于地，手足抽搐不甚明显，或局部抽动，或头痛、呕吐、肢体疼痛，骤发骤止，日久不愈，舌苔白腻，脉弦滑。

治法：豁痰开窍。

方药：涤痰汤加减。肢体疼痛者，加威灵仙、鸡血藤祛风通络；腹痛者，加白芍药、延胡索、川楝子、甘草行气止痛；呕吐者，加竹茹、代赭石降逆止呕。

④瘀血痫

证候：发作时头晕眩仆，神识不清，单侧或四肢抽搐，抽搐部位较为固定，头痛，大便干硬如羊屎，舌红少苔或见瘀点，脉涩，指纹沉滞。

治法：化瘀通窍。

方药：通窍活血汤加减。大便秘结者，加火麻仁润肠通便；肌肤枯燥、头痛剧烈者，加阿胶、三七养血活血。

⑤脾虚痰盛

证候：癫痫发作频繁或反复发作，神疲乏力，面色无华，时作眩晕，食欲欠佳，大便稀薄，舌质淡，苔薄腻，脉细软。

治法：健脾化痰。

方药：六君子汤加减。大便稀薄者，加山药、藿香、扁豆健脾燥湿；纳呆食少者，加山楂、神曲、砂仁醒脾开胃。

⑥脾肾两虚

证候：发病年久，屡发不止，瘛疭抖动，时有眩晕，智力迟钝，腰膝酸软，神疲乏力，少气懒言，四肢不温，睡眠不宁，大便稀溏，舌淡红，苔白，脉沉细无力。

治法：补益脾肾。

方药：河车八味丸加减。抽搐频繁者，加鳖甲、白芍药滋阴息风；智力迟钝者，加益智仁、石菖蒲补肾开窍。

（2）针灸疗法

①体针：实证取人中、十宣、合谷、涌泉，针刺，用泻法；虚证取大椎、神门、心俞、丰隆、内关，针刺，用平补平泻法；并灸百会、手三里、足三里。均隔日1次。

②耳针：取神门、心、胃、皮质下、肾，每次3～5穴，留针20～30分钟。

（3）其他疗法

①敷贴疗法：将生吴茱萸研末，加冰片少许，取生面粉适量，用凡士林调制成膏，以膏敷贴穴位。风痫取神阙穴，痰痫取脾俞穴，惊痫取肝俞穴，其他痫证取神阙穴加肝俞或脾俞。在此基础上随症加穴，如痰多加膻中，热重加大椎。隔日1次，每次12小时，1个月为1疗程，治疗12～16个疗程。

②埋线疗法：常用穴有大椎、腰奇、鸠尾，备用穴有翳风。每次选用2～3穴，埋入医用羊肠线，隔20日1次，常用穴和备用穴轮换使用。

【预防与调护】

1. 预防

（1）加强孕期保健，保持心情舒畅，避免精神刺激，慎防产伤、外伤。

（2）防受惊恐，禁止观看恐怖电影，避免惊吓。

（3）积极治疗惊风诸疾，防止后遗症。

2. 调护

（1）加强心理调适，树立患儿及家长的信心，恢复患儿对环境的正常适应性。

（2）控制发作诱因，如高热、劳累、紧张、情绪激动等。

（3）抽搐时，切勿强力制止，保持患儿侧卧，并可用纱布包裹压舌板放在上下牙齿之间，使呼吸道通畅，并防止唇舌咬伤或发生窒息。

第三节　化脓性脑膜炎

化脓性脑膜炎是由多种化脓性细菌引起的以脑膜炎症为主的中枢神经系统感染性疾病。本病以小儿，尤其是婴幼儿发病率高。临床主要以急性发热、惊厥、意识障碍、颅内压增高和脑膜刺激征及脑脊液的脓性改变为特征。大多急性起病，部分患儿病前有数日上呼吸道感染或胃肠道感染病史。

本病属中医"温病""惊风""痉病"等范畴。

【病因病机】

1. 西医病因病机

（1）病因　引起化脓性脑膜炎的致病菌最常见的是脑膜炎球菌、肺炎链球菌和流感嗜血杆菌3种。其中由脑膜炎球菌引起的脑膜炎呈流行性。新生儿和2个月以下的婴儿及免疫缺陷病者，易发生肠道革兰阴性杆菌和金黄色葡萄球菌脑膜炎。

致病菌可以从以下几个途径侵入脑膜：①通过血流：这是最常见的途径，即菌血症抵达脑膜微血管。当小儿免疫防御功能低下时，细菌可通过血脑屏障到达脑膜。致病菌主要从上呼吸道入侵血流，新生儿可经皮肤、胃肠道黏膜或脐部入侵。②邻近组织器官感染：如中耳炎、乳突炎等。③与颅腔存在直接通道：如颅骨骨折、脑脊膜膨出或神经外科手术等，细菌可因此直接进入脑蛛网膜下腔。

（2）病理　在细菌毒素和多种与炎症相关的细胞因子的作用下，形成以蛛网膜、软脑膜和表层脑组织为主的炎症反应，表现为广泛的血管充血、大量的中性粒细胞浸润和纤维蛋白渗出，伴有弥漫性脑水肿，严重者可有血管壁坏死和灶性出血，或发生闭塞性小血管炎而致灶性脑梗死。

2. 中医病因病机

（1）病因　热毒之邪侵袭为发病的外因，机体正气不足为发病的内因。

（2）病机　热毒外袭，伤及人体，若素体虚弱，无力御邪，毒邪稽留，卫气同病，则发热口渴、头痛不宁。由于热毒炽盛，热毒之邪循经上扰，脑窍不利，精明失司，则发为本病。化脓性脑膜炎的病位主要在脑。脑为奇恒之腑，与心肝关系密切。心主神明，热毒犯脑，则神明失主，可见精神萎靡，嗜睡，甚至昏迷；肝主动，邪热上扰脑窍，风阳枭张，则剧烈头痛、惊厥瘛疭；热毒蕴结，化痛成脓，壅积于脑，脑络不利，血行瘀滞，毒瘀互结，则病情深重；若毒邪内闭，阳气外脱，则致危候；若邪热方衰，正气不足，余邪留恋不除，则成邪恋正虚之证。

【临床表现】

1. 典型症状　典型的临床表现可概括为以下三点：

（1）感染中毒及急性脑功能障碍　症状包括烦躁不安、发热和进行性加重的意识障碍。随病情加重，患儿逐渐从精神萎靡、嗜睡、昏睡、昏迷到深度昏迷。约30%的患儿会出现反复的全身性或部分性惊厥发作。脑膜炎双球菌感染常伴随有淤斑、淤点和休克发生。

（2）颅内压升高的表现　　主要症状有剧烈头痛、喷射状呕吐。婴儿前囟未闭者，可出现前囟膨隆、骨缝增宽等表现。合并脑疝时，则有呼吸不规律、突然意识障碍加重及瞳孔不等大等体征。

（3）脑膜刺激征　　为脑膜炎的特征性表现，包括颈项强直、Kernig 征和 Brudzinski 征阳性。

3 个月以下的婴儿和新生儿的表现多不典型，主要差异在：体温可高、可低或不发热，颅内压增高、脑膜刺激征和惊厥不明显，仅表现为吐奶、尖叫、颅缝分离、呼吸不规则、屏气等症状。

2. 并发症

（1）硬脑膜下积液　　多见于 1 岁以下的肺炎链球菌及流感杆菌脑膜炎患儿，临床往往出现在治疗中体温不降，或热退后复升，或一般症状好转后又出现意识障碍、惊厥、前囟隆起或颅内压增高等。颅骨透照、头颅 B 超或 CT 检查有助于诊断。经前囟硬膜下穿刺可明确诊断。正常小儿硬膜下腔液体小于 2mL，蛋白定量在 0.4g/L 以下。并发硬脑膜下积液可见液体量增多，蛋白含量增加，涂片可找到细菌。

（2）脑室管膜炎　　多见于诊断治疗不及时的新生儿或婴儿脑膜炎。临床往往出现治疗中发热不退，惊厥频繁，意识障碍不改善，进行性加重的颈项强直，脑脊液始终无法正常化，CT 检查有明显脑室扩大。侧脑室穿刺检查脑脊液可确诊。治疗大多困难，病死率和致残率高。

（3）抗利尿激素异常分泌综合征　　因炎症累及下丘脑或垂体后叶，导致抗利尿激素分泌过多，引起低钠血症和血浆低渗透压，致惊厥和意识障碍加重。

（4）脑积水　　多见于新生儿及婴儿，因炎症渗出物阻碍脑脊液循环所致。患儿会出现烦躁不安、呕吐、惊厥发作、嗜睡、头颅进行性增大、头颅破壶音和头皮静脉扩张，至疾病晚期会出现进行性智力减退。

【辅助检查】

1. 脑脊液检查　　脑脊液检查是确诊本病的重要依据。典型化脓性脑膜炎的脑脊液外观混浊似米汤样，压力增高；白细胞总数显著增多，≥1000×10^6/L，分类以中性粒细胞为主；糖含量明显降低，蛋白含量增高。

早期确认致病菌对明确诊断和指导治疗均有重要意义。涂片革兰染色检查致病菌简单易行，且检出阳性率高于细菌培养。细菌培养阳性者应做药物敏感试验。利用多种免疫学方法检测脑脊液中致病菌的特异性抗原对诊断有参考价值。

2. 其他

（1）血培养　　对所有疑似化脓性脑膜炎的病例均应做血培养，以帮助寻找致病菌。

（2）皮肤淤点涂片　　是发现脑膜炎双球菌重要而简便的方法。

（3）外周血象　　白细胞总数明显升高，分类以中性粒细胞为主，但严重感染或不规则治疗者可出现白细胞减少。

（4）头颅 CT 扫描　在病程中重复检查能发现并发症，并能指导干预措施的实施。

【诊断与鉴别诊断】

1. 诊断　早期诊断是保证患儿获得早期治疗的前提。凡急性发热起病，并伴有反复惊厥、意识障碍、颅内压增高和脑膜刺激征的婴幼儿，应及时进行脑脊液检查，以确立诊断。若在就诊前经过不规则抗生素治疗的化脓性脑膜炎患儿，脑脊液改变可不明显，应结合脑脊液中病原的特异性免疫学检查及治疗后的病情转变，综合分析后确立诊断。

2. 鉴别诊断

（1）病毒性脑膜炎　全身感染中毒及神经系统症状较轻。脑脊液较清亮，白细胞数为 0 至数百 $\times 10^6/L$，以淋巴细胞为主，糖含量正常，细菌学检查阴性。脑脊液中病毒特异性抗体和病毒分离有助于诊断。

（2）结核性脑膜炎　一般起病较缓，不规则发热 1~2 周后才出现脑膜刺激征、惊厥或意识障碍。常有结核接触史，PPD 检查阳性或其他部位有结核病灶者支持结核性脑膜炎的诊断。脑脊液外观呈毛玻璃状，白细胞数 $<500 \times 10^6/L$，以淋巴细胞为主，涂片抗酸染色和结核菌培养可帮助确定诊断。

【治疗】

1. 治疗原则　本病是儿科急症，病情发展迅速，应及早采用有效的抗生素治疗。中医治疗以清热解毒、消痈祛脓为主，根据不同的证候配以清心开窍、平肝息风、益气养阴等治法。

2. 西医治疗

（1）抗生素治疗　及早、合理使用有效的抗生素是治疗化脓性脑膜炎的关键。应选择对病原菌敏感，且能较高浓度透过血脑屏障的药物。急性期要静脉给药，做到用药早、剂量足、疗程够。

在病原菌未明确的初始治疗阶段，目前多主张使用第三代头孢菌素。如头孢噻肟每日 200mg/kg，或头孢曲松每日 100mg/kg。对始终不能明确病原菌的化脓性脑膜炎患儿应继续以上治疗 10~14 天，若疗效不理想，可联合使用万古霉素每日 60mg/kg，若过敏可改用氯霉素每日 100mg/kg。

病原菌明确后，应参照药物敏感试验的结果选择抗生素。①流感嗜血杆菌：对敏感菌株可换用氨苄西林每日 200mg/kg，耐药者可用第三代头孢菌素，疗程 10~14 天。②肺炎链球菌脑膜炎：目前多对青霉素耐药，应按病原菌未明确的方案选药。③脑膜炎球菌：目前大多数对青霉素仍然敏感，故首选，剂量每日 20 万~40 万 U/kg；但耐药者需选用第三代头孢菌素，疗程 7 天。④金黄色葡萄球菌：应参照药敏试验选用萘夫西林、万古霉素或利福平等，疗程 21 天以上。⑤革兰阴性杆菌除应用上述第三代头孢菌素外，可加用氨苄西林或氯霉素，疗程 21 天以上。

（2）肾上腺皮质激素的应用　化脓性脑膜炎患儿在抗菌治疗的同时必须使用肾上腺皮质激素，以抑制多种炎症因子的产生，降低血管通透性，减轻脑水肿和颅内高压，从而降低病死率，减少后遗症。常用地塞米松 0.6mg/（kg·d），分 4 次静脉注射，一般连续用 2 ~ 3 天。

（3）并发症治疗　①硬脑膜下积液：少量积液无须处理，如积液量较大引起颅内压增高时，应行硬膜下穿刺放出积液，每次每侧不超过 15mL。②脑室管膜炎：可作侧脑室穿刺引流以缓解症状，并注入抗生素。③脑积水：主要依赖手术治疗。④抗利尿激素异常分泌综合征：适当限制液体入量，以钠盐逐渐纠正。

（4）对症治疗　①急性期应严密观察生命体征，维持水、电解质、血浆渗透压和酸碱平衡。②及时处理高热、惊厥。③及时使用脱水剂，降低颅内高压，预防脑疝发生。

3. 中医治疗

（1）辨证论治　病初邪在卫气，治以辛凉解表，清气泄热；疾病极期气营两燔，治以清热凉营，泻火解毒；病情深重，脓毒积脑，治以清热解毒，消痈祛脓，祛瘀开窍；后期邪恋正虚，治以益气养阴，托脓解毒。

①邪在卫气

证候：在原有上呼吸道感染、肺炎、中耳炎等疾病的基础上，持续发热，头痛加剧，时有呕吐，颈项强直，舌红苔黄，脉数。

治法：辛凉解表，清气泄热。

方药：银翘散合白虎汤加减。里热炽盛，重用生石膏，加黄芩、野菊花清热解毒；呕吐明显，加黄芩、半夏降逆止呕；头痛剧烈，加菊花、钩藤、蔓荆子疏风止痛。

②气血两燔

证候：高热不退，头痛剧烈，颈项强直，口渴唇干，反复呕吐，烦躁谵妄，四肢抽搐，前囟凸起，小便黄赤，大便干结，舌红或绛，苔黄或黄燥，脉弦数。

治法：清热凉营，泻火解毒。

方药：清瘟败毒饮加减。若抽搐频繁，加钩藤、石决明平肝息风；若热甚，加水牛角或安宫牛黄丸清心开窍。

③脓毒积脑

证候：高热不退，或稍降复升，头痛不休，昏迷惊厥，囟门突起，颈项强直，或有失明、耳聋、面瘫、肢体瘫痪等，舌紫绛，苔黄燥，脉滑数或脉微欲绝。

治法：泻火解毒，祛瘀开窍。

方药：清瘟败毒饮合通窍活血汤加减。头痛剧烈，囟门突起，加龙胆草、车前子、牛膝平肝泻火；呕吐明显，加半夏、竹茹降逆止呕；视力减退，加青葙子、决明子、蔓荆子清肝泻火；运动障碍，加桑枝、赤芍药、地龙活血通络。

④邪恋正虚

证候：低热绵延，或体温时高时低，或不发热，神萎，嗜睡，面白，气短乏力，四肢欠温，口渴，自汗或盗汗，舌质红，苔薄白或少苔，脉细无力。

治法：益气养阴，托脓解毒。

方药：托里透脓汤加减。血虚亏耗，合四物汤养血补血；阴伤虚热，加青蒿鳖甲汤养阴清热；阳气虚衰，加肉桂、补骨脂、菟丝子温补肾阳。

(2) 针灸疗法　惊厥者，针刺人中、百会、印堂、合谷、内关、太冲、涌泉；高热者，针刺曲池、大椎、十宣放血。

【预防与调护】

1. 预防

(1) 增强体质，并注意室内通风，减少呼吸道感染。

(2) 积极治疗各种感染性疾病。

2. 调护

(1) 密切观察患儿的生命体征。昏迷患儿要注意变换体位，清洁皮肤，防止褥疮。

(2) 对服用中药困难的患儿，可通过灌肠或鼻饲给药。

第四节　病毒性脑炎

病毒性脑炎是由多种病毒引起的颅内急性炎症。临床以发热、头痛、呕吐、意识障碍或精神异常为主要特征。若病变主要累及脑膜，临床表现为病毒性脑膜炎；若病变主要影响大脑实质，则表现为病毒性脑炎；如果脑膜和脑实质同时受累则称为病毒性脑膜脑炎。

本病属中医"温病""惊风"范畴。

【病因病机】

1. 西医病因病机

(1) 病因　很多病毒可引起脑膜炎、脑炎，其中 80% 为肠道病毒，其次为虫媒病毒、腺病毒、单纯疱疹病毒、腮腺病毒和其他病毒。在临床工作中，仅能在 1/4 ~ 1/3 的中枢神经病毒感染病例中确定其致病病毒，虽然多数患者尚难确定病原体，但其临床和实验室资料均能支持急性颅内病毒感染的诊断。

(2) 病理　病毒大量入侵脑组织，导致脑膜或脑实质广泛性充血水肿，伴淋巴细胞和浆细胞浸润。可见炎症细胞在小血管周围呈袖套样分布，血管周围组织神经细胞变性、坏死和髓鞘崩解。若宿主对病毒抗原发生强烈的免疫反应，将进一步导致脱髓鞘及血管病变，从而加重脑组织损伤。

2. 中医病因病机

(1) 病因　多因外感温热毒邪，包括风热、暑热、燥热等毒邪，其中暑热之邪常兼夹湿邪为患。

(2) 病机　温热毒邪侵袭人体，易于化热化燥，一旦发病，往往起病急骤，变化迅速，但总不离热、痰、风的相互转化。"热盛生风，风盛生痰，痰盛生惊"，热为生风生痰的始动因素。热郁肌表，或邪热内扰，则发热；热邪烁津炼液为痰，痰蒙清窍，则神识昏蒙；火热生风，或邪陷心肝，引动肝风，则抽搐。

【临床表现】

本病病情轻重差异很大。一般来说，病毒性脑炎的临床经过较脑膜炎严重，重症脑炎更易发生后遗症或急性期死亡。病毒性脑炎发病前数日或1~2周内多有发热，可伴上呼吸道感染症状或腹泻等消化道症状，而后可出现神经系统的症状和体征，具体表现为：

1. 颅内压增高 表现为头痛、呕吐，婴儿则有前囟饱满、头围增大等。合并脑疝时，则有呼吸不规则，瞳孔不等大等体征。

2. 意识障碍 随着病情加重，患儿会出现不同程度的意识障碍，从轻到重依次为精神萎靡、嗜睡、昏睡、昏迷、深度昏迷。

3. 惊厥 主要表现为全身性或局灶性抽搐发作。

4. 脑膜刺激征 为脑膜炎的特征性表现，如颈项强直，Kernig 征和 Brudzinski 征阳性。

5. 局灶性症状体征 脑部病变累及的部位和程度不同，临床表现也多样。若累及小脑则出现共济失调，若累及脑干可出现偏瘫或中枢性呼吸衰竭。

【辅助检查】

1. 脑电图 以弥漫性或局限性异常慢波背景活动为特征，少数伴有棘波、棘-慢复合波。慢波背景活动只能提示异常脑功能，不能证实病毒感染的性质。某些患儿脑电图也可正常。

2. 脑脊液检查 脑脊液压力正常或增高，外观清亮。白细胞数正常或轻度增多，病初多以中性粒细胞为主，之后以淋巴细胞为主。蛋白含量正常或轻度升高，糖含量正常。涂片和培养无细菌发现。

3. 病原学检查 部分患儿脑脊液的病毒培养及特异性抗体检测阳性。恢复期血清特异性抗体滴度高于急性期4倍以上有诊断价值。

4. 影像检查 头颅 CT 和 MRI 可发现病变的部位、范围及性质，但病毒性脑炎早期或轻症多无异常改变，通常不做该项检查。

【诊断与鉴别诊断】

1. 诊断 诊断主要根据发病前的病毒感染史、临床表现、相应的脑脊液变化和病原学鉴定。

2. 鉴别诊断

（1）颅内其他病原感染 主要根据脑脊液的外观、常规、生化和病原学检查，与化脓性、结核性、隐球菌性脑膜炎进行鉴别。

（2）Reye 综合征 具有发热、昏迷、惊厥等急性脑病的表现，脑脊液无明显异常，与病毒性脑炎易混淆。但依据 Reye 综合征有肝功能异常，部分患者血糖下降等特点，可与本病进行鉴别。

【治疗】

1. 治疗原则 本病急性期应以西医对症与支持治疗为主。中医治疗以清热、涤痰为原则，恢复期若正气虚者，可益气养阴。

2. 西医治疗 本病缺乏特异性治疗，但由于病程具有自限性，急性期正确的支持与对症治疗是保证病情顺利恢复、降低致残率和病死率的关键。

（1）注意营养供给，维持水、电解质平衡。

（2）控制脑水肿和颅内压增高：①严格控制液体入量；②过度通气，将 $PaCO_2$ 控制于 $20 \sim 25kPa$；③静脉注射脱水剂，如甘露醇等。

（3）控制惊厥发作：给予止惊剂，如地西泮、苯巴比妥等。

（4）呼吸道和心血管功能的监护和支持。

（5）抗病毒治疗：阿昔洛韦是治疗单纯疱疹病毒、水痘 - 带状疱疹病毒的首选药物，每次 $5 \sim 10mg/kg$，每 8 小时静脉滴注 1 次，疗程 $10 \sim 14$ 天。

3. 中医治疗

（1）**辨证论治** 本病以热炽、痰浊为主，故临床以清热、涤痰为治疗原则。痰热壅盛者，宜泻火涤痰；痰蒙清窍者，宜涤痰开窍；痰瘀阻络者，宜涤痰通络，活血化瘀。恢复期应积极配合针灸、推拿治疗。

①痰热壅盛

证候：高热不退，头痛剧烈，恶心呕吐，烦躁不安，谵语妄动，或神识不清，喉中痰鸣，唇干渴饮，颈项强直，四肢抽搐，舌质红绛，舌苔黄腻，脉数或滑数。

治法：泻火涤痰。

方药：清瘟败毒饮加减。呕吐明显者，加生姜、竹茹降逆止呕；神昏谵妄、抽搐频繁者，加羚角钩藤汤清热息风；喉间痰鸣者，加天竺黄、鲜竹沥涤痰开窍。

②痰蒙清窍

证候：起病稍缓，表情淡漠，目光呆滞，喃喃自语，神识模糊，或见痴呆，语言不利，或见失语，口角流涎，喉间痰鸣，纳差乏力，舌质胖嫩，舌苔白，脉弦滑。

治法：涤痰开窍。

方药：涤痰汤加减。躁乱不宁者，加磁石、礞石、牡蛎、石决明；抽搐者，加钩藤、天麻、白僵蚕平肝息风。

③痰瘀阻络

证候：神识不明，肢体不用，僵硬强直，或震颤抖动，肌肉萎软，或见面瘫，斜视，舌紫暗或有瘀点，舌苔薄白，脉弦滑。

治法：涤痰通络，活血化瘀。

方药：指迷茯苓丸合桃红四物汤加减。肢体震颤者，加龟甲、鳖甲、当归、白芍药滋阴柔筋；肢体强直者，加白僵蚕、鸡血藤、全蝎活血通络；肢凉者，加附片、桂枝温阳通络。

（2）针灸疗法 高热惊厥者，针刺曲池、大椎、合谷；呼吸困难者，针刺膻中、肺俞、中府、会阴；吞咽困难者，针刺天突、内庭、合谷、廉泉；失语者，针刺哑门、通里、廉泉、合谷、涌泉；痰涎壅盛者，针刺膻中、中脘、丰隆；面瘫者，针刺地仓透颊车，阳白透鱼腰，颧髎透四白，迎香透睛明，鱼腰透眉梢，均配合下关、太阳、合谷、后溪、廉泉等穴；尿闭者，针刺三阴交，关元透曲骨；二便失禁者，针刺太溪、关元。

【预防与调护】

1. 预防
（1）积极注射各种减毒疫苗（麻疹、乙脑、风疹等），保护易感人群，防治病毒感染。
（2）积极消灭蚊虫，预防乙脑等传染性疾病。
（3）加强锻炼，增强体质。

2. 调护
（1）密切观察患儿的生命体征，包括体温、呼吸、脉搏、血压、神志和瞳孔等。
（2）昏迷、瘫痪患儿需经常翻身以防褥疮发生；随时吸痰，以保持呼吸道通畅。

习 题

1. 小儿化脓性脑膜炎的脑脊液变化为
   A. 白细胞数增高，蛋白正常，糖降低
   B. 白细胞数增高，蛋白增高，糖降低
   C. 白细胞数正常，蛋白正常，糖降低
   D. 白细胞数增高，蛋白升高，糖升高
   E. 白细胞数增高，蛋白正常，糖正常

2. 9个月女孩，发热3天，喷射状呕吐1天，惊厥5次。体检：体温39℃，精神萎靡，前囟门 1.5cm×1.5cm 膨隆，有波动感。颈项强直（+），咽赤（+），Brudzinski征（+），脑脊液外观混浊，白细胞 $1000×10^6$/L，多核粒细胞80%，蛋白 300mg/L，糖 1.2mmol/L。最可能的诊断是
   A. 病毒性脑膜炎　　　B. 结核性脑膜炎　　　C. 化脓性脑膜炎
   D. 新型隐球菌性脑膜炎　　E. Reye 综合征

3. 癫痫之瘀血痫，方用
   A. 通窍活血汤加减　　B. 镇惊丸加减　　　C. 定痫丸加减
   D. 涤痰汤加减　　　　E. 六君子汤加减

4. 治疗强直-阵挛发作应选药物，下列哪项不是
   A. 卡马西平　　　　　B. 乙琥胺　　　　　C. 丙戊酸
   D. 苯巴比妥　　　　　E. 苯妥英钠

5. 主要引起病毒性脑炎的致病病毒是
   A. 肠病毒　　　　　　B. 腺病毒　　　　　C. 单纯疱疹病毒
   D. 腮腺炎病毒　　　　E. 虫媒病毒

第九章　小儿常见心理障碍

学习目标

1. 掌握儿童多动综合征、多发性抽动症的临床表现、诊断要点及中西医治疗措施。

2. 熟悉多发性抽动症的鉴别诊断。

3. 了解儿童多动综合征、多发性抽动症的概念、中西医病因病机。

第一节　儿童多动综合征

儿童多动综合征又称注意力缺陷多动症，是儿童时期一种较常见的行为异常性疾患。临床以注意力不集中，自我控制差，动作过多，情绪不稳，冲动任性，伴有学习困难，但智力正常或基本正常为主要特征。好发年龄为 6～14 岁。男孩发病较多，男：女为（4～9）：1。预后良好，绝大多数患儿到青春期逐渐好转而痊愈。

本病属中医"躁动""健忘""失聪"等范畴。

【病因病机】

1. 西医病因病机　本病确切的病因及发病机制至今未明。多数研究认为，该病是由多种因素协同作用造成的一种综合征。

（1）遗传因素　通过对双胎的研究发现，单卵双胞胎同时患本病的比例比双卵双胞胎同时患本病的要多，患儿父亲年幼时有注意力不集中的较正常小儿的父亲有注意力不集中的为多。这表明本病有遗传倾向。

（2）环境因素　严重的家庭不和、父母性格不良、经济过于贫困或有其他心理障碍均可成为本病的诱因。

（3）其他　如脑发育障碍、轻度铅中毒、儿茶酚胺代谢异常、围产期窒息、产伤、早产等因素均可能与本病有关。

2. 中医病因病机

（1）病因　本病病因主要有先天禀赋不足、后天护养不当、产伤、外伤、病后及情志失调等。

（2）病机　本病的主要发病机制为阴阳平衡失调，即阳动有余，阴静不足，出现阴失内守，阳燥于外的各种情志、动作失常的病变。病位在心、肝、脾、肾。因人的情志活动与内脏有着密切的联系，若五脏功能失调，必然影响人的情志活动。《素问·宣明五气》中说："五脏所藏：心藏神，肺藏魄，肝藏魂，脾藏意，肾藏志。"若心气不足，心失所养可致心神失守而注意力不集中；若肾精不足，髓海不充则脑失精明而不聪；若肾阴不足，水不涵木，肝阳上亢则多动、易激动；脾虚失养则静谧不足，言语冒失，兴趣多变。阴主静，阳主动，阴阳平衡，动静和谐，则机体无病。《素问·生气通天论》云："阴平阳秘，精神乃治。"小儿生机蓬勃，发育迅速，而生长发育所需精血津液等物质相对不足。因此，若先天不足、后天失调或他病所伤，最易形成阴亏的病理变化，阴不足则阳有余，阴不制阳，阳失制约则兴奋多动，发为本病。

【临床表现】

1. 活动过多　多数患儿自幼即表现出睡眠不安，喂养困难等；至学龄前期和学龄期症状更趋明显，常表现为多动不宁，坐立不安，惹人生气，课堂上小动作多，常干扰别人，不听劝阻等。

2. 注意力不集中　患儿主动注意功能明显减弱，对无关的刺激却给予过分的注意。因此，上课时思想不集中，听课、做作业易分神，做任何事情不能善始善终。

3. 情绪不稳、冲动任性　患儿缺乏自制能力，易激惹，对愉快或不愉快的事情常出现过度兴奋或异常愤怒的反应，想要什么，非得立刻满足不可，做事不顾后果等。

4. 学习困难　尽管本病患儿大多智力正常或接近正常，但因多动、注意力不集中而给学习带来一定的困难。

5. 其他　患儿的精细动作、协调运动、空间位置觉等发育较差。如翻手实验、指－指运动、指鼻试验阳性，同时系鞋带和扣纽扣都不灵便，左右分辨困难。

【诊断与鉴别诊断】

1. 诊断　本病的诊断主要依据病史和特殊的症状。

（1）病史　多见于学龄期儿童，病程至少持续 6 个月以上。

（2）症状　活动过多，注意力不集中，情绪不稳定，翻手实验、指鼻实验、对指实验阳性。

2. 鉴别诊断

（1）精神发育迟滞　动作过多，过度无目的性的活动，但突出的表现是智力低下。

（2）孤独症　也可有多动、冲动和注意力障碍的症状，但该病突出的表现为严重的社交障碍与语言功能障碍。

（3）抽动－秽语综合征　常表现为一组肌群抽动，如频繁眨眼、甩头、耸肩等运动性抽动及发声性抽动，与本病容易鉴别。

【治疗】

1. 治疗原则　对本病应采取综合治疗措施。轻症及学龄前儿童应采取支持性心理疗法、合理教育、认知行为治疗、社会技能训练等，同时予以中医辨证治疗。

2. 西医治疗 药物治疗主要包括中枢兴奋剂，去甲肾上腺素调节药物和抗抑郁剂。

（1）中枢兴奋剂 目前是治疗儿童多动综合征的首选药物。盐酸哌醋甲酯（利他林）根据疗效持续时间分为长效和短效两种制剂。低剂量有助于改善注意力，高剂量能够改善多动、冲动症状，减少行为问题。中枢兴奋剂仅限于6岁以上患者使用。因本药有中枢兴奋作用，故晚上不宜使用。

（2）选择性去甲肾上腺素再摄取抑制剂 代表药物为盐酸托莫西汀。

（3）其他 此外，还可选择三环类抗抑郁药，如丙咪嗪等。

3. 中医治疗

（1）辨证论治 本病以脏腑、阴阳辨证为纲。脏腑辨证：在心者，注意力不集中，多梦烦躁，情绪不稳；在肝者，易于冲动，容易发怒，好动难静；在脾者，兴趣多变，做事有头无尾；在肾者，脑失精明，记忆力欠佳，学习成绩低下。阴阳辨证：阴精不足者，注意力不集中，自我控制力差，情绪不稳，神思涣散；阳亢躁动者，动作过多，冲动任性，急躁易怒。本病的本质为虚证，亦有标实，临床多见虚实夹杂。治疗以调和阴阳为原则，若心肾不足者，治以补益心肾；肾虚肝亢者，治以滋肾平肝；心脾气虚者，治以补益心脾。病程中兼见痰浊、痰火、瘀血者，佐以化痰、清热、祛瘀等治法。

①肝肾阴虚

证候：多动难静，急躁易怒，冲动任性，注意力不集中；或五心烦热，睡眠欠宁，遗尿，腰膝酸软；或学习成绩低下，记忆力欠佳，舌红苔薄，脉细弦。

治法：滋养肝肾，平肝潜阳。

方药：杞菊地黄丸加减。夜寐不安者，加酸枣仁、五味子养心安神；盗汗者，加浮小麦、煅龙骨、煅牡蛎敛汗固涩；急躁易怒者，加石决明、钩藤平肝息风；大便秘结者，加火麻仁、黑芝麻润肠通便。

②心脾两虚

证候：神思涣散，注意力不集中，多动而不暴躁，言语冒失，做事有头无尾，睡眠欠宁，神疲乏力，形体消瘦，伴自汗盗汗，食少便溏，面色无华，舌淡，苔薄白，脉虚弱。

治法：养心安神，健脾益气。

方药：归脾汤合甘草小麦大枣汤加减。神思涣散者，加益智仁、龙骨养心敛神；睡眠不宁者，加五味子、夜交藤养血安神；记忆力差，苔厚腻者，加半夏、陈皮、石菖蒲化痰开窍；自汗出者，加煅牡蛎敛汗固涩。

③痰火内扰

证候：多动多语，烦躁不宁，冲动任性，难以制约，兴趣多变，注意力不集中，胸闷烦热，口苦食少，溲赤便结，舌红，苔黄腻，脉滑数。

治法：清热泻火，化痰宁心。

方药：黄连温胆汤加减。烦躁易怒者，加钩藤、龙胆草平肝泻火；大便秘结者，加大黄通腑泄热。

④脾虚肝旺

证候：注意力涣散，多动多语，坐立不安，兴趣多变，烦躁不宁，急躁易怒，言语冒失，记忆力差，胸闷纳呆，睡眠不实，面色无华，便溏，舌淡红，苔薄白，脉弦细。

治法：健脾平肝，疏肝解郁。

方药：逍遥散加减。烦躁易怒者，加生石决明、钩藤、栀子平肝除烦；睡眠不安者，加琥珀、酸枣仁、珍珠母养心安神。

（2）针灸疗法

①体针：主穴取内关、太冲、大椎、曲池，配穴取百会、四神聪、隐白、神庭、心俞。捻转进针，用泻法，不留针，每日1次。

②耳针：取心、神门、交感、脑点。浅刺不留针，每日1次。或用王不留行压穴，取穴同上。

【预防与调护】

1. 预防

（1）注意孕产期保健，保持心情愉快，慎用药物，提倡优生优育，防止早产、难产及产伤。

（2）合理喂养及饮食，多食新鲜水果及蔬菜，保证营养供给，尽量控制含色素、香精、糖精、防腐剂的食品及饮料的摄入。

2. 调护

（1）家长、老师要关心体谅患儿，对患儿的进步应及时给予表扬、鼓励，教育要循序渐进，切勿急躁、歧视，更勿训斥、打骂。

（2）帮助患儿树立信心，发挥其主观能动性，明确学习动机，消除精神紧张，提高学习兴趣，培养自制能力。

（3）培养良好的生活习惯，同时加强管理，防止攻击性、破坏性、危险性行为的发生。

第二节　多发性抽动症

多发性抽动症，又称抽动-秽语综合征，临床以慢性、波动性、多发性运动肌快速抽搐，伴有不自主发声和语言障碍为特征。起病于2~12岁，发病无季节性，男孩多于女孩。病程持续时间较长，可自行缓解或加重。

本病归属中医"慢惊风""抽搐"等范畴。

【病因病机】

1. 西医病因病机　迄今为止发病原因仍不清楚。据推测可能是由于遗传因素、神经递质失衡、心理因素和环境因素等多种因素在发育过程中相互作用引起的。

（1）遗传因素　许多研究发现多发性抽动症有一定的遗传倾向，双生子同病率较高，抽动症患儿一、二级亲属中患病者较正常人群多见。

（2）**神经生化因素**　目前认为，本病与多巴胺活动过度或多巴胺受体超敏感，5-羟色胺能神经元活动降低有关。

（3）**社会心理因素**　多种原因造成的精神紧张可成为多发性抽动症的诱因。应激或情绪波动亦能使抽动症状加重。

（4）**其他因素**　产伤、窒息、感染、中毒、创伤、药物等均可能构成本病的促发因素。

2. 中医病因病机

（1）**病因**　本病多由先天禀赋不足、出生异常（如产伤、出生窒息）、饮食所伤、感受外邪、情志失调，以及劳倦过度等因素所致。

（2）**病机**　本病的主要发病机制为肝风内动，其病位主要在肝，常涉及心、脾、肾三脏。若情志失调，气机不畅，可化火生风而致肝亢风动，则见眨眼、摇头、耸肩、秽语、肢体抽动；若饮食不节，过食肥甘厚味、辛辣香燥，导致痰热内蕴，上扰心神，则见抽动、呼叫、秽语不由自主；若素体脾虚，或饮食伤脾，或久病体虚，致土虚木亢，肝风夹痰上扰走窜，则喉发异声、噘嘴、口唇蠕动；若素体肾阴不足，或久病及肾，肾阴亏虚，水不涵木，则见筋脉失养，虚风内动。

【临床表现】

1. 多发性抽动　多发性抽动为本病早期主要的临床症状之一。临床特征为突然、快速、无目的、不自主、重复的肌肉抽动。常由眼、面部开始，逐渐发展至颈、肩、上肢、躯干及下肢。临床表现可分为简单、复杂两类，常见的简单性运动抽动有眨眼、挤眉、噘嘴、作怪相、摇头、耸肩、甩臂、搓指、挺胸、扭腰、踮脚、抖腿、步态异常等；复杂性运动抽动常呈现形态特异动作，如冲动性触摸东西、膝部弯曲、蹲姿舔地、走路回旋转、打自己等。各种形式的抽动可因情绪激动、紧张而加重，睡眠时明显减轻，当全神贯注于某种活动时，抽搐随之减少。

2. 发声抽动　发声抽动是本病的另一主要症状。引起发声抽动最常见的部位是喉部，抽动时呈爆破音、呼噜音、咳嗽或洁喉动作声响；舌肌抽动则发出"咂舌""咔嗒""嘘"及"吱""嘎"声；鼻部抽动呈现喷鼻声、气喘声或嗤之以鼻状的发声动作或哽咽声等。

3. 秽语症　其特点是往往在最不适宜的地点和场合，以罕见的抑扬顿挫，无理方式，大声地表达淫秽字语。

4. 其他　约有半数的患儿会出现共鸣，最常见的形式是模仿他人的语言、习惯等。但患儿智力正常，体格及神经系统检查未见异常。

【辅助检查】

约有 1/3 的患儿表现出脑电图异常。脑电图的表现为非特异性异常，其普遍特征是：α 节律的频率调节差，波幅调节差，慢波及慢波节律增加。

【诊断与鉴别诊断】

1. 诊断 根据 DSM－Ⅳ（《精神疾病诊断与统计手册》第四版）诊断标准：

（1）具有多种运动抽动和一种或多种发声抽动，但不一定同时存在。抽动为突然的、快速的、反复性的、非节律性的、刻板的动作或发声。

（2）一天内发作多次抽动（通常是阵发性），病情持续或间歇发作超过 1 年，其无抽动间歇期连续不超过 3 个月。

（3）上述症状引起明显的不安显著地影响社交、就业和其他重要领域的活动。

（4）发病于 18 岁前。

（5）不自主抽动或发声，不能用其他疾病来解释。

通常来讲，凡患者具有两个或两个以上的运动性抽动，加上一个或一个以上的发声性抽动，病程超过 1 年者，即可诊断为多发性抽动症。

2. 鉴别诊断

（1）**风湿性舞蹈病** 6 岁以后多见，女孩居多，是风湿热的主要表现之一。表现为四肢较大幅度、无目的、不规则的舞蹈样动作，生活经常不能自理，肌张力减低，无发声抽动或秽语症状，抗链球菌溶血素"O"滴度增加，咽拭子培养检出 A 型溶血型链球菌，抗风湿治疗有效。

（2）**肌阵挛** 本病是癫痫发作的一个类型或是脑高度节律异常疾病的表现，具有发作性，每次持续时间短暂，不受意志控制，常伴意识障碍，且脑电图异常，抗癫痫药治疗有效。

【治疗】

1. 治疗原则 症状轻微的，可以以中医辨证治疗为主，以平肝息风为基本治则，同时可配合心理行为治疗；症状严重、病程较长、影响学习和工作者，则应积极采用西医治疗。

2. 西医治疗

（1）**心理治疗** 包括对患儿及其家长进行心理支持指导、行为治疗，以解除患儿的紧张和自卑心理，使患儿正确认识该障碍，能正确处理所遇到的各种问题，并积极配合治疗。

（2）**药物治疗**

①氟哌啶醇：该药为多巴胺受体强有力的阻滞剂，疗效明显，通常为治疗的首选药物。剂量应从每次 0.5～1mg 开始，每晚睡前顿服，以后每 4～7 天增加 0.25～0.5mg，直至症状控制为止，通常每日剂量范围在 2～8mg。该药可产生较多的副作用，若出现副作用时应暂缓加药，待副作用减轻或消失后再调整剂量。该药主要的副作用为易出现锥体外系症状等。

②泰必利：该药为新合成的神经精神安定药，具有选择性阻断中脑边缘系统多巴胺能受体作用，抗抽动作用较氟哌啶醇弱，但副作用少，耐受性好，可作为首选药物之

一。口服开始剂量为 50mg，每日 2~3 次，最高剂量可达每日 300mg。可能出现的副作用为：头晕、乏力、胃肠道反应，一般无须处理。

3. 中医治疗

(1) 辨证论治 本病辨证应以八纲辨证结合脏腑辨证进行，根据素体状况、病程长短及临床症状可分为虚证、实证。凡素体较胖，起病较急，病程较短，急躁易怒，抽动频繁有力者，属实，多由肝亢风动或痰火扰心所致；凡形弱体瘦，起病较缓，病程较长，抽动无力，两颧潮红，时作时止者，属虚或虚实夹杂，常由脾虚肝旺或阴虚风动引起。故治疗时，属肝亢风动者，治宜清肝泻火，息风镇惊；属痰火扰心者，治宜泻火涤痰，清心安神；属脾虚肝旺者，治宜益气健脾，平肝息风；属阴虚风动者，治宜滋阴潜阳，柔肝息风。

①肝亢风动

证候：面红目赤，烦躁易怒，挤眉眨眼，噘嘴喊叫，摇头耸肩，发作频繁，抽动有力，大便秘结，小便短赤，舌红，苔黄，脉弦数。

治法：清肝泻火，息风镇惊。

方药：镇肝息风汤加减。头痛、头晕者，加川芎、菊花；抽动频繁者，加全蝎、僵蚕平肝息风止痉；喉中痰鸣怪声者，加竹茹、地龙清热化痰止痉。

②痰火扰心

证候：头面、躯干、四肢肌肉抽动，频繁有力，神思涣散，多语哭闹，任性多动，喉中痰鸣，怪声不断，甚或骂人，烦躁口渴，睡眠不安，舌质红，苔黄腻，脉滑数。

治法：泻火涤痰，清心安神。

方药：礞石滚痰丸加减。食欲不振，胸闷恶心者，加莱菔子、谷麦芽、苏梗行气消积助运；积滞内停者，加山楂、麦芽、槟榔消食导滞；睡眠不安者，加珍珠母、黄连清心安神。

③脾虚肝旺

证候：面色萎黄，精神疲惫，胸闷不适，食欲不振，睡卧露睛，喉中作声，肌肉抽动，时作时止，时轻时重，舌质淡，苔白或腻，脉沉弦无力。

治法：益气健脾，平肝息风。

方药：异功散合天麻钩藤饮加减。喉中痰鸣者，加桔梗、苏子降气化痰利咽；食少便溏者，加神曲、麦芽、白扁豆、山药理脾开胃。

④阴虚风动

证候：形体消瘦，两颧潮红，五心烦热，性情急躁，睡眠不安，口出秽语，挤眉眨眼，耸肩摇头，肢体震颤，大便干结，舌质红绛，舌苔光剥，脉细数无力。

治法：滋阴潜阳，柔肝息风。

方药：大定风珠加减。心神不定，惊悸不安者，加茯神、钩藤、炒枣仁养心安神；血虚失养者，加何首乌、玉竹、沙苑子、天麻养血柔肝。

(2) 针灸疗法

①体针：主穴为太冲、风池、百会；配穴为印堂、迎香、地仓、内关、丰隆、神

门。若心烦心悸可配心俞，若眨眼、耸鼻可配太阳、迎香，若口角抽动可配地仓、颊车。以快速进针，平补平泻，得气后不留针。

②耳针：皮质下、神门、心、肝、肾，每次 2~3 穴。耳穴埋针，每周 2 次，每日可按压 2~3 次，每次 5 分钟。

（3）推拿疗法 推脾土，揉脾土，揉五指节，运内八卦，分阴阳，推上三关，揉涌泉、足三里。

【预防与调护】

1. 预防

（1）注意围产期保健，孕妇应保持心情舒畅，生活规律，加强营养，改善或避开造成胎儿发育异常的可能因素，避免产伤。

（2）培养儿童良好的生活习惯，重视儿童的心理状态，减轻儿童学习负担和精神压力。

2. 调护

（1）加强精神调护，耐心讲解病情，给予安慰和鼓励，不在精神上施压，不责骂体罚孩子。

（2）保证患儿睡眠时间，充分休息。不宜长时间看电视、玩电脑和游戏机，使精神过度兴奋诱发抽动。

（3）避免上呼吸道感染，外风可引动内风，导致抽动加剧。

（4）用药过程应加强患儿的饮食调护。饮食宜清淡富含营养，少食含添加剂的食品和饮料，忌食海腥发物及兴奋性、刺激性等食品，以免生痰助热引动肝风。

习 题

1. 治疗儿童多动综合征的首选药物
   A. 盐酸托莫西汀　　　　　B. 盐酸哌甲酯　　　　　C. 氟哌啶醇
   D. 泰必利　　　　　　　　E. 托吡酯

2. 多发性抽动症之肝亢风动证，治宜
   A. 清肝泻火，息风镇惊　　B. 泻火涤痰，清心安神　　C. 益气健脾，平肝息风
   D. 滋阴潜阳，柔肝息风　　E. 滋水涵木，平肝潜阳

3. 患儿 10 岁，经常挤眉眨眼，耸肩摇头，口出秽语，肢体震颤，大便干结，五心烦热，两颧潮红，形体消瘦，舌质红绛，舌苔光剥，脉细数无力。治疗应首选
   A. 礞石滚痰丸加减　　　　　　　　　　　B. 大定风珠
   C. 异功散合天麻钩藤饮加减　　　　　　　D. 镇肝息风汤加减
   E. 杞菊地黄丸加减

4. 下列哪项不属于儿童多动综合征的临床表现
   A. 活动过度　　　　　　　　　B. 注意力不集中
   C. 情绪不稳定，冲动任性　　　D. 学习困难

E. 智力低下

5. 患儿神思涣散，注意力不集中，多动而不暴躁，言语冒失，做事有头无尾，睡眠欠宁，神疲乏力，形体消瘦，伴自汗盗汗，食少便溏，面色无华，舌淡，苔薄白，脉虚弱。应首先考虑的是

A. 肝肾阴虚　　　　　B. 痰火内扰　　　　　C. 脾虚肝旺

D. 心脾两虚　　　　　E. 肝亢风动

第十章　造血系统疾病

📖 学习目标

1. 掌握营养性缺铁性贫血、特发性血小板减少性紫癜的临床表现、诊断及治疗。

2. 熟悉小儿贫血的分类，营养性缺铁性贫血、特发性血小板减少性紫癜的辅助检查及鉴别诊断。

3. 了解营养性缺铁性贫血、特发性血小板减少性紫癜的病因病机。

第一节　小儿造血及血液特点

【小儿造血特点】

小儿造血可分为胚胎期造血和生后造血。

1. 胚胎期造血　胚胎期造血分为中胚叶造血、肝脾造血和骨髓造血三个不同的时期。

（1）中胚叶造血期　从胚胎第3周开始出现卵黄囊造血，在胚胎第6周后，中胚叶造血开始减退，至10~12周消失。

（2）肝脾造血期　自胚胎第6~8周开始，肝脏出现活动的造血组织，并逐渐成为胎儿中期的主要造血部位，4~5个月时达高峰，6个月后逐渐减退，约于出生时停止。肝脏造血主要产生红系细胞，其次是粒系细胞，巨核细胞最少。

脾脏于胎儿8周左右可生成红细胞、粒细胞，至12周时出现淋巴细胞和单核细胞，至胎儿5个月时脾脏造红细胞和粒细胞的活动减少，并逐渐消失，而造淋巴细胞的功能可维持终身。

胸腺是中枢淋巴器官，6~7周时胚胎已出现胸腺，并开始生成淋巴细胞，来源于卵黄囊、肝脏或骨髓的淋巴干细胞在胸腺中诱导分化为前T细胞，并迁移至周围淋巴组织中增殖并发育为T淋巴细胞。这种功能维持终生。胚胎期胸腺还可以生成少量的红细胞和粒细胞，但持续时间甚短。

自胚胎11周，淋巴结开始生成淋巴细胞。从此，淋巴结成为终生产生淋巴细胞和浆细胞的器官。胎儿期淋巴结亦具有短时间的红系造血功能。

（3）骨髓造血期 在胚胎第6周时即出现骨髓，在胎儿第20周起骨髓开始造血，并迅速成为造血的主要器官，直至出生2~3周后骨髓成为唯一的造血器官。

2. 生后造血

（1）骨髓造血 出生后主要是骨髓造血。生后至3~4岁，所有骨髓均为红髓，全部参与造血，以满足生长发育的需要。5~7岁开始，长骨干中出现脂肪细胞（黄髓），随着年龄的增长，黄髓逐渐增多，而红髓相应减少。至18岁时红髓仅分布于脊柱、胸骨、肋骨、颅骨、锁骨、肩胛骨、骨盆及长骨近端，但黄髓仍有潜在的造血功能，当造血需要增加时，它可转变为红髓而恢复造血功能。

（2）骨髓外造血 在正常情况下骨髓外造血很少。小儿在出生后头几年缺少黄髓，故造血的代偿潜力甚少，如果造血需要增加时，就容易出现骨髓外造血。尤其在婴儿期，当遇到感染性贫血或溶血性贫血等造血需要增加时，肝、脾和淋巴结可随时适应需要，恢复到胎儿时的造血状态。此时临床上可出现肝、脾、淋巴结增大，外周血中可出现核红细胞和幼稚中性粒细胞，这是小儿造血器官的一种特殊反应，称为"骨髓外造血"。当感染及贫血纠正后即恢复正常。

【小儿血液特点】

1. 红细胞数和血红蛋白量 出生时小儿红细胞数为 $5.0 \times 10^{12} \sim 7.0 \times 10^{12}/L$，血红蛋白量为 $150 \sim 220g/L$，未成熟儿与足月儿基本相等，少数可稍低。至2~3个月时（早产儿较早）红细胞降至 $3.0 \times 10^{12}/L$ 左右，血红蛋白降至 $100g/L$ 左右，出现轻度贫血，称为"生理性贫血"。

发生生理性贫血的原因主要是：①小儿出生后随着呼吸建立，血氧含量增加，使红细胞生成素减少，红细胞生成减少；②胎儿红细胞寿命短，且破坏较多；③婴儿生长发育迅速，血循环量迅速增加，血液被稀释。以后随着年龄增长，由于红细胞生成素的增加，红细胞数和血红蛋白量又缓慢增加，至12岁左右达成人水平。

2. 白细胞数与分类 初生时白细胞总数为 $15 \times 10^9 \sim 20 \times 10^9/L$，生后6~12小时升高达 $21 \times 10^9 \sim 28 \times 10^9/L$，然后逐渐下降，1周时平均为 $12 \times 10^9/L$，婴儿期白细胞数维持在 $10 \times 10^9/L$ 左右，8岁以后接近成人水平。

白细胞分类的变化主要是中性粒细胞与淋巴细胞比例的变化。出生时中性粒细胞约占65%，淋巴细胞约占30%。随着白细胞总数的下降，中性粒细胞的比例也相应下降，生后4~6天两者比例约相等；随后淋巴细胞比例上升，约占60%，中性粒细胞约占35%；至4~6岁时两者比例又相等；以后白细胞分类与成人相似，即中性粒细胞占多数并持续终身。

3. 血小板数 小儿血小板计数与成人相似，为 $150 \times 10^9 \sim 250 \times 10^9/L$。

4. 血容量 小儿血容量相对较成人多，新生儿约为85mL/kg，婴幼儿及儿童为75~80mL/kg，成人则为60~80mL/kg。

第二节　小儿贫血总论

贫血是指外周血中单位容积内红细胞数和（或）血红蛋白量低于正常值。临床上常采用血红蛋白值为标准。根据世界卫生组织的规定，血红蛋白值在 6 个月~6 岁小儿低于 110g/L，6~14 岁小儿低于 120g/L 为贫血。6 个月以下的婴儿由于生理性贫血等因素，血红蛋白值变化较大，目前尚无统一标准。我国小儿血液学组（1989）暂定：血红蛋白在新生儿期＜145g/L，1~4 月时＜90g/L，4~6 个月时＜100g/L 者为贫血。海拔每升高 1000m，血红蛋白上升 4%。贫血一般可按以下分类：

1. 贫血程度分类　根据外周血血红蛋白含量或红细胞数可分为四度：①轻度，血红蛋白从正常下限至 90g/L；②中度，血红蛋白为 90~60g/L；③重度，血红蛋白为 60~30g/L；④极重度，血红蛋白＜30g/L。新生儿血红蛋白为 144~120g/L 者为轻度，120~90g/L 者为中度，90~60g/L 者为重度，＜60g/L 者为极重度。

2. 形态分类　根据平均红细胞容积（MCV）、平均红细胞血红蛋白量（MCH）和平均红细胞血红蛋白浓度（MCHC）将贫血分为 4 类，具体见表 10-1。

表 10-1　贫血的细胞形态分类

MCHC（%）	MCV（fl）	MCH（pg）
32~38	80~94	28~32
32~38	＞94	＞32
32~38	80~94	28~32
32~38	＜80	＜28
＜32	＜80	＜28

3. 病因分类　根据造成贫血的原因将其分为三类。①红细胞和血红蛋白生成不足：此类贫血常见有营养性缺铁性贫血，营养性巨幼红细胞性贫血，再生障碍性贫血，感染性、炎症性及癌症性贫血，慢性肾病引起的贫血等。②红细胞破坏过多（溶血性贫血）：常见有遗传性球形红细胞增多症，阵发性睡眠性血红蛋白尿，葡萄糖-6-磷酸脱氢酶缺乏症，地中海贫血，新生儿溶血症，免疫性溶血性贫血及药物、物理、化学、感染等因素引起的贫血等。③红细胞丢失过多（失血性贫血）：此类贫血包括急性失血，如创伤性大出血、出血性疾病等；慢性失血，如溃疡病、钩虫病、鲜牛奶过敏、肠息肉、特发性肺含铁血黄素沉着症等。小儿贫血以营养性贫血为最常见，尤其是缺铁性贫血，其次为感染性贫血、溶血性贫血。

第三节　营养性缺铁性贫血

营养性缺铁性贫血是由于体内铁缺乏，使血红蛋白合成减少而引起的一种小细胞低色素性贫血。营养性缺铁性贫血是小儿贫血中最常见的一种类型，尤以婴幼儿发病率最高，是我国重点防治的小儿常见病之一。

本病属中医"血虚""萎黄""疳证""黄肿病"和"虚劳"等范畴。

【铁的代谢】

1. 铁的分布及来源 体内总铁量在正常成人男性约为 50mg/kg，女性约为 35mg/kg，新生儿约为 75mg/kg。总铁量中的 60%～70% 用于合成血红蛋白和肌红蛋白，30% 以铁蛋白及含铁血黄素的形式储存于肝脾及骨髓中，极少量存在于含铁酶及血浆中。铁的主要来源是食物及衰老的红细胞被破坏后所释放出来的。

2. 铁的吸收和转运 衰老的红细胞破坏后释放的铁几乎全部被再利用。食物中的铁主要在十二指肠和空肠上部以游离铁（Fe^{2+}）及血红素铁的形式被吸收。动物性食物中的铁属于血红素铁，吸收率高；植物性食物中的铁以氢氧化高铁（Fe^{3+}）的形式存在，其吸收率易受肠内其他因素的影响，如盐酸、维生素 C、果糖、氨基酸等可把 Fe^{3+} 还原为游离的 Fe^{2+}，促进铁的吸收，而磷酸、草酸、植物纤维、茶、咖啡、蛋、牛奶、抗酸药等可抑制铁的吸收。

铁需由转铁蛋白进行运输。正常情况下，血浆中的转铁蛋白仅 1/3 与铁结合，此结合的铁称为血清铁；其余 2/3 保留与铁结合的能力，在体外加入一定量的铁可使其成饱和状态，故所加的铁量称为未饱和铁结合力；血清铁与未饱和铁结合力之和称为血清总铁结合力。血清铁在血清总铁结合力中所占的百分比称转铁蛋白饱和度。

3. 铁的利用 铁到达骨髓造血组织后即进入幼红细胞，在线粒体中与原卟啉结合形成血红素，后者再与珠蛋白结合形成血红蛋白。

4. 胎儿和儿童期铁代谢的特点 胎儿通过胎盘从母体获得铁，孕后期的 3 个月获铁量最多，足够其生后 4～5 个月内用。另外，由于出生后的"生理性溶血"释放的铁增多，"生理性贫血"需铁相对减少，使婴儿早期不易发生缺铁。6 个月～2 岁时，由于生长发育快，而乳制品中铁含量较低，此期小儿缺铁性贫血的发生率较高。

【病因病机】

1. 西医病因病机

（1）**病因** 引起小儿缺铁的常见原因有：①先天储铁不足。胎儿期最后 3 个月从母体内获取的铁最多，如因早产、双胎、胎儿失血、过早结扎脐带及孕母患严重缺铁性贫血等均可使胎儿储铁减少。②铁的摄入量不足是导致缺铁性贫血的主要原因。婴儿以乳类食品为主，人乳、牛乳、羊乳中含铁量均较低，如不及时添加含铁较多的辅食，容易发生缺铁性贫血。较大的儿童则常因饮食习惯不良、拒食、偏食、营养供应较差而致贫血。③生长发育迅速，对铁的需要量增加。主要发生在 5 个月～1 岁期间。④铁的吸收障碍或丢失过多。长期消化功能紊乱、慢性腹泻、呕吐等均可直接影响铁的吸收，钩虫病、肠息肉、血管瘤等疾病皆可致肠道慢性失血，这些均可导致缺铁性贫血的发生。

（2）**发病机制** 铁是合成血红蛋白的主要原料。铁与原卟啉合成血红素，四个血红素分别与四条珠蛋白链结合而成血红蛋白。缺铁时血红素形成不足，血红蛋白合成减少，导致新生的红细胞内血红蛋白含量不足，细胞浆较少，细胞变小；而缺铁对细胞的分裂、增殖影响较小，故红细胞数量减少的程度不如血红蛋白减少得明显，从而形成小细胞低色素性贫血。

从体内缺铁到出现贫血要经过三个阶段：①铁减少期。此期贮存铁减少，血清铁蛋白降低，但供红细胞制造血红蛋白的铁尚未减少；②红细胞生成缺铁期。此期供给制造血红蛋白的铁也减少，引起血清铁降低，总铁结合力升高，但循环中血红蛋白的量尚不减少；③缺铁性贫血期。此期出现小细胞低色素性贫血和一些非血液系统症状。

2. 中医病因病机　中医学认为，本病的形成与饮食失调、护理不当、禀赋不足、脾胃虚弱、久病不愈、脏腑虚损、亡血失血、感染诸虫等因素有关。其病位在脾、胃、肾、心、肝、肺等。脾为后天之本，主运化，为气血生化之源。小儿"脾常不足"，脾胃运化、输布功能薄弱，但对营养物质的需求又较为迫切，如喂养不当、偏食少食或乳汁清稀、数量不足或未及时添加辅食，可影响铁及营养物质的吸收和摄入；如因大病、久病，或诸虫寄生损伤脾胃，使脾胃运化功能失常，精微无从运化，气血津液不能化生，可导致气血虚弱而形成贫血。

【临床表现】

1. 一般表现　皮肤黏膜逐渐苍白，以口唇、口腔黏膜、甲床和手掌最为明显，易疲乏，不爱活动，食欲减退，年长儿可述头晕、耳鸣、眼花、眼前发黑等。

2. 造血器官表现　由于骨髓外造血反应，肝、脾、淋巴结常轻度肿大。年龄越小，病程越久，贫血越重，则肝、脾肿大越明显。

3. 非造血系统症状

（1）消化系统症状　食欲减退，拒加辅食，时有呕吐或腹泻，少数患儿有异食癖，如喜食泥土、墙皮，可出现口腔炎、舌炎、舌乳头萎缩等。重者可出现萎缩性胃炎或吸收不良综合征。

（2）神经系统症状　表现为烦躁不安或萎靡不振，年长儿常注意力不集中，记忆力减退，学习成绩下降，智力多数低于同龄儿。

（3）心血管系统症状　明显贫血时心率增快，心脏扩大，重者可发生心力衰竭。

（4）其他　缺铁时免疫功能低下易并发感染，上皮组织异常可出现反甲、皮肤角化等。

【辅助检查】

1. 红细胞数　外周血示红细胞和血红蛋白量均减少，尤以血红蛋白量减少更为显著，呈小细胞低色素性贫血。外周血涂片可见红细胞大小不等，以小细胞为多，中央淡染区扩大。

2. 网织红细胞计数　可反映骨髓造血功能。增多提示骨髓造血功能活跃，可见于急、慢性溶血或失血性贫血；减少提示造血功能低下，可见于再生障碍性贫血、营养性贫血等。此外在治疗过程中定期检查网织红细胞计数，有助于判断疗效。如缺铁性贫血经合理治疗后，网织红细胞在 1 周左右即开始增加。

3. 骨髓象 有核红细胞增生活跃，粒红比例正常或红系增多，红系以中幼红细胞增多明显，各期红细胞胞体均小，胞浆少，染色偏蓝，胞浆成熟程度落后于胞核。

4. 有关铁代谢的检查

（1）血清铁蛋白（serum ferritin，SF） SF 值可较敏感地反映体内贮存铁的情况，是反映缺铁较敏感的指标，在铁减少期就开始降低，但应注意，缺铁性贫血合并感染、肿瘤、结缔组织病、肝脏及心脏疾病时血清铁蛋白可不降低，反而升高。

（2）红细胞游离原卟啉（free erythrocyte protoporphyrin，FEP） 红细胞内缺铁时，FEP 不能完全与铁结合成血红素，血红素减少又反馈性地使 FEP 合成增多，当 FEP500μg/dL（正常 200~400μg/dL）提示细胞内缺铁。

（3）血清铁（SI）、总铁结合力（TIBC）和转铁蛋白饱和度（TS） 这三项检查反映血浆中的铁含量，通常在缺铁后期（表现为明显的小细胞低色素性贫血）才出现异常。表现为 SI 减低，＜50~60μg/dL 有意义；TIBC 增加，＞350μg/dL 有意义；TS 明显下降，＜15% 有诊断意义。

（4）骨髓可染铁 骨髓涂片观察红细胞内的铁粒细胞数，如＜15%，提示储存铁减少，细胞外铁也减少。这是一项反映体内贮铁的敏感而可靠的指标。

【诊断与鉴别诊断】

1. 诊断 根据临床表现，结合发病年龄、喂养史及血象特点，一般可做出初步诊断。进一步进行有关铁代谢的检查有确诊的意义，必要时再做骨髓检查，用铁剂治疗有效可证实诊断。诊断明确后还应进一步找出病因，以便针对病因进行治疗。

2. 鉴别诊断

（1）营养性巨幼细胞性贫血 本病是指由于缺乏维生素 B_{12} 或叶酸，使细胞分裂、增殖的速度明显减慢的大细胞性贫血。临床主要表现为贫血，神经精神症状，红细胞的胞体变大，骨髓中出现巨幼红细胞，用维生素 B_{12} 和（或）叶酸治疗有效。

（2）地中海性贫血 本病有家族史，地区性明显，表现为特殊面容，肝脾明显肿大。

【治疗】

1. 治疗原则 西医治疗以去除病因及应用铁剂为主。中医学认为，本病以虚为主，故补其不足，培其根本是治疗本病的原则，尤以健运脾胃，益气生血为要。轻度贫血时，应以合理喂养为主；中度以上贫血时，应采用补充铁剂治疗，同时配合中医辨证施治，既可以减轻铁剂的副作用，又能促进铁的吸收。

2. 西医治疗

（1）去除病因 对喂养不当者，应指导其科学喂养；饮食不当者，应合理安排饮食，纠正不合理的饮食习惯和食物组成。有慢性失血性疾病如钩虫病等，应予及时治疗。

（2）铁剂治疗

①口服铁剂：二价铁盐容易吸收，常用的制剂有硫酸亚铁（含铁20%）、富马酸亚铁（含铁30%）、葡萄糖酸亚铁（含铁11%）等。口服铁的剂量以元素铁计算，一般为每次 1~2mg/kg，每日 2~3 次。最好于两餐之间服药，既减少对胃黏膜的刺激，又利于吸收。同时口服维生素 C 能促进铁的吸收，而牛奶、咖啡、茶及抗酸药等与铁剂同服可影响铁的吸收。②注射铁剂：注射铁剂较易发生不良反应，甚至可发生过敏性反应致死，故应慎用。常用的铁注射剂有右旋糖酐铁、含糖氧化铁等。

铁剂治疗有效者于服药 2~3 天后网织红细胞即见升高，5~7 天达高峰，2~3 周后下降至正常；治疗约 2 周后，血红蛋白相应增加，临床症状亦随之好转。血红蛋白约 4 周后达到正常，应再继续服铁剂 6~8 周，以增加铁储存。

（3）输血治疗　重度贫血并有心功能不全或合并感染者应采取少量多次的输血方法，极重度贫血者可输给浓缩红细胞。贫血愈重，一次输血量应愈小，速度应愈慢，以免加重心脏负担。

3. 中医治疗

（1）辨证论治　本病由心、肝、脾、肾四脏虚损所致，其中尤与脾胃关系最为密切。故治疗以脏腑辨证为主，兼用气血阴阳辨证。按"形之不足，温之以气；精之不足，补之以味"的原则，运用阴阳双补，脾胃并调之法，使阳生阴长，精血互生。

①脾胃虚弱

证候：面色萎黄无华，唇淡不泽，指甲苍白，不思饮食，四肢乏力，大便溏泄，舌质淡，苔薄白，脉细无力。

治法：健运脾胃，益气养血。

方药：参苓白术散加减或异功散加味。食欲不振者，加山楂、鸡内金、麦芽；脾胃虚寒见肢冷，腹痛喜按，完谷不化者，加干姜、吴茱萸；呕吐者，加生姜、半夏；便秘者，加柏子仁、火麻仁。

②心脾两虚

证候：面色萎黄或苍白，唇口、黏膜、爪甲淡白，发黄稀疏，神疲乏力，少气懒言，头晕目眩，心悸，注意力不集中，夜寐不安，食欲不振，舌质淡，苔薄白，脉细弱，指纹淡红。

治法：补脾养心，益气生血。

方药：归脾汤加减。血虚明显者，加鸡血藤、白芍药补血养血；食少便溏，腹胀明显者，去当归、白芍药、熟地黄，加苍术、陈皮、砂仁运脾理气；夜寐不安，惊惕者，加柏子仁、钩藤。

③肝肾阴虚

证候：面色苍白，颧红盗汗，毛发干枯，甲白易脆，耳鸣目涩，腰膝酸软，发育迟缓，口舌干燥，肌肤不泽，甚则四肢震颤抽动，舌红少苔或光剥，脉细数。

治法：滋养肝肾，益精生血。

方药：左归丸加减。头晕目眩者，加杭菊、钩藤、石决明；潮热盗汗者，加地骨皮、银柴胡、鳖甲；虚火迫血妄行而见出血者，酌加牡丹皮、赤芍药、生地黄、水牛角、仙鹤草；智力发育迟缓者，加益智仁、紫河车；眼目干涩者，加石斛、夜明砂。

④脾肾阳虚

证候：面白虚浮，口唇苍白，发黄稀少，精神萎靡，畏寒肢冷，纳呆便溏或完谷不化，消瘦或浮肿，少气懒言，自汗，发育迟缓，囟门迟闭，方颅，发稀，舌淡苔白，脉沉细无力，指纹淡。

治法：温补脾肾，益精养血。

方药：右归丸加减。肢倦乏力者，加党参、黄芪；浮肿者，加猪苓、茯苓、泽泻；畏寒肢冷者，加熟附块、桂枝温补肾阳；囟门晚闭者，加龟甲、牡蛎、龙骨补肾壮骨；发稀者，加党参、当归补血生发。

(2) 中成药

①新血宝胶囊：每次2粒，每日2次。用于各种类型的缺铁性贫血。

②归脾丸：每次3g，每日3次。用于气血两虚型。

③六君子丸：每次3g，每日3次。用于脾胃虚弱型。

④杞菊地黄丸：每次3g，每日3次。用于肝肾阴虚型。

(3) 针灸疗法 取膈俞、足三里、隐白、三阴交为主穴，配气海、命门。采用补法。每日针1次，针后加灸，对较小患儿可单用灸法，10天为1疗程。

(4) 推拿疗法 捏脊，揉压脾俞、肾俞、大肠俞，补脾经、推三关、补心经、分手阴阳、运内八卦、揉血海、摩腹（顺时针）、按压足三里等。每日1次，10次为1疗程，每疗程后休息3~5天继续治疗。有出血倾向者禁用。

【预防与调护】

1. 预防

(1) 提倡母乳喂养，及时添加含铁丰富且铁吸收率高的辅食，如肝、瘦肉、鱼等，同时加用维生素C含量丰富的新鲜蔬菜汁及果汁等以利于铁的吸收。婴幼儿食品（奶制品、谷类制品等）可加入适量铁进行强化。

(2) 合理搭配膳食，培养小儿良好的饮食习惯。

2. 调护

(1) 加强患儿生活调理，注意寒暖调摄，预防各种感染。

(2) 纠正偏食的习惯，同时养成定时进食的习惯，饮食有节，避免饱食过餐。

(3) 重症贫血患儿应加强护理，卧床休息，密切观察病情变化，早期发现虚脱、出血等危证，及时进行抢救。

第四节 特发性血小板减少性紫癜

特发性血小板减少性紫癜（idiopathic thrombocytopenic purpura，ITP）又称自身免疫性血小板减少性紫癜，是小儿最常见的出血性疾病。其主要临床特点是：皮肤、黏膜自发性出血，血小板减少，骨髓巨核细胞数正常或增多，出血时间延长，血块收缩不良，束臂试验阳性。临床上常分急性型与慢性型，小儿以急性型较多见，约占85%，其预后相对比成人好。

本病属中医"血证""紫斑""肌衄""虚劳"等范畴。

【病因病机】

1. 西医病因病机

（1）病因　多数急性ITP患儿有前驱病毒感染史，与风疹、麻疹、水痘、腮腺炎、传染性单核细胞增多症、肝炎、巨细胞病毒感染症等有关。

（2）发病机制　目前认为，发病与免疫有关。病毒感染使机体产生相应的抗体，这类抗体可与血小板膜发生交叉反应，使血小板受到损伤而被单核－巨噬细胞系统所清除。此外，在病毒感染后，体内形成的抗原－抗体复合物可附着于血小板表面，使血小板易被单核－巨噬细胞系统吞噬和破坏，从而导致血小板减少。脾脏是产生血小板抗体、清除和破坏血小板的主要场所。血小板破坏加速和生成减少致血小板总数降低是导致出血的主要原因。

2. 中医病因病机　本病的外因为感受外邪，内因为脏腑虚损。病位实证主要在肺、胃；虚证在脾、肾、肝、心。急性期多因外感风、热、燥、火、疫毒诸邪，化热化火，灼伤血络，迫血妄行，溢于脉外，发为本病。若先天禀赋不足，或疾病影响，气血虚弱，脏腑功能不全，则可致血不循经，溢于脉外，发生紫癜。若脾气虚不能统血，心气虚不能主血，肾气虚统摄无权，肝气虚不能藏血，亦可致血不循常道而外溢。若肝肾阴虚，虚火上炎，则灼伤脉络，血溢脉外。

【临床表现】

1. 急性型　病程≤6个月为急性型。此型较常见，约占80%，多见于2~8岁小儿，男女发病率无差异，春季发病率较高。患儿病前1~3周或同时伴有病毒感染，起病急骤，常有发热，以自发性皮肤和黏膜出血为突出表现，多为针尖大小的皮内、皮下出血点，或为淤点、淤斑，可遍及全身，四肢较多，躯干则较少；常见鼻衄、齿龈出血，呕血、便血少见，偶见肉眼血尿，青春期女孩可有月经过多，颅内出血者少见，如一旦发生，则预后不良；出血严重者可致贫血，循环衰竭，偶见失血性休克；淋巴结不肿大，偶见肝、脾轻度肿大。本病呈自限性，约85%~90%的患儿于6个月内能自然痊愈。

2. 慢性型　病程>6个月为慢性型，约占20%，多见于学龄前及学龄期儿童，病前多无病毒感染史，约10%的患者由急性型转化而来。本型起病缓慢，出血症状较急性型轻，主要表现为皮肤、黏膜大小不等的淤点、淤斑，分布不均，可发生于任何部位，常先出现于四肢，尤以四肢远端多见；黏膜出血程度不一，以鼻及齿龈多见，口腔黏膜出血、血疱次之，血尿及胃肠道出血也可见到，女性患者常以月经过多为主要表现。出血可为持续性或反复发作性，病程呈发作与间歇、缓解交替出现，间歇期的长短不一，可数周至数年，在间歇期可全无出血或仅轻度鼻衄。约30%的患儿于发病数年

后自然缓解，反复发作者脾脏轻度肿大。

【辅助检查】

1. 血液检查 血小板计数 $< 100 \times 10^9/L$，出血轻重与血小板数量多少有关，如果 $< 50 \times 10^9/L$ 可见自发性出血，$< 20 \times 10^9/L$ 时出血明显，$< 10 \times 10^9/L$ 时出血严重。还可见出血时间延长，凝血时间正常，血块收缩不良。

2. 骨髓象 急性型可见骨髓巨核细胞数正常或增多，慢性型可见骨髓巨核细胞数显著增多。两型均可见巨核细胞的胞体大小不一，以小型巨核细胞较为多见，幼稚巨核细胞增多，产生血小板的巨核细胞明显减少，核分叶减少，且常有空泡形成、颗粒减少和胞浆少等现象。

3. 血小板抗体（PAIgG）测定 PAIgG 含量明显增高，但并非 ITP 的特异性改变，其他免疫性疾病亦可增高；若同时测定 PAIgM 和 PAIgA，以及测定结合在血小板表面的糖蛋白、血小板内的抗 GPⅡb/Ⅲa 的自身抗体等，可提高临床诊断的敏感性和特异性。

4. 其他 束臂试验阳性。

【诊断与鉴别诊断】

1. 诊断 临床以出血为主要症状，多次检查血小板计数 $< 100 \times 10^9/L$；骨髓检查巨核细胞数增多或正常，有成熟障碍；血清中检出血小板相关抗体。需排除其他引起血小板减少的疾病。

2. 鉴别诊断

（1）再生障碍性贫血 以贫血为主要表现，检查可见全血细胞减少，骨髓造血功能减低，巨核细胞少见。

（2）继发性血小板减少性紫癜 一般有原发病或明显的致病因素，并有其相应的临床和检验特点。

（3）过敏性紫癜 紫癜多见于四肢及臀部皮肤，分批出现，对称分布，呈鲜红或深红的斑丘疹，多高于皮肤，大小不一，常伴荨麻疹、腹痛及关节肿痛，血小板不减少。

【治疗】

1. 治疗原则 西医主要采用肾上腺皮质激素，一旦皮质激素治疗无效可加用免疫抑制剂或大剂量丙种球蛋白。中医治疗，实证以祛邪为主，主要治法为清热解毒，凉血止血；虚证以补虚为要，根据脏腑气血的虚损情况，予益气健脾，养血摄血，滋肾养肝治疗；兼有瘀血者，配合活血祛瘀；久病伤阴者，予滋阴清热。

2. 西医治疗

（1）肾上腺糖皮质激素 其主要药理作用为降低毛细血管的通透性，抑制血小板抗体的产生，抑制单核－吞噬细胞系统对有抗体吸附的血小板的破坏。常用泼尼松，剂量为每日 1.5 ~2mg/kg，分 3 次口服。出血严重者可用冲击疗法：地塞米松每日 1.5 ~ 2mg/kg，或甲基泼尼松龙每日 20 ~30mg/kg，静脉点滴，连用 3 天，症状缓解后改口服泼尼松。急性 ITP 的疗程一般不超过 4 周，用药至血小板数回升后逐渐减量，停药。停药后如有复发，可再用泼尼松治疗。慢性 ITP 用至出血减轻后减量，最后减至每日 0.25mg/kg，隔日服 1 次，维持治疗 2 个月后，如血小板保持在有效止血水平，即 $> 50 \times 10^9$/L 时，即可停药。

(2) **大剂量静脉注射丙种球蛋白**　其主要作用是：①封闭巨噬细胞受体，抑制巨噬细胞对血小板的结合与吞噬；②在血小板上形成保护膜，抑制血浆中的 IgG 或免疫复合物与血小板相结合，从而使血小板避免被巨噬细胞所破坏；③抑制自身免疫反应，使抗血小板抗体减少。单独应用大剂量丙种球蛋白的升血小板效果与激素相似。常用剂量为每日 0.4g/kg，连用 5 天静脉滴注；或每日 1g/kg 静滴，连用 2 天，以后每 3 ~4 周 1 次。

(3) **血小板输注**　输入的血小板的有效作用时间为 1 ~3 天，为达到止血效果，必要时可 3 天输注 1 次。但多次输注不相容抗原的血小板后，患者体内可产生相应的同种抗体，发生血小板输注反应，出现畏寒、发热，输入的血小板也会迅速破坏，使治疗无效。故一般不主张输血小板，只有在发生颅内出血或急性内脏大出血，危及生命时才输注血小板，并需要同时予以大剂量肾上腺皮质激素，以减少输入的血小板被破坏。

(4) **脾切除**　脾切除多适用于慢性血小板减少性紫癜。脾切除的有效率约 70%，适用于病程超过 1 年、血小板持续 $< 50 \times 10^9$/L（尤其是 $< 20 \times 10^9$/L）、有较严重出血症状、内科治疗效果不好者，且年龄在 6 岁以上者，为脾切除的指征。急性型多数不需要切脾治疗，只有发生颅内出血或内脏出血，应用其他疗法无效时，才可考虑脾切除。在施行脾切除手术前，必须进行骨髓检查。巨核细胞减少，血小板抗体增高者，手术效果不佳。

(5) **其他对症治疗**　①急性型应卧床休息，限制活动，避免外伤；②有或疑有感染者，酌情合理使用抗生素；③避免使用阿司匹林等影响血小板功能的药物；④有出血倾向者给予大剂量维生素 C、安络血和止血敏等止血剂。

3. 中医治疗

(1) **辨证论治**　中医认为，急性 ITP 多因外感热毒或热伏营血，使火盛动血，灼伤脉络而发病，临床表现为实证、热证，治疗以清热解毒、凉血止血为大法。慢性 ITP 以脾、肾、肝三脏虚损为主，治宜补虚；急性发作时则为本虚标实证，治疗应急则治其标，缓则标本兼治。

①血热伤络

证候：病前或病时有外感风热病史，起病急骤，紫癜红润鲜明，密布成片，或伴鼻衄、齿衄，偶有尿血，面红目赤，心烦口渴，便秘尿少，舌红，苔黄，脉浮数。

治法：清热解毒，凉血止血。

方药：犀角地黄汤加减。便秘者，加大黄；瘀点成片者，加紫草、仙鹤草；鼻衄者，加白茅根、侧柏炭；齿衄者，加藕节；发热烦渴喜饮者，加羚羊角粉、生石膏、知母清热泻火；尿血者，加小蓟、白茅根、仙鹤草凉血止血；便血者，加三七粉、地榆收敛止血。

②气不摄血

证候：发病缓慢，病程较长，紫癜反复发作，瘀斑、瘀点颜色淡紫，面色少华，神疲气短，食欲不振，头晕，心悸，舌淡，苔薄，脉细无力。

治法：益气健脾，摄血养血。

方药：归脾汤加减。瘀斑、瘀点较多，舌紫暗者，加丹参、三七、红花；纳差便溏者，去龙眼肉、酸枣仁，加山楂、谷芽、麦芽、陈皮、山药；出血不止者，加云南白药、白及、蒲黄炭和血止血。

③阴虚火旺

证候：皮肤、黏膜散布瘀点，下肢尤甚，时发时止，伴齿鼻衄血，血色鲜红，低热盗汗，手足心热，心烦颧红，口干咽燥，舌红，苔少乏津，脉细数。

治法：滋阴清热，凉血宁络。

方药：大补阴丸合茜根散加减。阴虚发热明显者，加青蒿、地骨皮、鳖甲；盗汗明显者，加地骨皮、煅龙骨、煅牡蛎；齿衄、鼻衄明显者，加焦栀子、白茅根、仙鹤草。

④气滞血瘀

证候：病程缠绵，出血反复不止，皮肤紫癜色暗，面色晦暗，舌暗红或紫或边有紫斑，苔薄白，脉细涩。

治法：活血化瘀，理气止血。

方药：桃红四物汤加减。气虚者，加党参、黄芪；瘀斑久不消者，加三七粉、白及粉、云南白药，或加大黄攻下瘀积，活血止血；气滞明显者，加陈皮、郁金。

(2) 中成药

①宁血糖浆：每次5~10mL，每日3次，口服。用于气不摄血证。

②云南白药：每次0.5~1g，每日2~3次，开水冲服。用于鼻衄、齿衄、便血。

(3) 针灸疗法 取关元、气海、血海、三阴交、足三里、膈俞、命门，补法，1周3次，4周为1疗程。

【预防与调护】

1. 预防

(1) 积极参加锻炼，增强体质，提高抗病能力。

(2) 避免过度疲劳，防治各种感染性疾病。

2. 调护

(1) 急性期或出血量多时，卧床休息，限制患儿活动，消除紧张情绪。

(2) 避免外伤和跌扑碰撞，防止创伤和颅内出血。

习　题

1. 胚胎期7个月时，体内最主要的造血器官是

A. 肝脏   B. 脾脏   C. 胸腺

D. 骨髓   E. 卵黄囊

2. 小儿骨髓外造血时，末梢血中可出现

A. 巨大血小板   B. 幼稚单核细胞   C. 幼稚淋巴细胞

D. 幼稚中性粒细胞   E. 幼稚嗜酸性粒细胞

3. 小儿生理性贫血常发生在

A. 2 ~ 3 月   B. 2 ~ 3 岁   C. 4 ~ 6 月

D. 4 ~ 6 岁   E. 11 ~ 13 岁

4. 小儿营养性缺铁性贫血的常见原因是

A. 生长发育快   B. 铁吸收障碍   C. 铁丢失过多

D. 先天储铁不足   E. 以上皆是

5. 9 个月男孩，因长期腹泻导致缺铁性贫血，今日开始用硫酸亚铁治疗，若在 3 ~ 5 天后判断治疗效果，最合适的指标是

A. 红细胞计数   B. 血红蛋白量   C. 网织红细胞

D. 血清铁蛋白   E. 红细胞游离原卟啉

第十一章　结缔组织病及免疫性疾病

学习目标

1. 掌握风湿热、过敏性紫癜的临床表现、诊断及治疗。
2. 熟悉风湿热、过敏性紫癜的常见病因。
3. 了解风湿热、过敏性紫癜的预防调护。

第一节　风湿热

风湿热是一种与 A 族乙型溶血性链球菌感染相关的全身非化脓性结缔组织炎症。发病早期多有咽喉炎的表现，主要累及心脏及关节，也可侵犯皮肤、浆膜、血管、肺、肾、脑等脏器。临床以发热、关节炎、心肌炎、舞蹈病、环形红斑为主症。本病一年四季均可发病，但以冬春季居多。居住于寒冷潮湿地带的儿童易发此病，发病年龄以 5～10 岁居多，无明显性别差异。

本病属中医学"痹证"范畴，又因其关节病变常有发热、红肿，故多属于热痹。若以心脏炎为主的，则可归属于中医学"胸痹""怔忡""心悸"等范畴。

【病因病机】

1. 西医病因病机　风湿热是 A 组乙型溶血性链球菌咽峡炎后的晚期并发症。有 0.3%～3%因该菌引起的咽峡炎患儿于 1～4 周后发生风湿热。链球菌在咽峡部存在的时间愈长，发病的几率愈大。此外，本病也与遗传有关，部分患儿具有明显的易感性。其病理变化可分为三期。

（1）**急性渗出期**　此期的病理变化为受累部位（心脏、关节、皮肤等结缔组织）变性和水肿，淋巴细胞和浆细胞浸润，心包膜纤维素性渗出，关节腔内浆液性渗出。本期持续约 1 个月。

（2）**增生期**　主要发生于心肌和心内膜（包括心瓣膜），特点为形成风湿小体。风湿小体还可分布于肌肉及结缔组织，好发部位为关节处皮下组织和腱鞘，形成皮下小结，是诊断风湿热的病理依据，表示风湿活动。本期持续约 3～4 个月。

（3）**硬化期**　风湿小体中央变性和坏死物质被吸收，炎症细胞减少，可出现纤维组织增生和疤痕形成。心瓣膜边缘可有嗜伊红性疣状物，使瓣膜增厚，形成疤痕。二尖瓣最常受累，其次为主动脉瓣，很少累及三尖瓣。此期约持续 2～3 个月。

2. 中医病因病机　中医认为，本病的发生与内、外因皆有关。内因为元气虚弱，易感外邪；外因为感受风寒湿邪或风寒湿邪郁久化热。

（1）**元气虚弱，易感外邪**　小儿脏腑娇嫩，形气未充，易感风寒湿邪，且感邪之后易侵入经脉或内传脏腑。

（2）**感受风寒湿邪**　小儿若久居湿地、触冒风雨、历经严寒，风、寒、湿三邪侵入，三邪常合而为病，侵袭肌表，壅塞卫气，则关节肌肤肿痛、麻木；邪侵经脉，则气血不畅，不通则痛；邪气闭阻经络、关节、肌肤，留滞局部，则关节肿胀。

（3）**风寒湿邪郁久化热**　小儿为纯阳之体，感邪后易于热化，风寒湿三邪郁久亦易化热，故小儿寒痹的表现较少，而热痹的表现较多。湿热灼伤筋脉肌肉，气血受阻，则筋脉失于濡养而松弛、痿弱；湿热与肺卫相争，则高热无汗；湿热熏蒸关节，则关节红肿热痛，不可触碰。

【临床表现】

多为急性起病，可见发热、乏力、多汗、食欲不振、面色苍白等。典型病例可见以下几方面症状。

1. 关节炎　以大关节受累为主，很少侵犯小关节。多累及膝、踝、腕、肘、髋等，特征为游走性疼痛，几个关节可先后发病，但每个关节病变很少超过 1 周。发病特点为关节红肿热痛，活动受限。急性发作期多不超过 4 周，一般不留有后遗症。

2. 心脏炎　风湿热首次发作，即有 40%～80% 的患儿可累及心脏。心脏炎包括心肌炎、心内膜炎、心包炎。心肌炎的主要体征为心动过速，心率高于 110 次/分，心脏增大，心尖区心音低钝，心电图出现病理性改变；心内膜炎最常累及二尖瓣，其次为主动脉瓣，听诊可闻及杂音，恢复期可减轻或消失，反复发作可形成瓣膜永久性病变；心包炎多与心肌炎和心内膜炎同时存在，表现为心包积液，可出现呼吸困难、奇脉、心包摩擦音等。

3. 环形红斑　本症较少见，红斑多位于躯干或四肢屈侧，呈环形或半环形，色淡红或暗红，中心皮肤颜色正常，边缘稍隆起，不痛不痒，持续数周或数月。环形红斑为本病的典型表现，但在一些药物性反应中亦可出现，要加以鉴别。

4. 皮下结节　5%～10% 的病例可发生。结节呈圆形，触之坚硬，无压痛，活动自如，直径 1cm 左右，多见于肘、膝、腕关节伸侧面腱鞘附着处，可持续数周或数月。

5. 舞蹈病　特征为全身或局部肌肉不随意、无目的的快速运动，多见于面部和四肢，清醒时发作，睡眠后可消失。女孩多于男孩，8～12 岁好发，发病率为 10%～15%。亦可出现单纯舞蹈病，多在急性链球菌感染后 2～6 个月发生，病程一般小于半年，少数可延至 2 年。

【辅助检查】

血沉增快，抗链球菌溶血素 "O" 大于 500U。

【诊断与鉴别诊断】

1. 诊断

（1）以四肢大关节走窜疼痛为主，伴沉重、酸楚、麻木、关节屈伸不利，多有恶寒、发热等症状。

（2）病前多有咽痛、乳蛾史，或有涉水淋雨、久居湿地史。

（3）部分患者可有低热，四肢环形红斑或结节性红斑，常可累及心脏。

（4）血沉增快，抗链球菌溶血素"O"大于 500U。

2. 鉴别诊断

（1）幼年类风湿性关节炎 多于 3 岁以下起病，常侵犯小关节，关节炎无游走性特点。反复发作后遗留关节畸形，X 线骨关节摄片可见关节面破坏、关节间隙变窄和邻近骨骼骨质疏松。

（2）感染性心内膜炎 先天性心脏病或风湿性心脏病合并感染性心内膜炎时，易与风湿性心脏病伴风湿活动相混淆，贫血、脾大、皮肤淤斑或其他栓塞症状有助诊断，血培养可获阳性结果，超声心动图可看到心瓣膜或心内膜有赘生物。

（3）病毒性心肌炎 病毒性心肌炎的心脏杂音不明显，较少发生心内膜炎，较多出现过早搏动等心律失常，实验室检查可发现病毒感染的证据。

【治疗】

1. 治疗原则 西医提倡早期应用抗生素以清除链球菌感染，同时合理应用抗风湿药及肾上腺皮质激素以减轻机体的非特异性炎症。中医学认为，小儿风湿热初起多以邪实为主，治宜散邪为要；久病多为虚证，治宜补虚为先。

2. 西医治疗

（1）休息 卧床休息的期限取决于心脏受累的程度和心功能状态。急性期无心脏炎患儿卧床休息 2 周，随后逐渐恢复活动，于 2 周后达正常活动水平；心脏炎患儿卧床休息 4 周，随后于 4 周内逐渐恢复活动；伴充血性心力衰竭患儿则需卧床休息至少 8 周，在以后 2~3 个月内逐渐增加活动量。

（2）清除链球菌感染 应用青霉素 80 万单位肌注，每日 2 次，持续 2 周，以彻底清除链球菌感染。青霉素过敏者可改用其他有效抗生素，如红霉素等。

（3）抗风湿热治疗 心脏炎时宜早期使用糖皮质激素，泼尼松每日 2mg/kg，最大量不超过 60mg/d，分次口服，2~4 周后减量，总疗程 8~12 周。无心脏炎的患儿可用阿司匹林，每日 100mg/kg，最大量不超过 3g/d，分次服用，2 周后逐渐减量，疗程 4~8 周。

（4）其他 伴有充血性心力衰竭时应视为心脏炎复发，应及时给予大剂量静脉注射糖皮质激素，如氢化可的松或甲基泼尼松龙。多数情况下，在用药后 2~3 天即可控制心力衰竭，应慎用或不用洋地黄制剂，以免发生洋地黄中毒。应低盐饮食，必要时氧气吸入，给予利尿剂和血管扩张剂。舞蹈病时可用苯巴比妥、地西泮等镇静剂。

3. 中医治疗

（1）辨证论治　　①本病首先要辨风、寒、湿、热孰轻孰重。病初期多为风、寒、湿三气夹杂，阻滞经络，痹阻关节。三邪可合而为病，亦可有所侧重。风邪偏胜为行痹，风为百病之长，善行而数变，故表现为疼痛游走，痛无定处；湿邪偏胜为着痹，湿性重着，故表现为酸痛重着，沉痛不移；寒邪偏胜为痛痹，寒性收引，寒主凝滞，故表现为痛有定处，遇寒则剧，得热则减；热邪偏胜为热痹，热邪易灼伤血脉，故表现为关节局部红肿热痛。②其次辨虚实。急性期外邪较甚，正气不虚，正邪相争，多表现为高热、关节红肿热痛等邪实之象；慢性期外邪久羁不散，正气耗损，多有低热、乏力、盗汗、关节隐痛、活动不利等正虚邪实之征。

①风热侵袭

证候：发热恶寒，有汗或无汗，头痛，鼻塞流涕，咽喉红肿，微咳，关节疼痛、活动欠利，舌质红，苔薄黄，脉浮数。

治法：疏风清热，解毒利咽。

方药：银翘散加减。发热较甚者，加葛根、黄连、石膏、知母；咳嗽甚者，加桑叶、贝母；咽痛难忍者，加射干、山豆根。

②热毒痹阻

证候：发热急骤，壮热不减，头眩身重，口渴尿赤，关节、肌肉游走性疼痛，局部红肿热痛，不可触碰，舌质红，苔黄，脉洪数。

治法：清热解毒，祛风通络。

方药：白虎加桂枝汤加减。热毒炽盛者，加清瘟败毒饮加减；咽喉红肿较剧者，加射干、山豆根、青果；关节肿痛明显者，加秦艽、乳香、没药。

③湿热阻络

证候：发热恶风，汗出而热不解，身困乏力，胸闷口渴，关节红肿疼痛，局部灼热，活动不利，可伴鼻衄，皮肤红斑，大便黏臭，舌质红，苔黄腻，脉濡数。

治法：利湿清热，宣通经络。

方药：宣痹汤加减。热重者，加生石膏、知母、黄芩；湿重者，加大豆黄卷、苍术、五加皮；关节肿痛明显者，加威灵仙、鸡血藤、延胡索；食欲欠振者，加神曲、麦芽、山楂。

④寒湿痹阻

证候：肢体沉重，恶寒怕冷，面色苍白，关节疼痛或酸胀，局部红肿不甚，关节屈伸不利，痛有定处，每遇阴雨天加重，舌质淡，苔薄白腻，脉缓。

治法：温经散寒，利湿通络。

方药：羌活胜湿汤加减。寒湿化热，体有微热者，加黄芩、薏苡仁、牛膝；关节剧痛，四肢不温者，加附片、肉桂；大便溏薄者，加焦山楂、苍术、白术。

⑤风湿扰心

证候：心悸胸闷，头重身困，汗出恶风，关节肿痛，气喘难平，烦躁不安，食欲不振，舌质红，苔腻，脉濡滑。

治法：清热利湿，宁心安神。

方药：清营汤合炙甘草汤加减。

⑥痰瘀热结

证候：病程迁延，经久难愈，或有胸闷、心悸、气短，关节、肌肉灼热、疼痛、肿胀剧烈，甚则关节变形、活动不利，或有环形红斑，皮下结节，舌质紫暗，苔薄黄，脉濡涩。

治法：活血化痰，清热通络。

方药：活络效灵丹加减。关节痛剧者，加延胡索、臭梧桐、威灵仙；胸闷较甚者，加半夏、瓜蒌。本型可酌加虫类祛风药，如全蝎、蜈蚣、乌梢蛇等。

⑦阴虚热痹证

证候：低热连绵，或午后潮热，疲乏少力，口干心烦，手足蠕动，关节、肌肉灼热隐痛，舌质红，苔少，脉细数。

治法：滋阴清热，通经活络。

方药：青蒿鳖甲汤加减。心烦心悸者，加酸枣仁、远志；汗多乏力者，加黄芪、五味子、浮小麦；大便秘结者，加何首乌、桃仁。

(2) 热熨疗法

①食盐250g，小茴香60g，炒热后用布包，热熨关节，每日1～2次。用于寒湿痹阻证。

②坎离砂200g，加食醋20mL，湿敷患处。用于风寒湿痹，关节酸胀，活动欠利者。

(3) 熏洗疗法

①生地黄15g，金银花15g，牡丹皮10g，赤芍药10g，丝瓜络10g，黄柏6g，水煎汤，趁温浸泡足踝，每日3次。用于踝关节红肿疼痛明显者。

②艾叶9g，红花9g，透骨草15g，花椒6g，水煎汤，趁温熏洗患处关节，每日3次。用于风寒湿痹夹有血瘀者。

【预防与调护】

1. 卧床休息，避免剧烈运动。无心脏受损的患儿在血沉恢复正常后，应继续卧床休息3～4周，有心脏受损的患儿应卧床休息6～12周并限制体力活动半年。

2. 增强体质，防止受凉感冒。

3. 调节饮食，以清淡为主。

4. 积极防治链球菌感染。扁桃体经常发炎者，可行扁桃体切除手术。

第二节　过敏性紫癜

过敏性紫癜又称亨-舒综合征，是以小血管炎为主要病变的系统性血管炎。临床特点为血小板不减少性紫癜，常伴关节肿痛、腹痛、便血、血尿和蛋白尿。多发生于2～8岁的儿童，男孩多于女孩，一年四季均有发病，以春秋二季居多。

本病属血证范畴，中医古籍中所记载的"葡萄疫""肌衄""斑毒"等病证，与本病有相似之处。

【病因病机】

1. 西医病因病机

（1）**病因** 本病的病因尚未明确，虽然食物过敏（蛋类、乳类、豆类等）、药物（阿司匹林、抗生素等）、微生物（细菌、病毒、寄生虫等）、疫苗接种、麻醉、恶性病变等与过敏性紫癜发病有关，但均无确切证据。

（2）**发病机制** 以 B 淋巴细胞多克隆活化为其特征，B 淋巴细胞分泌大量的 IgA 和 IgE，引起自身免疫反应，形成免疫复合物。30% ~ 50% 的患儿血清 IgA 浓度升高，血清肿瘤坏死因子 – α 和 IL – 6 等前炎症因子升高。IgA、补体 C_3 和纤维蛋白沉积于肾小球系膜、皮肤和肠道毛细血管，提示本病为 IgA 免疫复合物疾病。综上所述，过敏性紫癜的发病机制可能为：各种刺激因子，包括感染原和过敏原作用于具有遗传背景的个体，激发 B 细胞克隆扩增，导致 IgA 介导的系统性血管炎。

（3）**病理变化** 过敏性紫癜的病理变化为广泛的白细胞碎裂性小血管炎，以毛细血管炎为主，亦可波及小静脉和小动脉。血管壁可见胶原纤维肿胀和坏死，中性粒细胞浸润，周围散在核碎片。间质水肿，有浆液性渗出，同时可见渗出的红细胞。内皮细胞肿胀，可有血栓形成。病变累及皮肤、肾脏、关节及胃肠道，少数涉及心、肺等脏器。在皮肤和肾脏荧光显微镜下可见 IgA 为主的免疫复合物沉积。过敏性紫癜肾炎的病理改变为：轻者可为轻度系膜增生、微小病变、局灶性肾炎，重者为弥漫增殖性肾炎伴新月体形成。

2. 中医病因病机

中医认为，紫癜以血分为主，有虚实之分。外因为外感风热之邪，热毒蕴阻于肌表血分，迫血妄行，外溢皮肤孔窍，以实证为主。内因为素体心脾气血不足，肾阴亏损，虚火上炎，血不归经所致，以虚证为主。

由于小儿稚阴稚阳，气血未充，卫外不固，外感风热之邪，与气血相搏，热伤血络，迫血妄行，溢于脉外，渗于皮下，发为紫癜。邪重者，还可伤其阴络，出现便血、尿血等。若血热妄行，瘀积肠络，可致剧烈腹痛。若夹湿留注关节，则可见局部肿痛，屈伸不利。

若小儿先天禀赋不足，或疾病迁延日久，耗气伤阴，均可致气虚阴伤，病情由实转虚，或虚实夹杂。气虚则统摄无权，气不摄血，血液不循常道而溢于脉外；阴虚火炎，血随火动，渗于脉外，均可致紫癜反复发作。

人体血生于脾，藏于肝，源于肾而主于心。血在脉中周而复始，循环流行，依赖于心之推动，脾之统摄，肝之储藏。若心、肝、脾功能受损，血不循常道则外溢肌肤，重则吐衄、便血。

综上所述，本病外因为外感风热，内因为气阴亏虚。早期多为风热伤络，热迫血行，属实证；后期由实转虚，或虚实并见，多为气虚失摄，阴虚火炎。病位多在心、肝、脾、肾。

【临床表现】

多为急性起病，首发症状以皮肤紫癜为主，少数病例以腹痛、关节炎或肾脏症状首先出现。起病前 1~3 周常有上呼吸道感染史，可伴有低热、食欲不振、乏力等全身症状。

1. 皮肤紫癜 反复出现的皮肤紫癜为本病的特征，多见于四肢及臀部，对称分布，伸侧较多，分批出现，面部及躯干较少。初起呈紫红色斑丘疹，高出皮面，压之不褪色，数日后转为暗紫色，最终呈棕褐色而消退。少数重症患儿紫癜可融合成大疱伴出血性坏死。部分病例可伴有荨麻疹和血管神经性水肿。皮肤紫癜一般在 4~6 周后消退，部分患儿间隔数周、数月后又复发。

2. 胃肠道症状 约见于 2/3 病例。由血管炎引起的肠壁水肿、出血、坏死或穿孔，是产生肠道症状及严重并发症的主要原因。一般以阵发性剧烈腹痛为主，常位于脐周或下腹部，可伴呕吐，但呕血少见。部分患儿可有黑便或血便，偶见并发肠套叠、肠梗阻或肠穿孔者。

3. 关节症状 约 1/3 病例可出现膝、踝、肘、腕等大关节肿痛，活动受限，关节腔有浆液性积液，但一般无出血，可在数日内消失，不留后遗症。

4. 肾脏症状 30%~60% 的病例有肾脏受损的临床表现。肾脏症状多发生于起病 1 个月内，亦可在病程更晚期于其他症状消失后发生，少数则以肾炎作为首发症状。多数患儿出现血尿、蛋白尿和管型尿，伴血压增高及浮肿，称为紫癜性肾炎；少数呈肾病综合征表现。

5. 其他表现 偶可发生颅内出血，导致惊厥、瘫痪、昏迷、失语。出血倾向包括鼻出血、牙龈出血、咯血、睾丸出血等。偶尔累及循环系统发生心肌炎和心包炎，累及呼吸系统发生喉头水肿、哮喘、肺出血等。

【辅助检查】

尚无特异性诊断试验，以下试验有助于了解病程和并发症。

1. 外周血象 白细胞正常或增加，中性粒细胞和嗜酸性粒细胞可增高；除非严重出血，一般无贫血；血小板计数正常甚至升高。出血和凝血时间正常，血块退缩试验正常，部分患儿毛细血管脆性试验阳性。血沉轻度增快。

2. 尿常规 可有红细胞、蛋白、管型，重症有肉眼血尿。

3. 大便隐血试验 阳性。

4. 免疫学检查 血清 IgA 升高；血清 IgG 和 IgM 正常，亦可轻度升高；C_3、C_4 正常或升高；抗 "O" 抗体效价增高。

5. 影像学检查 腹部超声波检查有利于早期诊断肠套叠，头颅 MRI 对有中枢神经系统症状的患儿可予确诊，肾脏症状较重和迁延者可行肾穿刺以了解病情，并给予相应治疗。

【诊断与鉴别诊断】

1. 诊断 依据典型的皮肤紫癜表现，诊断不难。若临床表现不典型，皮肤紫癜未出现时，容易误诊为其他疾病，需鉴别诊断。

2. 鉴别诊断 血小板减少性紫癜：皮肤黏膜见淤点、淤斑。淤点多为针头样大小，一般不高出皮面，多不对称，可遍及全身，但以四肢及头面部多见，可伴有鼻衄、齿衄、尿血、便血等，严重者可并发颅内出血。血小板计数明显减少，急性型一般低于 $20 \times 10^9/L$，慢性型一般在 $30 \times 10^9/L \sim 80 \times 10^9/L$；出血时间延长，血块收缩不良；束臂试验阳性。

【治疗】

1. 治疗原则 西医无特异性治疗方法，以支持和对症治疗为主。中医治疗时，实证以清热凉血为主；虚证以益气摄血、滋阴降火为主。须注意证型之间的相互转化或同时并见。治疗时宜分清主次，统筹兼顾。

2. 西医治疗

（1）**一般治疗** 卧床休息，积极寻找和去除致病因素，如控制感染，补充维生素。有荨麻疹或血管神经性水肿时，应用抗组胺药物和钙剂。腹痛时应用解痉剂；消化道出血时应禁食，可静脉滴注西咪替丁每日 $20 \sim 40mg/kg$，必要时输血。

（2）**糖皮质激素和免疫抑制剂** 急性期对腹痛和关节痛可予缓解，但不能预防肾脏损害的发生，亦不能影响预后。泼尼松每日 $1 \sim 2mg/kg$，分次口服，或用地塞米松、甲基泼尼松龙每日 $5 \sim 10mg/kg$ 静脉滴注，症状缓解后即可停用。重症过敏性紫癜肾炎可加用免疫抑制剂如环磷酰胺、硫唑嘌呤或雷公藤多苷片。

（3）**抗凝治疗** ①阻止血小板聚集和血栓形成的药物：阿司匹林每日 $3 \sim 5mg/kg$，或每日 $25 \sim 50mg$，每天 1 次；双嘧达莫每日 $3 \sim 5mg/kg$，分次服用。②肝素：每次 $0.5 \sim 1mg/kg$，首日 3 次，次日 2 次，以后每日 1 次，持续 7 天。③尿激酶：每日 $1000 \sim 3000U/kg$，静脉滴注。④其他：钙拮抗剂如硝苯地平，每日 $0.5 \sim 1.0mg/kg$，分次服用；非甾体抗炎药如吲哚美辛，每日 $2 \sim 3mg/kg$，分次服用，均有利于血管炎的恢复。

3. 中医治疗

（1）**辨证论治** 根据起病、病程、紫癜颜色等辨虚实。起病急，病程短，紫癜颜色较鲜明者多属实；起病缓，病情反复，病程缠绵，紫癜颜色较淡者多属虚。伴有发热、恶风、咽红等风热表证者为风热伤络，治以疏风散邪；伴有烦热口渴，便秘尿赤，甚则鼻衄、齿衄、便血、尿血者为血热妄行，治以清热解毒、凉血止血；伴有神疲乏力，头晕心悸，食欲不振者为气不摄血，治以健脾养心、益气摄血；伴有低热，盗汗，手足心热，舌红少津者为阴虚火炎，治以滋阴降火、凉血止血。

①风热伤络

证候：起病较急，全身皮肤紫癜散发，尤以下肢及臀部居多，呈对称分布，色泽鲜红，大小不一，或伴痒感，可有发热、腹痛、关节肿痛、尿血等，舌质红，苔薄黄，脉浮数。

治法：疏风散邪。

方药：连翘败毒散加减。皮肤瘙痒者，加浮萍、蝉蜕、地肤子；腹痛者，加甘草；关节肿痛者，加三七、牛膝；尿血者，加小蓟、白茅根、藕节炭。

②血热妄行

证候：起病较急，皮肤出现瘀点瘀斑，色泽鲜红，或伴鼻衄、齿衄、呕血、便血、尿血，血色鲜红或紫红，同时并见心烦，口渴，便秘，或伴腹痛，或有发热，舌红，脉数有力。

治法：清热解毒，凉血止血。

方药：犀角地黄汤加味。伴有齿衄、鼻衄者，加炒栀子、白茅根；尿血者，加大蓟、小蓟；大便出血者，加地榆炭、槐花；腹中作痛者，重用白芍药、甘草；若出血过多，突然出现面色苍白，四肢厥冷，汗出脉微者，为气阳欲脱，急用独参汤或参附汤；若气阴两衰者，则用生脉散。

③气不摄血

证候：发病缓慢，病程迁延，紫癜反复出现，瘀斑、瘀点颜色淡紫，常有鼻衄、齿衄，面色苍白，神疲乏力，食欲不振，头晕心慌，舌淡苔薄，脉细无力。

治法：健脾养心，益气摄血。

方药：归脾汤加减。出血不止者，加云南白药、蒲黄炭、仙鹤草、阿胶；神疲肢软，四肢欠温，畏寒恶风，腰膝酸软，面色苍白者，为肾阳亏虚，加鹿茸、淡苁蓉、巴戟天。

④阴虚火炎

证候：紫癜时发时止，鼻衄，齿衄，血色鲜红，低热盗汗，心烦少寐，大便干燥，小便黄赤，舌光红，苔少，脉细数。

治法：滋阴降火，凉血止血。

方药：大补阴丸加减。鼻衄、齿衄者，加牡丹皮、白茅根、焦栀子；低热者，加银柴胡、地骨皮、青蒿；盗汗者，加煅牡蛎、煅龙骨、浮小麦。

（2）中成药

①犀角地黄丸：用于血热妄行者。

②紫雪散：用于热毒较盛者。

③云南白药：用于热毒不著而出血较多者。

④归脾丸：用于日久不愈、气虚无力摄血者。

【预防与调护】

1. 加强体育锻炼，增强体质，提高抗病能力，注意预防感冒。

2. 急性期或出血量多时，应限制患儿活动，尽量卧床休息。

3. 饮食宜软而少渣，如有消化道出血时，应予以流质或半流质饮食，忌食刺激性及热性食品。

习　题

1. 以下哪项不是风湿热的常见表现
   A. 关节炎　　　　　　　B. 心肌炎　　　　　　　C. 出血
   D. 舞蹈病　　　　　　　E. 环形红斑

2. 患儿发热急骤，壮热不减，头眩身重，口渴尿赤，关节、肌肉游走性疼痛，局部红肿热痛，不可触碰，舌质红，苔黄，脉洪数。选方宜
   A. 银翘散　　　　　　　B. 白虎加桂枝汤　　　　C. 羌活胜湿汤
   D. 宣痹汤　　　　　　　E. 独活寄生汤

3. 风湿扰心证应选用
   A. 银翘散　　　　　　　B. 白虎加桂枝汤　　　　C. 羌活胜湿汤
   D. 宣痹汤　　　　　　　E. 清营汤合炙甘草汤

4. 血热妄行型紫癜的治方宜
   A. 连翘败毒散　　　　　B. 清营汤　　　　　　　C. 黄连解毒汤
   D. 犀角地黄汤　　　　　E. 凉营清气汤

5. 风热伤络型紫癜的治法宜
   A. 清热解毒，凉血止血　B. 疏风散邪，凉血止血　C. 凉营清气，泻火解毒
   D. 疏风清热，凉营解毒　E. 疏风清热，泻火解毒

6. 风热伤络型紫癜的治方宜
   A. 银翘散　　　　　　　B. 连翘败毒散　　　　　C. 犀角地黄汤
   D. 清解透毒汤　　　　　E. 透疹凉解汤

7. 七岁男性患儿紫癜反复发作，小腿及臀部较多，颜色较鲜明，伴有瘙痒，伴发热，偶有腹痛，关节疼痛，尿血，舌红苔黄，脉浮数，治疗首选方剂是
   A. 犀角地黄汤　　　　　B. 归脾汤　　　　　　　C. 连翘败毒散
   D. 大补阴丸　　　　　　E. 桃仁汤

8. 气不摄血型紫癜的首选方剂是
   A. 归脾汤　　　　　　　B. 补中益气汤　　　　　C. 香砂六君子汤
   D. 四物汤　　　　　　　E. 参苓白术散

第十二章　营养性疾病

学习目标

　　1. 掌握蛋白质－能量营养不良、维生素 D 缺乏性佝偻病、小儿肥胖症的临床表现、诊断及治疗。

　　2. 熟悉小儿营养性疾病的常见病因。

　　3. 了解小儿营养性疾病的预防和调护。

第一节　蛋白质－能量营养不良

　　蛋白质－能量营养不良是一种慢性营养缺乏症，是由于摄入不足或食物不能充分吸收利用，以致机体不能维持正常代谢，迫使机体消耗自身的组织，从而出现体重不增或减轻，生长发育停滞，脂肪逐渐消失等症状，同时也可造成全身各系统功能紊乱，机体免疫力低下，给许多疾病的发生创造了条件。

　　本病属中医"疳证"的范畴，是古代儿科四大要证（痧、痘、惊、疳）之一。

【病因病机】

1. 西医病因病机

　　(1) 病因及发病机制　①食物供给不足和喂养不当：小儿处于生长发育阶段，需要一定的蛋白质和热量摄入才能保证正常的生长发育。如人工喂养儿的食物以淀粉为主，蛋白质添加不足，不能满足机体需要，或未及时添加适当的辅食或仓促断奶而不及时添加辅食，以及婴儿不适应新的食品以致拒食等，均可引起本病的发生。②消化系统疾病：消化道感染性疾病，如迁延性腹泻、过敏性肠炎、肠道寄生虫病等；消化道先天畸形，如唇裂、腭裂、先天性肥厚性幽门梗阻等；消化功能不全，如消化酶缺乏引起的肠吸收不良综合征等。③其他急、慢性传染病：急性发热性疾病、慢性消耗性疾病等均因需要量增加或摄入不足、消化吸收障碍而导致本病。

　　(2) 病理　主要表现为新陈代谢异常和各系统功能低下两个方面。轻度营养不良的病理改变仅见皮下脂肪减少，肌肉轻度萎缩；重度营养不良表现为各脏器体积缩小，心肌纤维混浊肿胀，肠壁变薄，绒毛萎缩，肝脏脂肪变性，脑皮质细胞减少，层次紊乱，胶质细胞增生。

2. 中医病因病机

(1) 饮食失节，脾胃受损　小儿脾常不足，运化功能薄弱，易生积滞，若乳食无度，饮食不节，壅聚中焦，酿成积滞，则损伤脾胃。脾胃乃后天之本，气血生化之源，如日久脾胃运化失职，水谷精微不能吸收，脏腑四肢百骸失于滋养，渐至形体消瘦，气血内亏，而成疳证。

(2) 喂养不当，营养失调　小儿的正常发育有赖于合理的喂养，若因母乳不足，或过早断乳而未能及时添加辅食，或因过于溺爱，养成偏食、挑食的习惯等，日久损伤脾胃，使气血生化乏源，导致营养失调，不能濡养脏腑、肌肉、四肢百骸而形成极度消瘦的疳证。

(3) 其他因素　转化成疳多见于长期吐泻或慢性腹泻，以及病后失调，伤及脾胃之气，气血失养而产生疳证。

【临床表现】

营养不良最初的症状是食欲不振，体重不增以致减轻，皮下脂肪逐渐减少以致消失。皮下脂肪消减的顺序是先腹部，其次为胸、背、腰，然后四肢、臀部，最后额、颈、颏及面颊部，其中腹部皮下脂肪厚度是判断营养不良程度的重要指标之一。营养不良早期仅体重减轻，皮下脂肪变薄，皮肤干燥，但身高无影响，精神状态正常。继之皮下脂肪和体重进一步减少，身高停止增长，皮肤干燥、苍白，肌肉松弛。病情进一步加重时运动功能发育迟缓，智力落后，头发干枯，貌似老人，体温低于正常，可有呕吐及腹泻等消化系统紊乱的症状。

【并发症】

1. 营养性贫血　最为常见，与缺乏铁、叶酸、维生素 B_{12}、蛋白质等造血原料有关。

2. 各种维生素缺乏　常见维生素 A 缺乏，有时也有维生素 B、C、D 的缺乏。

3. 感染　由于免疫功能低下，故易患各种感染，如呼吸道感染、肺炎、结核病、鹅口疮、中耳炎、尿路感染等。特别是婴儿腹泻，常迁延不愈，加重营养不良，造成恶性循环。

4. 自发性低血糖　患儿面色灰白，神志不清，脉搏减慢，呼吸暂停，体温不升，但无抽搐，若未及时诊治，可因呼吸麻痹而死亡。

【辅助检查】

1. 血、尿常规检查　血中红细胞比积减少，轻至中度贫血，多为正细胞色素型；白细胞计数可减少；淋巴细胞绝对数常低于 1.2×10^9/L，反映 T 淋巴细胞功能低下。尿比重偏低，浓缩能力降低。

2. 生化检验　血清必需氨基酸和非必需氨基酸常降低。以色氨酸、胱氨酸等浓度降低为著。血浆蛋白和白蛋白水平降低，血清淀粉酶和碱性磷酸酶水平降低。

【诊断与鉴别诊断】

1. 诊断　患儿多有长期饮食摄入不足史，或消化系统疾病和慢性消耗性疾病史，或先天不足史。临床表现有皮下脂肪减少、体重减轻、水肿等症状和体征，结合实验室检查如血浆总蛋白和白蛋白降低等，即可确诊。

2. 鉴别诊断　主要与其他慢性疾病引起的消瘦及肾病性水肿相鉴别。

【治疗】

1. 治疗原则　西医治疗以祛除病因、调整饮食、改进喂养方法等营养支持和积极处理并发症为主。中医治疗以调和脾胃为本，并根据营养不良的发展阶段分别给予和、消、补法。

2. 西医治疗

（1）**祛除病因**　查明病因，积极治疗原发病，如及时治疗消化系统的慢性疾病、感染性疾病及先天畸形等。

（2）**调整饮食，改善喂养**　对营养不良患儿提供的热量要满足生长发育和机体修复两方面的要求，故日需热量大于正常同龄儿，但营养不良患儿已适应长期低营养素的摄入，一旦摄入过多就会出现吸收不良，故饮食的调整应根据病情、消化能力及对食物的耐受性，遵照"循序渐进，逐步充实"的原则进行。轻症患儿自 $250 \sim 330kJ/$（$kg \cdot d$）（$60 \sim 80kcal/kg$）开始，中、重症可根据原来的饮食情况，自 $165 \sim 240kJ/$（$kg \cdot d$）（$40 \sim 60kcal/kg$）开始，逐步少量增加，蛋白质自 $1.5 \sim 2.0g/$（$kg \cdot d$）开始，逐步增加至 $3.0 \sim 4.5g/$（$kg \cdot d$）。食物中应含有丰富的微量元素和维生素。若不能耐受肠道喂养，可考虑采用静脉营养等方式。

（3）**促进消化和代谢功能**　①可口服各种消化酶（胃蛋白酶、胰酶）帮助消化，口服维生素 B 类及维生素 C 亦有助于促进消化代谢；②锌剂可提高味觉敏感度，增进食欲，1% 硫酸锌溶液从 $0.5mL/$（$kg \cdot d$）渐增至 $2mL/$（$kg \cdot d$），连用 4 周；③胰岛素可使血糖降低，增加饥饿感，提高食欲。故给予胰岛素 $2 \sim 3U$，皮下注射，每日 1 次，注射前应口服葡萄糖 $20 \sim 30g$ 以防发生低血糖，可持续应用 $1 \sim 2$ 周。

（4）**并发症的治疗**　尿路感染、中耳炎、肺炎等应给予足量的抗生素，但疗程要适宜，以免继发霉菌感染，亦要注意原发性霉菌感染的可能，给予相应的治疗；注意预防和抢救自发性低血糖症，清晨时应特别警惕；液体补充必须注意液体量和速度，避免引起心力衰竭导致死亡；严重贫血时可输血浆或全血。

3. 中医治疗

（1）**辨证论治**　本证的辨证要点是分清主证、兼证。疳证主证一般按病情轻重、证候虚实，分为疳气、疳积、干疳。疳气病情轻，为疳证初起，表现为脾胃不和，运化失健的证候。如进一步脾失健运，积滞内停，壅滞气机，则转为疳积，属虚实夹杂证。病久则脾脏虚损，津液消亡，导致干疳。兼证是指在疳证的基础上出现以某一特殊症状为主的证候，通常在疳积后期及干疳阶段出现。

主证

①疳气

证候：形体略见消瘦，面色稍萎黄，食欲不振，或食多便多，大便干稀不调，精神不振，好发脾气，舌苔腻，脉细滑。多见于本病初期。

治法：调和脾胃，益气助运。

方药：资生健脾丸。如面白少华、多汗、易感冒者，加黄芪、防风益气固表；大便干者，加杏仁、全瓜蒌润肠通便。

②疳积

证候：形体消瘦明显，脘腹胀大，甚则青筋暴露，面色萎黄，毛发稀疏易落，烦躁，或见揉眉挖鼻，吮指磨牙，食欲减退，或善食易饥，大便下虫，或嗜食生米、泥土等异物，舌质偏淡，苔淡黄而腻，脉濡细而滑。多见于本病中期。

治法：清疳理脾，行气和胃。

方药：消疳理脾汤或肥儿丸。选用上述两方，主要根据患儿的全身情况而定。若患儿一般情况尚好，实多虚少者，采用先攻后补法，用清疳理脾汤以行气消积，导滞杀虫；若患儿体质衰弱，虚多实少者，宜先补后攻，用肥儿丸以益气健脾，消食化积。伴脘腹胀满者，加厚朴、大腹皮宽中理气；大便稀溏者，去芦荟之缓下，加扁豆、莲子以实脾。

③干疳

证候：极度消瘦，皮包骨头，呈老人貌，皮肤干枯有皱纹，精神萎靡，啼哭无力，无泪，或可见肢体浮肿，或见紫癜、鼻出血、齿衄等，舌淡或光红少津，脉弱。多见于本病晚期。

治法：补益气血，调和脾胃。

方药：八珍汤。若见面色㿠白，舌淡、大便稀溏者，属脾阳偏虚，去白芍药，加炮姜、淡附片温阳助运；若舌干苔红者，系胃阴不足，加知母、石斛合甘草酸甘化阴。

兼证

①眼疳

证候：二目干涩，畏光羞明，甚则眼球混浊，白膜遮睛，夜晚视物不清。

治法：养肝明目。

方药：石斛夜光丸或羊肝丸。阴血亏虚者，用羊肝丸养肝明目；肝火偏旺者，用石斛夜光丸滋阴平肝明目。

②心疳

证候：患儿身有发热，面黄唇赤，烦躁，口舌生疮，食欲不振，肌肉消瘦，小便黄赤，或虚惊。

治法：清心泻火，佐以养阴。

方药：泻心导赤汤。泻心导赤汤可使心火下降，从小肠而去，火不得上炎，口疮自愈。常加用玄参、知母、麦冬清热养阴。

③疳肿胀

证候：患儿兼有足踝浮肿，甚则四肢、全身浮肿，面色无华，小便短少，舌质淡嫩，苔薄白。

治法：温阳利水。

方药：实脾饮。若水肿明显者，加车前草、猪苓、桂枝以利水渗湿。

（2）针灸疗法

①针刺：刺四缝，挤出黄白色透明黏液，隔日1次，用于疳积证。

②温灸：用艾条温灸关元、气海、足三里，或在脊柱两侧用捏脊疗法。

【预防与调护】

1. 应加强儿童保健工作，大力开展科普教育，使家长熟悉小儿科学喂养的知识。

2. 合理喂养，大力提倡母乳喂养，及时添加辅食，戒绝偏食、挑食、吃零食的不良习惯，小学生的早餐应保证供给足够的能量和蛋白质。

3. 坚持户外活动，保证充足睡眠，防治传染病和先天畸形，推广应用生长发育监测图，定期测量体重。

第二节　维生素D缺乏性佝偻病

维生素D缺乏性佝偻病是婴幼儿较常见的营养性缺乏症，以钙、磷代谢异常及骨样组织钙化不良为特征，严重者发展成骨骼畸形。婴幼儿由于生长快、户外活动少，容易发生维生素D缺乏，故本病主要见于2岁以下的婴幼儿。

本病属中医"疳证""五迟""五软"等范畴。

【病因病机】

1. 西医病因病机

（1）病因　维生素D缺乏是本病发病的主要原因。维生素D的来源有两个途径：一是内源性，由日光中波长296～310nm的紫外线照射皮肤，皮肤基底层内贮存的7-脱氢胆固醇可转化为胆骨化醇（内源性维生素D_3），即维生素D_3；另一个途径是外源性，即摄入的食物中含维生素D，如肝类含15～50U/kg，牛奶3～40U/L，蛋黄25U/个，天然食物中所含的维生素D不能满足婴幼儿机体的需要。

紫外线照射不足是维生素D缺乏的主要原因，尤其是北方。一般情况下，经常在户外活动，就可获得足够的维生素D_3。南方日照时间长，佝偻病发病率低；北方日照时间短，发病率较高。目前我国工业发展快、城市建筑多，给某些地方带来了空气污染，以及高楼大厦的挡光、蛰居生活等，再加上日光中的紫外线易被尘埃、烟雾、衣服及普通玻璃所遮挡或吸收，均能导致日光紫外线的照射不足。

其他因素：①生长过速，所需维生素D亦多。因此生长快的小儿容易发生佝偻病，早产儿体内钙、磷储备不足，生后又生长较快，如缺乏维生素D，极易发生佝偻病。②

食物中钙、磷含量不足或比例不适宜，亦可导致佝偻病的发生。如人乳中钙、磷比例适宜（2∶1），易于吸收；而牛奶含钙、磷虽多，但磷过高，吸收较差，故牛奶喂养儿的佝偻病发病率比人乳喂养儿较高。③过多的谷类食物含有大量植酸，可与小肠中的钙、磷结合形成不溶性植素钙，不易吸收。④慢性呼吸道感染、胃肠道疾病和肝、胰、肾的疾患均可影响维生素D及钙、磷的代谢。⑤酸、碱度不适宜，亦可影响肠道对钙、磷的吸收。一般以肠道 pH 值较低时，钙、磷吸收较多。

（2）发病机制及病理 佝偻病时血钙、磷浓度下降，钙、磷量乘积在40以下，使骨骺端排列整齐的成熟软骨细胞因不能钙化而继续增殖，这种骨样组织堆积于骨骺端，加上骨骺端的软骨细胞增殖，并向四周膨出，临时钙化带增厚、不规则，骨骺与骨干处增大、增厚，临床上呈现肋骨串珠、手镯征、脚镯征。新骨形成障碍，骨小梁细小，导致骨质疏松、质软。骨骼生长停滞，扁骨及长骨皮质骨化障碍，颅骨软化，骨样组织堆积形成方颅。骨干皮质也为骨样组织代替，骨质变软，易受肌肉韧带牵拉及重力压迫而变形（临床上可见肋外翻、鸡胸、"O"形或"X"形腿），有的发生病理性骨折。

2. 中医病因病机

（1）病因 多属先天胎禀不足，肾气亏虚，后天调养失宜，脾胃虚弱，气血亏虚，以致脏腑、筋骨、肌肉失于滋养所致。

（2）病机 本病之初，脾肾气虚，他脏失养，而致各脏不足。肺气不足，表卫不固，则多汗，皮毛不坚，出现枕秃；心气不足，心神不安，则惊悸不安，烦闹，易激惹；脾气虚，脾主肌肉，故肌肉松弛，虚胖；肝不足，宗筋失养，筋软而束骨无力，可致立迟、行迟；肾主骨，齿为骨之余，肾气虚，骨骼不坚，骨软，出牙迟。

若本病初期脾肾两虚得不到合理的治疗，调护不当，造成肾气进一步亏损，可致牙齿、骨骼不坚，甚至造成头颅、胸部、脊柱、四肢等处骨骼畸形。肾气亏损则脑髓不足，可见智力不全，精神呆钝。

【临床表现】

主要为生长最快部位的骨骼改变、肌肉松弛及神经精神症状。临床上分期如下：

1. 初期 主要表现为多汗、夜惊、易激惹、烦躁不安、睡眠不安等神经精神症状，多汗与季节无关，汗液刺激头部皮肤而发痒，来回摇头摩擦枕部，致使该处有秃发区。血液生化改变轻微，血钙稍低或正常，血磷浓度正常或降低，碱性磷酸酶可正常或增高，骨骼 X 线检查可无异常或见长骨临时钙化带稍模糊。

2. 激期 临床上多汗、夜惊、烦躁不安等神经精神症状更明显。体征方面主要是骨骼的改变，尤其生长迅速的部分更为明显。

（1）骨骼改变

头部：①颅骨软化：多见于 3 ~ 6 个月的婴儿，以顶骨或枕骨中央多见。手指按压上述部位颅骨有乒乓球似的弹性感觉，故称"乒乓球头"。但 3 个月以下婴儿，特别是早产儿，近骨缝处有颅骨软化可认为正常。②方颅：多见于 8 ~ 9 个月的婴儿。骨膜下组织呈骨样增生，以额骨和顶骨两侧对称性隆起形成"方盒状"，严重时呈鞍状或十字状头形。③前囟闭合延迟：前囟过大或延迟至 2 ~ 3 岁闭合，头围增大。④乳牙萌出延迟：至 12 个月时尚未长出乳牙，有时顺序颠倒，牙齿缺乏釉质，易有龋齿。

胸部：6 个月后各种胸部畸形逐渐明显。①肋骨串珠：肋骨与肋软骨交界处可触及或看到半球状隆起，以两侧第 7 ~ 10 肋最明显。几个相连的肋骨都有隆起，上下排列成串珠样。串珠不仅向外，也向内突出使肺脏受压造成局部肺不张。②郝氏沟（肋膈沟）：重型佝偻病患者肋骨软化后，受膈肌长期牵引收缩造成肋弓缘上部内陷，形成一条横的浅沟。③鸡胸及漏斗胸：肋骨骨骺内陷，致使胸骨向外突出，形成鸡胸。如胸骨剑突部向内凹陷，则形成漏斗胸。重者可使胸廓变形，影响呼吸功能。

四肢：①腕踝畸形：多见于 6 个月以上的患儿。在手腕、足踝部形成钝圆形环状隆起，称手镯或脚镯。②下肢畸形：开始行走后由于骨质软化及肌肉关节松弛，两下肢因负重弯曲形成"O"形腿或"X"形腿。下肢弯曲多发生于骨中、下 1/3 交界处。1 岁左右的小儿有双下肢生理性弯曲，不能据此而做出佝偻病的诊断。正常情况下两下肢并拢直立时，两膝及两内踝关节相遇。"O"形腿时两内踝靠拢，两膝关节分开，距离在 3cm 以上为轻度，3 ~ 6cm 为中度，6cm 以上为重度。"X"形腿时膝外翻，两膝关节靠拢，两内踝关节分开，距离在 3cm 以上为轻度，3 ~ 6cm 为中度，9cm 以上为重度。

其他：患儿尚未能独坐时，如果久坐，可致脊柱后突或侧弯。重症者骨盆的前后径变短，形成扁平骨盆，女孩成年后怀孕可造成难产。

(2) 肌肉改变　全身肌肉松弛，肌张力降低，肌力差，坐、立、行等动作发育延迟，腹肌张力降低，腹部膨出，平卧时如蛙腹，肝脾下垂，且易发生脐疝。

(3) 其他　患儿神经系统发育迟缓，大脑皮质功能障碍，条件反射形成慢，表情淡漠，语言发育延迟，但佝偻病治愈后可以恢复。另外，患儿免疫力低下，易合并感染及贫血。

3. 恢复期　经适当治疗后上述临床症状及体征逐渐减轻或趋向消失，精神活泼，肌张力逐渐恢复正常。血清钙、磷恢复正常，碱性磷酸酶恢复较慢。骨骼 X 线表现可见长骨骺端临时钙化带重新出现，骨折恢复正常。

4. 后遗症期　此期多见于 3 岁以后的小儿，临床症状消失，血液生化及骨骼 X 线检查示正常（或留有临时钙化带增厚）。少数患儿遗留不同程度的骨骼畸形或运动功能障碍。

【辅助检查】

1. 血生化检查　血钙正常或较低，血磷降低（<40mg/dL），血清碱性磷酸酶升高（>500IU/DL），尿 cAMP 浓度升高，血清 25 – （OH）D_3 <8μg/mL（可靠指标）。

2. X 线检查　骨骼 X 线检查发现长骨骺端临时钙化带消失，骨骺软骨明显增宽，干骺端呈毛刷状、杯口状改变。骨髓与干骺端的距离增宽，骨质普遍稀疏，密度降低，可有骨干弯曲畸形或青枝骨折。

【诊断】

1. 诊断　婴儿期有不在户外活动或不晒太阳及未及时添加鱼肝油等病史；有易惊、

夜啼、多汗等神经精神症状；颅骨软化，方颅，鞍状头，囟门闭合迟或出牙晚，串珠肋，郝氏沟，鸡胸，手（足）镯样隆起，"X"或"O"形腿，肌肉软弱，韧带松弛等；同时结合血生化和骨骼 X 线检查可进行确诊。

2. 鉴别诊断

（1）**家族性低磷血症** 本病多为 X 连锁遗传，可为常染色体显性或隐性遗传，多因肾小管再吸收磷和肠道吸收磷的原发性缺陷所致。血钙多正常，血磷低，尿磷增加，有家族史，大多在 1 岁左右发病，而且 2～3 岁后仍有活动性佝偻病的表现。

（2）**肾性佝偻病** 先天或后天原因引起慢性肾功能不全，导致钙磷失调，血钙低、血磷升高，甲状旁腺继发性的功能亢进，骨质脱钙，钙盐沉积障碍，骨骼呈佝偻病改变，幼儿后期症状逐渐明显成侏儒状态。治疗要改善肾功能，并用大剂量维生素 D_3 或 $1,25-(OH)_2D_3$ 治疗。

（3）**远端肾小管酸中毒** 因远曲小管泌氢不足，从尿中丢失大量钠、钾、钙，继发性甲状旁腺功能亢进，骨质脱钙，表现为佝偻病症状，伴严重骨骼畸形，身材矮小，代谢性酸中毒，多尿、碱性尿（尿 pH 不低于 6），除低血钙、低血磷外，还有血钾低，血氯增高，并伴有低钾的症状。2～3 岁后有活动性佝偻病者应考虑本病。

（4）**呆小病** 一般表现有生长发育迟缓，出牙迟，前囟大且闭合晚，身材矮小等。但呆小病智力低下，有特殊外貌，如舌大常伸出口外，皮肤粗糙而干，血钙、磷含量正常，X 线检查可见骨化中心出现迟缓，但钙化正常。

（5）**软骨营养不良** 头大，前额突出，长骨骨骺端膨出，肋串珠，腹大，四肢短粗，五指齐平，血钙、磷含量正常，X 线检查可见长骨短粗和弯曲，干骺端宽呈喇叭状，但轮廓光整。

（6）**脑积水** 生后数月起病者，可见头颅及前囟进行性增大。但本病特点有前囟饱满紧张、骨缝分离、两眼下视等症状；X 线摄片检查示颅骨穹窿明显扩大，颅骨变薄，囟门及骨缝宽大，蝶鞍浅而长。

【治疗】

1. 治疗原则 西医以维生素 D 治疗为主，旨在控制病情活动、防止骨骼畸形。中医以调理脏腑为主。

2. 西医治疗

（1）**一般治疗** 出生后坚持母乳喂养，及时添加辅食（尤其含维生素 D 较多的食品，如肝、蛋黄、鱼子等），多到户外活动，增加日光直接照射的机会。激期阶段避免患儿久坐、久站，防止发生骨骼畸形。

（2）**维生素 D 制剂** 初期患儿给予 1000～2000IU/d 口服，持续 1 个月后改为预防量；激期予 3000～6000IU/d 口服，持续 1 个月后改为预防量 400～1000IU/d。维生素 D 大量突击疗法仅适用于重症佝偻病，有并发症或不能口服者。通常同时补充钙剂，可 1 次肌肉注射维生素 D_3 20 万～30 万 IU，2～3 个月后再给予预防量口服。

（3）**钙剂** 小儿每日钙剂的供应量为：初生～6 个月 400mg，6 个月～12 个月

600mg，1岁～2岁600mg，3岁～7岁800mg，10岁以上1000mg。用维生素D剂治疗的同时，应补充钙剂（应按钙含量计算）。常用钙剂有：葡萄糖酸钙、乳酸钙。

（4）矫形疗法 轻度骨骼畸形者在治疗后可自行恢复或在生长过程中自行矫正。轻度鸡胸可通过俯卧撑或扩胸动作使胸部扩张，逐渐纠正，严重者可考虑外科手术矫正。

3. 中医治疗

（1）辨证论治 中医认为，本病以虚为主。初期表现为肺脾气虚，营卫不和，治宜健脾益肺，调和营卫；激期表现为脾虚肝旺，气血不和，治宜健脾助运，平肝息风；后遗症期则表现为脾肾亏虚，骨弱精亏，治宜健脾补肾，填精补髓。

①脾肺气虚

证候：形体虚胖，面色苍白，神疲乏力，多汗，发稀枕秃，囟开而大，肌肉松弛，大便不实，面色少华，易反复感冒，舌淡，苔薄白，脉细无力。

治法：健脾补肺。

方药：人参五味子汤。自汗盗汗者，加浮小麦、龙骨、牡蛎固涩敛汗；大便不实者，加山药、扁豆、莲子肉健脾补肺；夜寐哭吵者，加夜交藤、合欢皮养心安神；易反复感冒者，加黄芪、防风补气固表。

②脾虚肝旺

证候：面色少华，神疲乏力，发稀，多汗，纳呆，易惊易惕，甚至抽搐，囟门迟闭，齿生较晚，坐立、行走无力，舌淡，苔薄，脉细弦。

治法：健脾平肝。

方药：益脾镇惊散加减。体虚多汗者，加五味子、龙骨、牡蛎生津固涩止汗；夜间哭闹者，加栀子、竹叶、夜交藤清心安神；睡中惊惕者，加蝉蜕、珍珠母息风镇惊；反复抽搐者，加全蝎、蜈蚣祛风镇痉。

③脾肾亏虚

证候：神情淡漠，面色㿠白，虚烦，多汗肢软，头颅方大，出牙、坐立、行走迟缓，鸡胸龟背，肋骨串珠、外翻，下肢弯曲，或见漏斗胸等，舌淡，苔少，脉细无力。

治法：补肾填精。

方药：补天大造丸。

（2）中成药

①六味地黄丸：每次3g，每日2～3次，口服。适用于脾肾亏虚者。

②玉屏风散：每次3～6g，每日2次，口服。适用于脾肺气虚易感冒者。

③龙牡壮骨冲剂：每次1包，每日2次，冲服。适用于脾肺气虚及脾肾亏虚者。

【预防与调护】

1. 加强户外活动，多晒太阳，积极防治各种慢性疾病。

2. 提倡母乳喂养，及时增加辅食。每天补充维生素D及钙剂。饮食注意选用含钙、磷较丰富的食物。

3. 不要过早让小儿站立、行走，或久坐、久站，以免骨骼发生畸形。

第三节　小儿肥胖症

小儿肥胖症可分为单纯性肥胖及继发性肥胖。单纯性肥胖多由饮食因素引起，是指热能的摄入超过消耗，使体内脂肪过度积聚，体重超过一定的范围，属于一种营养障碍性疾病；继发性肥胖是由神经、内分泌及性腺疾病所引起。本节仅介绍单纯性肥胖。

所谓肥胖指小儿按男、女的身高、性别，体重值超过均值20%以上者。超过均值20%～29%为轻度肥胖，超过均值30%～39%为中度肥胖，超过均值40%～59%为重度肥胖，超过均值60%以上为极度肥胖。

中医无"肥胖症"这一病名，但在中医文献中可见到相关的记载。《灵枢·卫气失常》云："人有肥、有膏、有肉……皮满者，肥……皮缓者，膏……膏者，多气而皮纵缓。"《黄帝内经灵枢集注》云："中焦之气，蒸津液，化其精微……溢于外则皮肉膏肥，余于内则膏肓丰满。"故中医认为，肥胖症的发生与饮食过量有关。

【病因病机】

1. 西医病因病机

（1）多食　肥胖病的主要原因为过量饮食，当摄入的营养超过身体消耗及正常的需要时，机体将多余的热量转化为脂肪积聚于体内。孕妇摄入过多或婴儿出生后半年内喂食过多均可刺激体内脂肪细胞数目增多并且体积增大，造成新生儿出生时的体重超重或婴儿肥胖。小儿自幼年时期养成了过食的习惯，日久即出现肥胖现象。家长的过分溺爱，给予小儿较多营养的食品也是引起肥胖的重要因素。

（2）活动减少　缺乏适当的活动和体育锻炼是肥胖的重要因素。患有慢性病或不能起床活动的疾病如肝炎、结核病、脑瘫，导致患儿休息过多，活动太少，剩余的能量也可积聚体内形成肥胖，加之肥胖小儿通常不喜爱运动，形成恶性循环。

（3）遗传因素　父母肥胖者子女常有同样的趋势，如果父母都明显地超过正常体重，子代中肥胖的发生率高达70%～80%。如果双亲中有一人肥胖，子代显示肥胖者可达40%～50%。

（4）其他　由各种原因引起的情绪创伤或心理异常，如父母离异、丧父或母、受到虐待或溺爱等，患儿常以进食为自娱而致肥胖症。

人体脂肪组织的增加包括脂肪细胞数目的增加和每个脂肪细胞中的脂肪含量增多（即体积增大）。正常体重新生儿的脂肪细胞总数为成人的1/4～1/5，在整个生长发育过程中，脂肪细胞数可增加4～5倍。人体脂肪细胞数目在胎儿出生前3个月、生后第1年和青春期三个阶段增多最为显著。若在这三个时期内摄入营养素过多，即可引起脂肪细胞数目增多且体积增大，此时引起的肥胖为多细胞性肥胖。因此时增加的细胞数不会消失，仅能减小脂肪细胞的体积，因此治疗较困难且易复发；其他时期仅由脂肪细胞体积增大引起的肥胖，治疗较易奏效。重度肥胖者几乎均有脂肪细胞数的增加，而中度肥胖者可能主要是脂肪细胞增大。

2. 中医病因病机 中医认为，本病的病因主要为饮食失调和脾肾两虚，而好静好坐也是一个致病因素。小儿脾常不足，若饮食不节，嗜食肥甘厚味，损伤脾气，脾不能为胃行其津液，痰湿内生，日久躯脂满溢；痰湿内蕴化热，胃中积热，致胃强脾弱，消谷善饥，摄食过量，致使脾气运化无力更甚；小儿过于安逸，伤及一身之气，或先天禀赋不足，脾肾两虚，或肝之疏泄、肺之输布功能失调，均可致津液输布失常，痰湿、脂膏停于体内，外至四肢百骸，内至脏腑，而发为肥胖。本病病机为脾胃运化失常，痰湿、脂膏内停。病变部位主要在脾、胃，与肝、肺、肾有关，属本虚标实之证。

【临床表现】

肥胖症可发生于任何年龄小儿，尤易发生于1岁以内，5~6岁及11~13岁。患儿食欲极佳，食量超过一般小儿，喜食甜食和高脂食物。明显肥胖的儿童常有疲乏感，活动时有心跳、气短、易累的外部表现和不爱参加体力活动的行为习惯。因体重过重，走路时两下肢负荷过度，可致膝外翻和扁平足，青春期易患股骨骺端滑脱等关节承重部位的损伤性疾病；皮肤因皱褶加深，局部潮湿易引起皮肤糜烂、炎症。

体格检查可见患儿皮下脂肪丰满，分布均匀，以颈、肩、乳、胸、背、腹、臀部明显，鼻及嘴相对较小，常出现双下巴。乳房部脂肪细胞积聚应与乳房发育相鉴别，后者可触及乳腺组织硬结；腹部膨隆下垂，严重肥胖者胸腹、臀部及大腿皮肤可出现白纹或紫纹。男孩因大腿内侧和会阴部脂肪过多，阴茎隐匿在脂肪组织中，而误认为阴茎发育不良。女孩月经初潮常提前，骨龄常超前。

由于肥胖儿性发育较早，最终身高常略低于正常小儿。另外，由于过度肥胖，行动不便，不喜活动，怕别人讥笑，不愿与同伴共玩，逐渐形成孤僻、自卑、胆怯心理，情绪紊乱，甚至引起精神障碍。

极度肥胖儿的体重可高达标准体重的4~5倍，由于脂肪过多，限制了胸廓的扩展和膈肌的运动，使肺换气量少，造成缺氧，呼吸急促，发绀，红细胞增多，心脏扩大或出现充血性心力衰竭，甚至死亡，此现象称为肥胖肺心综合征（Pickwickian 综合征）。当体内脂肪减少后，上述现象逐渐消失，恢复正常。

【辅助检查】

血清甘油三酯、总胆固醇增高，严重者低密度脂蛋白亦可增高；常有高胰岛素血症及胰岛素抵抗；血生长激素水平偏低，生长激素刺激试验较正常儿低；雌激素水平增高。

【诊断与鉴别诊断】

1. 诊断标准

诊断上，凡具有以下4项者，可诊断为单纯性肥胖症。

（1）体重大于参照人群（同年龄、同性别、同身高人群）体重的20%。

（2）有过度营养、运动不足、行为偏差的特征。

（3）脂肪分布均匀，以腹部、肩部、面颊部、乳房等处尤为明显。

（4）除外某些内分泌、代谢、遗传、中枢神经系统疾病引起的继发性肥胖或药物引起的肥胖。

2. 鉴别诊断 单纯性肥胖症需要与继发性肥胖症相鉴别。

（1）库欣综合征 由肾上腺皮质增生引起，表现为向心性肥胖，胸、背、臀、大腿、腹部皮下脂肪堆积，满月脸，水牛背，四肢相对较细，可伴有性早熟、多毛、痤疮、高血压、低血钾等。

（2）弗勒赫利希综合征（又叫肥胖生殖无能综合征） 因下丘脑病变引起，表现为不均匀肥胖，其体脂主要分布在颈、颏下、乳房、下肢、会阴及臀部，手指、足趾纤细，身材矮小，低血压，低体温，第二性征延迟或不出现。

（3）性幼稚 - 低肌张力综合征 为常染色体显性遗传。1 ~ 3 岁开始发病，呈现周围型肥胖体态，面部特征为杏仁样眼、鱼样嘴、小鞍状鼻和内眦赘皮，身材矮小，智力低下，手脚小，肌张力低，外生殖器发育不良，至青春期常并发糖尿病。

【治疗】

1. 治疗原则 目的是以体脂减少接近理想状态，同时又不影响儿童身体健康及生长发育为原则。采用以加强运动为基础，以行为矫正为关键，配合饮食调整、心理治疗及健康教育的综合方案。中医认为，本病属本虚标实，本虚多为脾虚，标实多见痰湿、脂膏，故治疗以补虚泻实为法，调理中焦脾胃，化湿涤痰。

2. 西医治疗

（1）行为矫正 纠正儿童的不良饮食习惯，包括改变家庭不良饮食习惯和生活方式。

（2）饮食疗法 限制食量时必须照顾小儿的基本营养及生长发育所需，在此基础上供给低于机体需要热能的食物，满足小儿食欲，避免饥饿感，使体内积聚的脂肪消耗而达到减肥的目的，故不能使体重下降过快。宜选择热能少而体积大的食物，以蔬菜、水果、粗制米面食为主，如笋、芹菜、萝卜等，必要时可在两餐之间供给热能少的点心，如不加糖的果冻、鱼干、话梅等。限制饮食时蛋白质不能减少，蛋白质应占每天热能供给量的30%，每日不少于 1 ~ 2g/kg，以保证小儿正常的生长发育。同时要保证供给适量的维生素、矿物质和水，并培养儿童良好的饮食习惯，如限制吃零食及甜食等。

（3）运动疗法 应作为小儿肥胖的主要治疗措施。适当的运动可促使脂肪分解，减少胰岛素分泌，使脂肪合成减少，蛋白质合成增加，促进肌肉发育。在运动时要坚持长期锻炼，做到持之以恒，避免剧烈运动反而激增食欲。开始时运动量宜小，要逐步增加运动量及运动时间以达到消耗热能、减轻体重的目的，有时需要家长陪同小儿一起锻炼，治疗过程中应定期监测体重增长情况，以便调整饮食和活动量。

（4）心理治疗 在饮食、运动治疗的同时，家长应做思想工作，鼓励患儿坚持控制饮食量及加强运动，对因精神创伤和心理异常等因素引起的肥胖要进行心理治疗，使患儿树立信心，正确对待肥胖，消除自卑心理，改变过食少动的习惯。

3. 中医治疗

（1）*辨证论治* 肥胖多因年幼体弱、过食肥甘、缺乏运动、先天禀赋等导致气虚阳衰、痰湿瘀滞而形成。本病多属本虚标实之候，本虚多为脾肾气虚，或兼心肺气虚；标实为痰湿、膏脂内停，聚为水湿、血瘀、气滞等。临床常有偏于本虚及标实之不同。前人有"肥人多痰""肥人多湿""肥人多气虚"之说。针对肥胖本虚标实的特点，治疗当以补虚泻实为原则。补虚常用健脾益气之法，泻实常用祛湿化痰之法。

①胃热湿阻

证候：多食，消谷善饥，形体肥胖，脘腹胀满，面色红润，心烦头昏，口干口苦，胃脘灼痛，嘈杂，得食则缓，舌红苔黄腻，脉弦滑。

治法：清胃泄热，兼以化湿。

方药：泻黄散加减。若胃热甚，口渴者，可加芦根、石斛、天花粉、黄连以清热生津；若湿盛者，可加薏苡仁、车前子、滑石以清热除湿，或加藿香、佩兰、砂仁以芳香化浊；若便秘者，可加草决明、大黄以清热通便。

②脾虚痰阻

证候：形盛体胖，身体重着，肢体困倦，胸膈痞满，痰涎壅盛，神疲嗜卧，舌质淡红，苔薄白或白腻，脉沉滑。

治法：运脾除湿。

方药：胃苓汤加减。若湿盛者，可加车前子、薏苡仁、冬瓜仁以淡渗利湿；若腹满明显者，可加槟榔、木香、香附以行气除胀。

③脾肾两虚

证候：肥胖虚浮，疲乏无力，腰膝酸软，甚者畏寒肢冷，懒言少动，舌质淡红，苔白，脉沉缓无力。

治法：补益脾肾，温阳化湿。

方药：苓桂术甘汤合真武汤。

（2）*针灸疗法* ①胃热湿阻取曲池、支沟、三阴交、内庭；②脾虚痰阻取内关、水分、天枢、丰隆、三阴交；③脾肾两虚取脾俞、肾俞、足三里、天枢、三阴交、太溪。采取提插捻转、平补平泻手法，中等刺激，脾肾两虚用补法，每日1次，10次为1疗程。

【预防与调护】

预防与调护的关键是控制进食总量、均衡营养、适量运动、少食零食、乐观向上。

1. 注意合理饮食，孕妇在妊娠前期要避免营养摄入不足，妊娠后期应避免营养过度和增重过度，防止胎儿体重增加过重；婴幼儿期强调母乳喂养，按照婴幼儿实际需要量进行适度喂养；学龄期及学龄前期养成良好的进食习惯，不偏食糖类及高脂、高热量食物，多吃蔬菜，并鼓励多运动；青春早期及青春期要加强对营养知识的正确教育。

2. 定期到儿科保健门诊接受系统的营养监测及指导。

3. 对于严重肥胖而并发气促、低氧血症等情况，要给予及时处理。

习　题

1. 营养不良治疗原则中哪项最重要
   A. 加强护理，使用促消化药物　　B. 补充营养物质　　　C. 控制继发感染
   D. 去除病因，调整饮食　　　　　E. 治疗并发症

2. 营养不良患儿皮下脂肪最先减少的部位是
   A. 面部　　　　　　　　　　　B. 腹部　　　　　　　　C. 躯干
   D. 四肢　　　　　　　　　　　E. 臀部

3. 婴儿营养不良最常见的病因是
   A. 先天不足　　　　　　　　　B. 喂养不当　　　　　　C. 缺乏锻炼
   D. 疾病影响　　　　　　　　　E. 免疫缺陷

4. 营养不良患儿最先出现的表现是
   A. 消瘦　　　　　　　　　　　B. 皮下脂肪减少　　　　C. 体重不增
   D. 肌肉松弛　　　　　　　　　E. 体格生长速度减慢

5. 迁延不愈的营养不良患儿，可引起突然死亡的并发症是
   A. 低血钙　　　　　　　　　　B. 低血糖　　　　　　　C. 维生素 A 缺乏
   D. 继发感染　　　　　　　　　E. 低蛋白血症

6. 3~6 个月时，佝偻病患儿多见的骨骼改变是
   A. 方颅　　　　　　　　　　　B. 颅骨软化　　　　　　C. 肋骨串珠
   D. 手镯征、脚镯征　　　　　　E. 下肢畸形

7. 为预防佝偻病，预防量的维生素 D 为
   A. 100IU/d　　　　　　　　　B. 400IU/d　　　　　　　C. 1000IU/d
   D. 5000IU/d　　　　　　　　　E. 10000IU/d

8. 佝偻病患儿早期的临床表现主要是
   A. 睡眠不安，多汗，枕秃　　　B. 颅骨软化　　　　　　C. 方颅
   D. 前囟晚闭　　　　　　　　　E. 出牙延迟

9. 佝偻病激期患儿口服维生素 D，其治疗量应持续多久改预防量
   A. 1 个月　　　　　　　　　　B. 2 个月　　　　　　　C. 3 个月
   D. 4 个月　　　　　　　　　　E. 5 个月

10. 小儿肥胖的标准一般为
    A. 体重超过同年龄、同身高小儿正常标准的 5%
    B. 体重超过同年龄、同身高小儿正常标准的 10%
    C. 体重超过同年龄、同身高小儿正常标准的 15%
    D. 体重超过同年龄、同身高小儿正常标准的 20%
    E. 体重超过同年龄、同身高小儿正常标准的 25%

第十三章　感染性疾病

学习目标

1. 掌握麻疹、风疹、幼儿急疹、水痘、猩红热、流行性腮腺炎、中毒型细菌性痢疾、手足口病、流行性乙型脑炎的临床表现、诊断及治疗，麻疹、风疹、幼儿急疹、猩红热的鉴别诊断。

2. 熟悉麻疹、风疹、幼儿急疹、水痘、猩红热、流行性腮腺炎、中毒型细菌性痢疾、手足口病、流行性乙型脑炎的病因病机。

3. 了解麻疹、风疹、幼儿急疹、水痘、猩红热、流行性腮腺炎、中毒型细菌性痢疾、手足口病、流行性乙型脑炎的预防调护。

第一节　麻　疹

麻疹是由感染麻疹病毒引起的一种呼吸道传染病，临床以发热、口腔麻疹黏膜斑、全身斑丘疹及疹退后遗留色素沉着伴糠麸样脱屑为特征。麻疹具有强烈的传染性，在历史上经常大范围流行，曾严重危害儿童健康，属儿科四大要证之一。近年来由于普遍接种麻疹减毒疫苗，发病率显著下降。

麻疹的病名源于中医，因出疹是其最主要的症状，疹点如麻粒大小，故称为麻疹，在我国南方地区又称为"痧""痧疹"。

【病因病机】

1. 西医病因病机

（1）病原学　本病的致病原为麻疹病毒。该病毒为 RNA 病毒，属副黏液病毒科，在外界生存力弱，不耐热，对紫外线和一般消毒剂均敏感。随飞沫排出的病毒在室内可存活 32 小时，但在流通的空气中或阳光下半小时即失去活力。

（2）流行病学　麻疹病毒主要通过呼吸道传播，患者是唯一的传染源。感染早期病毒在患者呼吸道内大量繁殖，含有病毒的分泌物经过患者的呼吸、咳嗽、喷嚏排出体外并悬浮于空气中，密切接触者亦可经被病毒污染的手传播。麻疹患者出疹前后 5 天均有传染性，有并发症的患者传染性可延长至出疹后 10 天。凡未患过麻疹又未接种麻疹疫苗者普遍易感。病后大多可获得终身免疫力。

（3）**发病机制和病理改变** 麻疹病毒进入人体后，在呼吸道上皮细胞和局部淋巴组织内大量繁殖并侵入血液，通过血液向其他器官传播。由病毒形成的免疫复合物侵及皮肤真皮血管，造成真皮乳头层充血、水肿，血管内皮细胞增生，并有浆液性渗出，形成皮疹。除出疹外，患者可并发喉炎、支气管肺炎，或导致结核病复燃，特别是营养不良和免疫功能缺陷的儿童，可发生重型麻疹，甚至因并发严重肺炎、腹泻、脑炎等而导致死亡。

2. 中医病因病机 中医认为，麻疹因感受"麻毒"时邪而发。"麻毒"属疫疠之邪，从口鼻而入，侵犯肺脾。根据感邪轻重及患儿正气强弱，可分为顺证和逆证两种病理演变。

（1）**顺证** 肺主皮毛，属表，开窍于鼻，司呼吸。最初，邪犯肺卫，卫表失和，肺失宣发，表现为发热、咳嗽、喷嚏、流涕等，此为初热期。脾主肌肉和四肢，麻毒入于气分，正气与毒邪抗争，驱邪外泄，则皮疹透发于全身，并达于四肢末，此为见形期。疹透之后，毒邪随疹而泄，麻疹逐渐收没，热去阴津伤，进入恢复期。

（2）**逆证** 麻疹以外透为顺，内传为逆。若小儿正虚不能抗邪外出，或邪盛内陷，均可导致麻疹透发不畅，形成逆证。麻毒内归，或他邪乘机袭肺，炼液为痰，痰热壅肺，肺气闭郁，则形成邪毒闭肺证；麻毒循经上攻咽喉，咽喉不利，则致邪毒攻喉证；麻毒炽盛，内陷厥阴，蒙蔽心包，引动肝风，则形成邪陷心肝证。

【临床表现】

1. 典型表现 麻疹典型的临床表现可分为以下几期：

（1）**潜伏期** 大多为 6 ~ 18 天（平均 10 天左右）。潜伏期末可有低热、全身不适。

（2）**前驱期** 也称疹前期，3 ~ 4 天。主要有以下表现：①发热：多为中度以上，热型不一。②上呼吸道感染及结膜炎表现：在发热的同时出现咳嗽、喷嚏、咽部充血等上呼吸道感染的症状，特别是流涕、结膜充血、眼睑水肿、畏光、流泪等是本病的特点。③麻疹黏膜斑：是麻疹早期具有特征性的体征，一般在出疹前 1 ~ 2 天出现。开始时见于下磨牙相对的颊黏膜上，为直径 0.5 ~ 1.0mm 的灰白色小点，周围有红晕，常在 1 ~ 2 天内迅速增多，可累及整个颊黏膜并蔓延至唇部黏膜，于出疹后逐渐消失，可留有暗红色小点。④部分病例可有一些非特异性症状，如全身不适、食欲减退、精神不振等。婴儿可有呕吐、腹泻等消化系统症状。偶见皮肤荨麻疹、隐约斑疹或猩红热样皮疹，多在出现典型皮疹时消失。

（3）**出疹期** 多在发热 3 ~ 4 天后开始出疹，持续 3 ~ 4 天，此时全身中毒症状加重，体温可突然高达 40℃ ~ 40.5℃，咳嗽加剧，伴嗜睡或烦躁不安，重者有谵妄、抽搐。皮疹先出现于耳后、发际，渐及额、面、颈部，自上而下蔓延至躯干、四肢，最后达手掌与足底。皮疹最初为红色斑丘疹，呈充血性，疹间可见正常皮肤，不伴痒感；以后部分融合成片，颜色加深呈暗红色。肺部可闻及干性或湿性啰音，X 线检查可见肺纹理增多或轻重不等的弥漫性肺部浸润。

（4）恢复期 若无并发症发生，出疹3~4天后发热开始减退，食欲、精神等逐渐好转，皮疹按出现的先后顺序开始消退，疹退后皮肤留有棕褐色色素沉着伴糠麸样脱屑，一般7~10天痊愈。

2. 并发症

（1）支气管肺炎 多见于出疹期，是麻疹最常见的并发症，也是引起麻疹患儿死亡的主要原因。麻疹病毒本身可引起整个呼吸道炎症及巨细胞肺炎。继发性肺炎的常见病原体有葡萄球菌、流感杆菌、肺炎球菌、链球菌、腺病毒等，可单独或混合感染。发生肺炎时，皮疹虽消退但体温再度上升或持续不退，呼吸困难，发绀，肺部有湿啰音或实变征。病程长，治疗不当易并发脓胸、脓气胸、心力衰竭等。腺病毒性肺炎以6个月至2岁小儿多见，早期肺部体征不多，而X线检查所见明显。

（2）喉炎 皮疹消退后，喉部若继发金黄色葡萄球菌等化脓性细菌感染，可发生犬吠样咳嗽、声音嘶哑和吸气性呼吸困难（三凹征），危重者可烦躁不安，面色青紫，甚至窒息而死亡。

（3）脑炎 发生率为1‰~2‰，多于出疹后2~8天出现高热、昏迷、惊厥、肌强直及痉挛，严重者可发生呼吸衰竭而死亡。

【辅助检查】

1. 血象 可见白细胞总数减少。

2. 涂片检查 疾病早期，患儿鼻、咽、眼分泌物涂片可见多核巨细胞。应用荧光标记的特异抗体检测患儿鼻、咽分泌物或尿沉渣涂片中的麻疹病毒抗原，有助于早期诊断。

【诊断与鉴别诊断】

1. 诊断

（1）近期有麻疹患者接触史。

（2）初起有发热，流涕，咳嗽，畏光，多泪，口腔两颊黏膜近白齿处可见麻疹黏膜斑。

（3）典型皮疹自耳后发际及颈部开始，自上而下，蔓延全身，最后达于手、足心。皮疹为玫瑰色斑丘疹，多散在分布，也可不同程度融合。

（4）疹退后皮肤有糠麸样脱屑，棕褐色色素沉着。

2. 鉴别诊断 主要与风疹、幼儿急疹、猩红热相鉴别。具体鉴别要点见表13-1。

表13-1 小儿常见出疹性疾病鉴别诊断表

	发热与出疹的关系	初期症状	皮疹特点	特殊体征	恢复期
麻疹	发热3~4天出疹，出疹时体温更高	发热、咳嗽、流涕、眼泪汪汪	暗红色斑丘疹，疹间有正常皮肤，出疹有序（耳后→发际→头面→胸背→腰腹→四肢→手足心），3天出齐	口腔两颊见麻疹黏膜斑	退疹时有糠麸状脱屑，有色素沉着

续表

	发热与出疹的关系	初期症状	皮疹特点	特殊体征	恢复期
风疹	发热1~2天，1天内皮疹出齐	发热、咳嗽、流涕	淡红色斑丘疹，较麻疹细小，不融合，皮疹（自面部开始→躯干→四肢）多在1日内出齐，2~4天消退	耳后及枕后淋巴结肿大	退疹无脱屑及色素沉着
幼儿急疹	发热3~4天，热退疹出	突然高热，一般情况较好	红色或暗红色丘疹，较麻疹细小，皮疹（自颈部与躯干开始→腰臀部）多在1日内出齐，持续1~2日后消退	起病急，高热，热退出疹	疹退后无脱屑及色素沉着
猩红热	发热数小时至1天出疹，1~2天皮疹遍及全身	发热、咽痛、咽喉红肿糜烂	猩红色点状，密集成片，皮疹先见头、胸、腋下，继而遍及全身，颜面部潮红，而无明显皮疹	环口苍白圈，杨梅舌，皮肤皱褶处呈线状疹	有脱屑，无色素沉着

【治疗】

1. 治疗原则　西医目前尚无特殊治疗，以对症治疗为主。中医学认为，麻为阳毒，以透为顺，有"麻不厌透""麻喜清凉"之说，故麻疹的治疗以透发为治疗总则。治疗目的在于驱邪透达于外，故在麻毒透尽之前总以透疹为要。透疹宜取清凉、辛凉之品透邪解热，不可过用苦寒之品，以免伤正而毒邪内陷。

2. 西医治疗

（1）一般治疗　卧床休息；保持室内适当的温度、湿度和空气流通；避免强光刺激；注意皮肤和眼、鼻、口腔的清洁；鼓励多饮水，给予易消化和营养丰富的食物。

（2）对症治疗　高热时可酌情使用退热剂，但应避免急骤退热，特别是在出疹期；抽搐者可适当给予镇静剂；频繁剧咳者可用镇咳剂或雾化吸入；继发细菌感染者可给予抗生素。

（3）并发症的治疗　有并发症者给予相应的治疗。世界卫生组织推荐：为麻疹患儿补充维生素A20万~40万U，每日1次，口服，可减少并发症的发生，有利于疾病的恢复。

3. 中医治疗

（1）辨证论治　麻疹在发病过程中，必须判断病情的顺逆，以利掌握病情及预后。顺证者身热不甚，常有微汗，神气清爽，咳嗽而不气促，3~4天后开始出疹，皮疹以正常顺序出没，疹点色泽红活，分布均匀，无其他合并证候。逆证者见形期疹出不畅或疹即没；或疹色紫暗，高热持续不降；或身热骤降，肢厥身凉，并见咳剧喘促，痰声辘辘；或面色青灰，四肢厥冷，脉微欲绝等。

麻疹要根据病程的不同阶段辨证论治。初热期邪犯肺卫，以透表为主；见形期热毒炽盛，以凉解为主；收没期热退阴伤，以养阴为主。同时应注意"透发防耗伤津液，清解勿过于寒凉，养阴忌滋腻留邪"。若是已成逆证，治疗重在祛邪安正。

顺证

①邪犯肺卫（初热期）

证候：发热，微恶风寒，鼻塞流涕，喷嚏，咳嗽，两眼红赤，泪水汪汪，倦怠思睡，小便短赤，大便稀溏。发热第 2～3 天，口腔两颊黏膜红赤，贴近白齿处见微小灰白色麻疹黏膜斑，周围红晕，由少渐多，舌苔薄白或微黄，脉浮数。

治法：辛凉透表，清宣肺卫。

方药：宣毒发表汤加减。咽痛蛾肿者，加射干、马勃；阴津耗伤者，加生地黄、玄参、知母；烦闹不安、小便短赤者，加竹叶、木通；风寒外束，腠理开合失司，影响邪毒外透者，加麻黄、细辛。

②邪入肺胃（见形期）

证候：发热持续，阵发性高热，状如潮水，每次潮热后微微出汗，随之出疹一批，疹点先见于耳后、发际，继而头面、颈部、胸腹、四肢，最后手心、足底、鼻准部见疹点即为出齐。疹点初起细小而稀少，渐次加密，颜色先红后暗红，稍觉凸起，触之碍手，伴口渴喜饮，目赤眵多，咳嗽加剧，烦躁或嗜睡，舌质红，舌苔黄，脉数。

治法：清凉解毒，佐以透疹。

方药：清解透表汤加减。若阴津耗伤，口干者，加生地黄、玄参；咳嗽重者，加桔梗、桑白皮、杏仁；壮热不退、烦躁不安者，加栀子、黄连、石膏；齿衄、鼻衄者，加藕节炭、白茅根。

③阴津耗伤（收没期）

证候：疹点出齐后，发热渐退，咳嗽渐减，声音稍哑，疹点依次退回，皮肤呈糠麸状脱屑，并伴有棕褐色色素沉着，胃纳增加，精神好转，舌质红而少津，苔薄净，脉细软或细数。

治法：养阴益气，清解余热。

方药：沙参麦冬汤加减。低热不清者，加地骨皮、银柴胡；纳谷不香者，加谷芽、麦芽；大便干结者，加瓜蒌、火麻仁。

逆证

①麻毒闭肺

证候：高热烦躁，咳嗽气促，鼻翼扇动，喉间痰鸣，疹点颜色紫暗或隐没不出，甚则面色青灰，口唇紫绀，舌质红，苔黄腻，脉数。

治法：宣肺开闭，清热解毒。

方药：麻黄杏仁甘草石膏汤加减。咳剧痰多者，加浙贝母、鲜竹沥、天竺黄；咳嗽气促者，加苏子、葶苈子；口唇紫绀者，加丹参、红花；痰黄热盛者，加黄芩、鱼腥草、虎杖。

②麻毒攻喉

证候：咽喉肿痛，声音嘶哑，咳声重浊，声如犬吠，喉间痰鸣，甚则吸气困难，胸高胁陷，面唇紫绀，烦躁不安，舌质红，苔黄腻，脉滑数。

治法：清热解毒，利咽消肿。

方药：清咽下痰汤加减。大便干结者，可加大黄、玄明粉；咽喉肿痛者，用六神丸。若出现吸气困难、面色发绀等喉梗阻症状时，应采取中西医结合治疗，必要时做气管切开。

③邪陷心肝

证候：高热不退，烦躁谵妄，皮肤疹点密集成片，色泽紫暗，甚则神昏、抽搐，舌质红绛、起刺，苔黄糙，脉数。

治法：平肝息风，清营解毒。

方药：羚角钩藤汤加减。痰涎壅盛者，加石菖蒲、胆南星、郁金、鲜竹沥；大便干结者，加大黄、芒硝；神昏、抽搐者，可选用紫雪丹、安宫牛黄丸。

(2) 外治疗法

①芫荽子（或新鲜茎叶）适量，加鲜葱、米酒同煎取汁，趁热置于罩内熏蒸，然后擦洗全身，再覆被取汗，用于麻疹透发不畅者。

②麻黄、芫荽、浮萍各15g，黄酒60mL，加水适量煮沸，让水蒸气满布室内，再用热毛巾沾药液，敷头面、胸背；也可用西河柳30g，荆芥穗、樱桃叶各15g，煎汤熏洗。均用于麻疹透发不畅者。

【预防与调护】

1. 预防

(1) 按计划接种麻疹减毒活疫苗；麻疹流行期间，小儿要避免去公共场所和流行区域，减少感染机会；若接触传染源后，可采取被动免疫方法，注射胎盘球蛋白、丙种球蛋白等。

(2) 麻疹患儿应早发现，早隔离，早治疗。一般在出疹第6天即无传染性。并发肺炎者，隔离时间延长至疹后10天。

2. 调护

(1) 卧室空气流通，环境安静，温度、湿度适宜，避免直接吹风受寒和过强阳光刺激，床铺、被褥舒适柔软。

(2) 注意补足水分，饮食应清淡、易消化，发热出疹期忌油腻辛辣之品，恢复期宜给予营养丰富食物。

(3) 注意保持眼睛、鼻孔、口腔、皮肤的清洁卫生，每天按时清洗，防止破溃感染。

第二节 风 疹

风疹是由感染风疹病毒引起的急性出疹性传染性疾病。临床上以前驱期短、低热，皮疹和耳后、枕部淋巴结肿大为特征。一般病情较轻，病程较短，预后良好。但孕妇感染风疹病毒，可能会导致胎儿严重损害或引起先天性风疹综合征。

本病中医称为"风痧"，属温病范畴。

【病因病机】

1. 西医病因病机

（1）**病原学** 本病因感染风疹病毒引起。风疹病毒属披盖病毒群，存在于患者的鼻、咽部分泌物及血液、大小便中。此病毒较不稳定，可被各种消毒剂、紫外线、加热等灭活。

（2）**流行病学** 风疹病毒主要由飞沫经呼吸道传播，人与人之间密切接触也可传染。患者是唯一的传染源。传染期为发病前 5~7 天和发病后 3~5 天，起病前 1 天和当天传染性最强。多见于 5~9 岁的儿童，流行期中青年、成人和老人也可发病。发病时间以冬、春两季为主。

（3）**发病机制和病理改变** 患者感染后，风疹病毒首先在上呼吸道黏膜及颈淋巴结复制，然后进入血液循环引起病毒血症，播散至全身淋巴组织引起淋巴结肿大，病毒直接损害血管内皮细胞发生皮疹。

2. 中医病因病机 中医认为，风疹乃感受风热时邪而发。主要病机为风热时邪从口鼻而入，郁于肺卫，蕴于肌腠，与气血相搏，邪毒外泄，发于肌肤。邪轻病浅者，一般只伤及肺卫，见恶风、发热、咳嗽等症，皮肤出皮疹，色泽浅红，分布均匀，邪泄之后迅速康复。若邪毒重者则可见高热烦渴，疹点红艳紫赤、密集等热毒内传营血、气营两燔的证候。若邪毒与气血相搏，阻滞于少阳经络可发为耳后及枕部淋巴结肿大。本病大多感邪较轻，当邪毒外泄，疹点透发之后，热退病解。

【临床表现】

1. 潜伏期 一般为 14~21 天。

2. 前驱期 多数为 1~2 天。幼儿患者前驱期症状常较轻微，或无前驱期症状；青少年和成人患者则较显著，可持续 5~6 天，表现有低热或中度发热、头痛、食欲减退、疲倦、乏力及咳嗽、打喷嚏、流涕、咽痛、结膜充血等轻微上呼吸道症状，偶有呕吐、腹泻、鼻出血、齿龈肿胀等，部分患儿咽部及软腭可见玫瑰色或出血性斑疹，但无颊黏膜粗糙、充血及黏膜斑等。

3. 出疹期 通常于发热 1~2 天后出现皮疹，皮疹初见于面、颈部，迅速扩展至躯干、四肢，1 天内布满全身，但手掌、足底大都无疹。皮疹初起呈细点状淡红色斑疹、斑丘疹或丘疹，直径 2~3mm，面部、四肢远端皮疹较稀疏，部分融合，类似麻疹，躯干尤其背部皮疹密集，融合成片，又类似猩红热。皮疹一般持续 3 天（1～4 天）消退，亦又称"三日麻疹"。面部有疹为风疹之特征。个别患者出疹呈出血性，可伴全身出血，主要因血小板减少和毛细血管通透性增高所致。出疹期常有低热、轻度上呼吸道感染、脾肿大及全身浅表淋巴结肿大，尤以耳后、枕部、颈后淋巴结肿大最为明显，有时风疹患者的脾脏及淋巴结可在出疹前 4～10 天已发生肿大。肿大的淋巴结有轻度压痛，不融合，不化脓，消退较慢，常持续 3～4 周。疹退后皮肤不留色素沉着，亦无脱屑，仅少数重症患者可有细小糠麸样脱屑，大块脱皮极少见。疹退时体温下降，上呼吸道症状消退，肿大的淋巴结也逐渐恢复，但完全恢复正常需数周。

【辅助检查】

1. 血象　外周血白细胞总数减少，分类中淋巴细胞相对增多。

2. 血清风疹病毒抗体检测　患儿恢复期较病初期血清抗体增加 4 倍以上可确诊。

【诊断与鉴别诊断】

1. 诊断

（1）患儿有风疹接触史。

（2）病初类似感冒，发热 1～2 天后，皮肤出现淡红色斑丘疹，1 天后布满全身，出疹 1～2 天后，发热渐退，疹点逐渐隐退。疹退后可有皮屑，无色素沉着。

（3）耳后、枕部及颈后淋巴结肿大。

2. 鉴别诊断　主要与麻疹、幼儿急疹、猩红热鉴别。具体鉴别要点见表 13－1。

【治疗】

1. 治疗原则　西医以对症和支持治疗为主。中医治疗以疏风、清热、解毒为原则。

2. 西医治疗

（1）**一般对症疗法**　风疹患者一般症状轻微，不需要特殊治疗，主要为对症治疗。症状较显著者，应卧床休息，给予流质或半流质饮食。对高热、头痛、咳嗽、结膜炎者可予对症处理。

（2）**并发症治疗**　高热、嗜睡、昏迷、惊厥者，应按流行性乙型脑炎的原则治疗。出血倾向严重者，可用肾上腺皮质激素治疗，必要时输新鲜全血。

3. 中医治疗

（1）**辨证论治**　风疹的辨证重在辨证候的轻重。轻微发热，精神安宁，疹色淡红，分布均匀，病程在 3～4 天之内者为轻证，病在肺卫；壮热烦渴，疹色鲜红或紫暗，分布密集，出疹持续 5～7 天才见消退，病程较长者为重证，病在气营。邪在肺卫者，治以疏风、清热、透疹；邪在气营者，治以清热、凉营、解毒。

①邪犯肺卫

证候：发热恶风，喷嚏流涕，伴有轻微咳嗽，精神倦怠，胃纳欠佳，疹色浅红，先起于头面、躯干，随即遍及四肢，分布均匀，稀疏细小，2～3 日消退，有瘙痒感，耳后及枕部淋巴结肿大，舌质偏红，苔薄白或薄黄，脉浮数。

治法：疏风解表，清热透疹。

方药：银翘散加减。耳后与枕部淋巴结肿大、疼痛者，加蒲公英、夏枯草、玄参；咽喉肿痛者，加僵蚕、木蝴蝶、板蓝根；皮肤瘙痒者，加蝉蜕、僵蚕。

②气营两燔

证候：壮热口渴，烦躁哭闹，疹色鲜红或紫暗，疹点较密，甚则融合成片，小便黄少，大便秘结，舌质红，苔黄糙，脉洪数。

治法：清热解毒，凉营透疹。

方药：透疹凉解汤加减。口渴甚者，加天花粉、鲜芦根；大便干结者，加大黄、芒硝；疹色紫暗而密者，加生地黄、牡丹皮、紫草。

（2）单方验方　板蓝根15g，蝉蜕6g，甘草4g，煎水代茶饮，用于风疹轻证，肌肤瘙痒者。

【预防与调护】

1. 风疹流行期间，易感儿童应避免去公共场所；与风疹患者有密切接触史的儿童，可口服板蓝根冲剂；保护孕妇，尤其妊娠3个月以内者，避免与风疹患者接触；有条件者对儿童及易感育龄妇女接种风疹减毒活疫苗，可预防本病。

2. 对于风疹患儿一般不必采取隔离措施，但在易感人群密集的地方，可适当隔离，一般隔离至出疹后5天；出疹期间不随便外出，防止交叉感染；注意休息与保暖，衣服柔软，皮肤瘙痒时切莫抓挠，以免皮肤破损感染；体温较高者，可用物理降温法；多饮开水，饮食宜清淡、易消化，不宜吃辛辣、煎炸食物。

第三节　幼儿急疹

幼儿急疹是一种急性出疹性传染病。起病急骤，发热较高，持续3～4天后，体温骤降，热退时全身出现玫瑰色疹点。本病好发于婴幼儿，以6个月至1岁者发病率最高，因此时正为哺乳期间，故称为"奶麻"；因其形似麻疹，故又称为"假麻"。幼儿急疹一年四季均可发生，但冬春季发病率较高，多为散发，传染性不强，偶见流行。

【病因病机】

1. 西医病因病机

（1）病原学　病原体为人类疱疹病毒6型，为嗜淋巴细胞病毒，可在T型及B型淋巴细胞内复制，亦可在唾液腺、乳腺、肾脏中潜伏并持续进行低密度复制。

（2）流行病学　无症状的成人患者是本病的传染源，病毒经唾液、气管分泌物及尿液排出，幼儿通过与父母密切接触而感染，胎儿可通过胎盘从母体得到抗体，故本病多见于6～18月小儿，3岁后少见。春、秋两季发病较多，无男女性别差异。

2. 中医病因病机　中医认为，本病因感受风热时邪所发。风热时邪由口鼻而入，首袭肺卫，故初起有肺卫风热表证，但为时短暂。邪毒内传肺胃，蕴于肌表，郁而化热，肺胃气分热盛，症见高热、烦渴，或伴呕吐、泄泻、纳减。风热时邪与气血相搏，正气旺盛，托毒外泄而发于肌肤，邪热得以外泄，故热退疹出。

【临床表现】

潜伏期为 7～17 天，一般为 10 天。本病起病急骤，无前驱症状。一起病即见发热，数小时内即高达 39℃～41℃，多持续 3～4 天。起病初常伴有咳嗽、流涕、结膜及咽部充血等；高热期常有呕吐、腹泻、食欲不振等消化道症状，枕部、颈部及耳后淋巴结轻度肿大。大部分患儿一般情况较好，少数患儿有烦躁、睡眠不宁或出现全身性抽搐的惊厥，大多时间短暂。高热持续 3～4 天后，多数患儿体温骤降，少数为渐退，热退疹出。皮疹最初见于颈部与躯干，很快波及全身，以躯干、腰、臀等处最多，面部及肘、膝等处较少，疹点为不规则的小型的玫瑰色斑点，直径为 2～3mm，周围有浅色红晕，压之可褪，呈散在性分布，也可融合成片，皮疹于 24 小时内出齐，并在 1～2 天内全部消退，疹退后无色素沉着和脱屑。

【辅助检查】

外周血象白细胞减少，分类中以淋巴细胞增多为主。

【诊断与鉴别诊断】

1. 诊断

（1）患儿以 2 岁以下的婴儿为多。

（2）起病急骤，突然高热，持续 3～4 天，全身症状轻微。

（3）身热始退或热退稍后即出现玫瑰红色皮疹。皮疹以躯干、腰、臀部为主，面部及肘、膝关节等处少见，出现 1～2 天后即消退，疹退后无脱屑及色素沉着。

（4）实验室检查示外周血象白细胞减少，分类中以淋巴细胞增多为主。

2. 鉴别诊断 主要与麻疹、风疹、猩红热鉴别。具体鉴别要点见表 13-1。

【治疗】

1. 治疗原则 西医以对症治疗为主。中医以清热解毒为主。邪热在表，治宜疏风清热；热退疹出后，治宜凉血解毒。

2. 西医治疗

（1）一般治疗 患儿卧床休息，注意隔离，避免交叉感染，要多饮水，给予易消化食物，适当补充维生素 B、C 等。

（2）对症治疗 高热时物理降温，一旦出现惊厥给予苯巴比妥钠或水合氯醛，可适当补液。

3. 中医治疗

（1）辨证论治 一般将本病分为发热期和出疹期两个阶段进行辨证论治。发热期即风热时邪蕴于肺胃，出疹期即邪热与气血相搏，泄达于肌肤，疹出邪退，临证时宜辨别。

①肺胃蕴热证

证候：骤发高热，目赤咽痛，轻咳稍烦，胃纳欠佳，舌质淡红，舌苔薄黄，脉象浮数。

治法：疏风清热。

方药：银翘散加减。呕吐者，加竹茹、姜汁；高热烦渴，唇红面赤，尿短赤者，加生石膏、知母；烦躁不安者，加蝉蜕、钩藤、栀子。

②疹出邪退

证候：身热已退，全身皮肤出现红色或玫瑰色小丘疹，始见躯干，渐及全身，1~2天后皮疹消退，无脱屑，无痒感，舌红苔薄，脉细数。

治法：凉血、泄热、解毒，佐以养阴。

方药：化斑解毒汤加减。食欲不振者，加鸡内金、谷芽、麦芽；大便干结如羊屎者，加火麻仁、蜂蜜；口渴明显者，加天花粉。

(2) 单方验方

①金银花、连翘各10g，夏枯草15g，蝉蜕6g，加水煎煮，去渣取液，以汤代茶饮。用于热蕴肺胃，高热口渴者。

②牡丹皮、紫草各6g，红花、蝉蜕各3g，加水煎煮，去渣取液，以汤代茶饮。用于疹出稠密者。

【预防与调护】

1. 本病流行期间，避免到公共场所。对可疑患儿，应隔离观察7~10天。

2. 患病期间多饮水，食物宜清淡、易消化，多休息。

3. 注意防止高热惊厥。持续高热者，可做物理降温，如用冷毛巾头部外敷，必要时用30%~50%酒精擦浴。

第四节 水 痘

水痘是由感染水痘-带状疱疹病毒引起的急性发疹性时行疾病，以发热，皮肤分批出现丘疹、疱疹、结痂为特征。本病一年四季都有发生，但多见于冬春两季。任何年龄都可发病，以1~4岁小儿多见。本病传染性强，容易造成流行，预后一般良好，患病后可获终身免疫。

本病中医也称"水痘"，因其疱疹内含水液，形态椭圆，状如豆粒，故称水痘，也称水花、水疮、水疱。

【病因病机】

1. 西医病因病机

（1）病原学 病原体为水痘－带状疱疹病毒，属疱疹病毒科 α 亚科。只有一个血清型，但与单纯疱疹病毒抗原有部分交叉免疫。人是唯一宿主，该病毒在体外抵抗力弱，对热、酸和各种有机溶剂敏感，不能在痂皮中存活。

（2）流行病学 水痘患者为本病的传染源。主要通过空气飞沫经呼吸道传染，也可通过接触患者疱疹浆液而感染。传染期从出疹前 1~2 天至病损结痂，共 7~8 天。人群普遍易感，主要见于儿童，以 1~6 岁为高峰，20 岁以后发病者占 2% 以下，孕妇分娩前 6 天患水痘可感染胎儿，于出生后 10 天内发病。

（3）发病机制和病理改变 水痘病变主要发生在皮肤和黏膜，皮肤真皮层毛细血管内皮细胞肿胀，表皮棘状细胞层上皮细胞水肿变性，液化后形成水疱，内含大量病毒，以后液体吸收、结痂。有时疱疹破裂，留下浅表溃疡，很快愈合。免疫功能低下的小儿可发生全身性水痘，病变可波及肺、肝、脾、胰、肾、肠等，受累器官可有局灶性坏死、充血水肿和出血。并发脑炎者，可有脑水肿、充血和点状出血等。

2. 中医病因病机 水痘病由于外感时行邪毒，上犯于肺，下郁于脾而发病，其病在肺脾两经。时行邪毒由口鼻而入，蕴郁于肺，故见发热、流涕、咳嗽等肺卫症状。病邪郁于肺脾，肺主皮毛，脾主肌肉，时邪与内湿相搏，外透于肌表，则发为水痘。若毒邪尚轻，病在卫表者，则疱疹稀疏，点粒分明，全身症状轻浅；少数患儿素体虚弱或感邪较重，邪毒炽盛，内犯气营者，可见疱疹稠密，色呈紫红，多伴有壮热口渴；甚则毒热化火，内陷心肝，出现神昏、抽搐；也有邪毒内犯，闭阻于肺，宣肃失司者，可见咳嗽、气喘、鼻扇等重症。

【临床表现】

出疹前 1 天可出现前驱症状，如低热、不适、厌食等，次日出现皮疹。皮疹具有以下特点：①皮疹呈向心性分布，主要见于躯干，尤以胸、背部为多，头、面、四肢部较少；②最初的皮疹为红色斑疹和丘疹，继之变为透明饱满的水疱，24 小时后水疱内容物变混浊并中央凹陷，2~3 天迅速结痂，结痂后一般不留瘢痕；③皮疹分批出现，此起彼伏，在疾病高峰期可见到斑疹、丘疹、疱疹和结痂同时存在；④水疱易破溃，伴明显痒感，皮疹还可出现在口腔、眼结膜、生殖器等处，易破溃形成浅溃疡。

【辅助检查】

1. 外周血白细胞计数 白细胞总数正常或稍低。

2. 疱疹刮片 刮取新鲜疱疹基底组织和疱疹液涂片，瑞氏染色见多核巨细胞，苏木素－伊红染色可查到细胞核内包涵体，疱疹液直接荧光抗体染色查病毒抗原简捷有效。

3. 病毒分离 取水痘疱疹液、咽部分泌物或血液做病毒分离。

4. 血清学检查 血清水痘病毒特异性 IgM 抗体检测，可早期帮助诊断；血清特异

性 IgG 抗体滴度 4 倍以上增高也有助于诊断。

【诊断与鉴别诊断】

1. 诊断 根据流行病学资料，临床表现，尤其皮疹形态、分布特点，不难做出诊断，辅助检查可明确诊断。

2. 鉴别诊断

（1）与麻疹、风疹、幼儿急疹、猩红热鉴别 以上疾病的皮疹均为斑丘疹，分布全身，形态细小如针尖或粟粒状，无疱疹、结痂现象。

（2）与脓疱疮鉴别 脓疱疮多发于夏天炎热季节，疱疹较大，壁较薄，内含脓液，不透亮，容易破溃，破溃后随脓液流溢蔓延附近皮肤而发，多发于头面部及四肢暴露部位。

【治疗】

1. 治疗原则 水痘是自限性疾病，无合并症时以一般治疗和对症处理为主。中医的治疗以清热、解毒、利湿为总的原则。轻证以肺卫受邪为主，治以疏风、清热、解毒，佐以利湿；重证邪炽气营，治以清热凉营，解毒渗湿；对邪毒闭肺，邪陷心肝之变证，当治以开肺化痰，镇痉开窍，清热解毒等法。

2. 西医治疗 加强护理，如勤换内衣、剪短患儿指甲、戴手套以防抓伤和减少继发感染等。保持空气流通，供给足够的水分和易消化的食物。皮肤瘙痒可局部使用炉甘石洗剂，必要时可给予少量镇静剂。抗病毒药物首选阿昔洛韦，口服 2mg/kg，每日 4 次，应尽早使用，一般应在皮疹出现的 48 小时内开始；重症患者需静脉给药，10～20mg/kg，每 8 小时 1 次。此外，早期使用 α－干扰素能较快抑制皮疹发展，加速病情恢复。继发细菌感染时给予抗生素治疗。

3. 中医治疗

（1）辨证论治 水痘的辨证要点在于辨别轻证和重证。轻证痘疹形小而稀疏，色红润，疱内浆液清亮，或伴有轻度发热、咳嗽、流涕等症状，病在卫气。重证水痘邪毒较重，痘疹形大而稠密，色赤紫，疱浆较混，伴有高热、烦躁等症状，病在气营，易见邪毒闭肺、邪陷心肝等变证。

①邪伤肺卫

证候：发热轻微，或无发热，鼻塞流涕，伴有喷嚏及咳嗽，1～2 日后皮肤出疹，疹色红润，疱浆清亮，根盘红晕不明显，点粒稀疏，此起彼伏，以躯干为多，舌苔薄白，脉浮数。

治法：疏风清热，利湿解毒。

方药：银翘散加减。疹密色红者，加当归、赤芍药、紫草；咳嗽有痰者，加杏仁、浙贝母；咽喉疼痛者，加板蓝根、僵蚕；头痛者，加菊花、蔓荆子；皮疹瘙痒者，加蝉蜕、地肤子。

②毒炽气营

证候：壮热不退，烦躁不安，口渴欲饮，面红目赤，水痘分布较密，根盘红晕显著，疹色紫暗，疱浆混浊，大便干结，小便黄赤，舌红或绛，苔黄糙而干，脉洪数。

治法：清热凉营，解毒渗湿。

方药：清胃解毒汤加减。唇燥口干，津液耗伤者，加麦冬、芦根养阴生津；口舌生疮，大便干结者，加生大黄、瓜蒌。

水痘发病过程中，如出现高热、咳嗽、气喘、鼻扇、紫绀等症，此为邪毒闭肺之变证，治当清热解毒、开肺化痰，可予麻杏石甘汤加减；若见壮热不退，神志模糊，口渴烦躁，甚则昏迷、抽搐等症，此为邪毒内陷心肝之变证，治当凉血泻火，息风开窍，给予清瘟败毒饮加减，并吞服紫雪丹或安宫牛黄丸。

（2）药物外治

①苦参、芒硝各30g，浮萍15g，煎水外洗，每日2次。用于水痘皮疹较密，瘙痒明显者。

②青黛散麻油调后外敷，每日1次。用于疱疹破溃化脓者。

【预防与调护】

1. 预防

（1）对水痘患儿应立即隔离，直至全部疱疹结痂。被患儿呼吸道及皮疹分泌物污染的被服及用具，应采用曝晒、煮沸、紫外线照射等消毒措施进行消毒。

（2）本病流行期间，勿带易感儿童去公共场所。接触水痘患儿后，应留检3周。

（3）对免疫缺陷者应用激素或免疫抑制剂治疗期间的儿童，接触水痘后可选用人体丙种球蛋白、胎盘球蛋白、带状疱疹球蛋白等肌肉注射，预防感染本病。

2. 调护

（1）室内空气要流通，注意避风寒，防止复感外邪。饮食宜清淡、易消化，多饮开水，可用萝卜、荸荠、绿豆等煎水代茶。

（2）保持皮肤清洁，勿使搔抓，不宜洗浴，防止皮肤破损，继发感染。如有皮肤抓破，可外涂青黛散或黄芩油膏。

（3）正在使用肾上腺皮质激素治疗期间的患儿发生水痘，应立即减量或停用激素。

第五节　猩红热

猩红热是一种急性出疹性呼吸道传染病。临床特征为发热，咽喉肿痛或伴腐烂，全身弥漫性猩红色皮疹和恢复期皮肤脱屑。

中医认为，猩红热系时行疫病，属温病范畴，根据其特征又称为"丹痧""烂喉痧""烂喉丹痧""疫喉""疫喉痧""疫疹"等。

【病因病机】

1. 西医病因病机

（1）病原学 猩红热因感染 A 组乙型溶血性链球菌引起。A 组乙型溶血性链球菌是革兰氏染色阳性菌，无动力，无芽孢，对高温及消毒药剂均敏感。

（2）流行病学 猩红热为呼吸道传染病，主要通过空气飞沫传播，也可通过被患者分泌物污染的食物、食具、玩具、衣服、日常用品间接传播，甚至可通过外伤或产道感染传播。一年四季均可发生，但冬春季较多。人们对猩红热普遍易感，儿童更易感染，其中以 2~8 岁小儿发病率最高。

（3）发病机制和病理改变 病原菌及其毒素在侵入部位及其周围组织引起炎症和化脓性变化，并进入血循环，引起败血症，致热毒素引起发热和红疹。其主要病理变化是皮肤真皮层毛细血管充血、水肿，表皮有炎性渗出，毛囊周围皮肤水肿、上皮细胞增生及炎性细胞浸润，表现为丘疹样鸡皮疹，恢复期表皮角化、坏死，大片脱落。少数可见中毒性心肌炎，肝、脾、淋巴结充血等变化。

2. 中医病因病机
猩红热因感受痧毒疫疠之邪致病。痧毒从口鼻侵入人体，首犯肺卫，故初起即见肺卫表证，如畏寒、发热等。因毒盛，可迅速入里，炽盛于肺胃，表现为气分热盛，如壮热烦躁、唇干口渴。咽喉居于肺胃之上，为肺胃之门户，肺胃疫火上腾，熏灼咽喉则咽喉肿痛糜烂，甚则热毒灼伤肌膜而见白腐糜烂。肺主皮毛，胃主肌肉，痧毒疫邪蕴于肺胃，热毒外泄于肌表，则发为痧疹，色红如丹。火易归心，舌为心之苗，心火燔灼，阴津受损，舌红起刺状如杨梅，故见"杨梅舌"之象。若病重，痧毒内窜厥阴，邪闭心包，热盛动风，则神昏谵语、壮热抽搐。若血分毒热内燔，熏灼营血，则痧疹呈现紫红色或有瘀点。火毒最易伤阴耗津，疾病后期痧毒已透，邪毒已解，肺胃阴伤，则症见舌红少津、皮肤干燥脱屑、食欲不振、神疲乏力、大便干燥，有的还见干咳少痰或痰中带血。

在疾病发展过程中或恢复期间，如失治误治，调养失宜，则毒热留滞心络，耗伤气阴，心失所养，可致胸闷、心悸、心慌；毒热未清，流窜筋脉关节，则致骨节痹痛、红肿、灼热；余邪未清，内归肺、脾、肾，使水液代谢失调，膀胱气化不利，水湿内停，外溢肌肤，可致浮肿、尿少等症。

【临床表现】

1. 潜伏期
一般 1~7 天。

2. 前驱期
起病急，轻者发热 38℃~39℃，重者可达 40℃。咽部与扁桃体红肿明显，表面覆有较易拭掉的白色脓性渗出物，软腭处有细小红疹或瘀点。病初舌体肿胀、起刺，上覆白苔，称"白草莓舌"；之后白苔脱落，露出鲜红舌面，红肿的舌乳头持续存在，称"红草莓舌"，亦称"杨梅舌"。

3. 出疹期
起病 12~48 小时内出疹，皮疹最先见于颈部、腋下和腹股沟处，通常24 小时内布满全身。其特点为全身皮肤在弥漫性充血发红的基础上，广泛存在密集而均匀的红色细小丘疹，压之暂呈苍白色，触之似砂纸感。面部潮红，不见皮疹，口唇周围发白，形成"环口苍白圈"。皮疹在腋窝、肘窝、腹股沟等皮肤皱褶处和易受摩擦的部位更密集，可见皮下出血点，在此处形成紫红色线条，称"帕氏线"。这是猩红热皮疹的特有体征。

4. 恢复期　一般情况好转，体温降至正常，皮疹按出现顺序消退，疹退1周后开始呈糠屑样脱皮，先从面、颈部，渐及躯干、四肢，手足可呈大片状脱皮。脱皮的程度与时间因皮疹轻重而异，脱皮期长达2～6周，无色素沉着。

【辅助检查】

1. 血常规　白细胞增多，可高于12×10^9/L，中性粒细胞增高，达70%～90%。

2. 细菌分离　取鼻咽拭子或伤口脓液培养，可分离出致病菌。

【诊断与鉴别诊断】

1. 诊断　根据流行病史、发热、咽喉红肿糜烂、杨梅舌、口周苍白圈及典型皮疹，结合实验室检查即可确诊。

2. 鉴别诊断　主要与麻疹、风疹、幼儿急疹相鉴别。具体鉴别要点见表13-1。

【治疗】

1. 治疗原则　西医以抗炎、对症治疗。中医以清热解毒、清利咽喉为基本法则，结合邪之所在辨证论治。病初邪在表，宜辛凉宣透、解表利咽；病中邪在里，宜清气凉营、解毒利咽；病后邪退阴伤，宜养阴生津、清热润喉。

2. 西医治疗

（1）抗生素　青霉素是首选药物，早期应用可缩短病程，减少并发症，病情严重者可增加剂量。为彻底消除病原菌，减少并发症，疗程至少10天。对青霉素过敏者可用红霉素，严重时也可静脉给药，疗程7～10日。

（2）对症治疗　高热可用较小剂量的退热剂，或用物理降温等方法。年长儿咽痛可用生理盐水漱口等。

3. 中医治疗

（1）辨证论治　本病属温病，可以按卫气营血辨证。前驱期发热恶寒，咽喉肿痛，痧疹隐现色红，病势在表，属邪犯肺卫。出疹期壮热口渴，咽喉糜烂有白腐，皮疹猩红如丹或紫暗如斑，病势在里，属毒炽气营。恢复期，口渴唇燥，皮肤脱屑，舌红少津，属邪衰正虚，气阴耗损。

①邪侵肺卫

证候：发热骤起，头痛畏寒，肌肤无汗，咽喉红肿疼痛，常影响吞咽，皮肤潮红，可见丹痧隐隐，舌质红，苔薄白或薄黄，脉浮数有力。

治法：辛凉宣透，清热利咽。

方药：解肌透痧汤加减。乳蛾红肿者，加土牛膝根、板蓝根；颈部淋巴结肿痛者，加夏枯草、紫花地丁；汗出不畅者，加防风、薄荷。

②毒炽气营

证候：壮热不解，烦躁不宁，面赤口渴，咽喉肿痛，伴有糜烂白腐，皮疹密布，色红如丹，甚则色紫。疹点由颈、胸部开始，继而弥漫全身，压之褪色。出疹后的 1~2 天舌苔黄糙，舌质红刺，3~4 天后舌苔剥脱，舌面光红起刺，状如杨梅，脉数有力。

治法：清气凉营，泻火解毒。

方药：凉营清气汤加减。丹痧布而不透，壮热无汗者，加淡豆豉、浮萍；苔糙便秘，咽喉腐烂者，加生大黄、芒硝；若邪毒内陷心肝，出现神昏、抽搐等，可选紫雪丹、安宫牛黄丸。

③疹后阴伤

证候：皮疹出齐 1~2 天后，身热渐退，咽部糜烂疼痛减轻，或见低热，唇干口燥，或伴有干咳，食欲不振，舌红少津，苔剥脱，脉细数。约 1 周后可见皮肤脱屑、脱皮。

治法：养阴生津，清热润喉。

方药：沙参麦冬汤加减。口干、舌红少津者，加玄参、桔梗、芦根；大便秘结难解者，加知母、火麻仁；低热不清者，加地骨皮、银柴胡、鲜生地黄。

(2) 单方验方

①大青叶、板蓝根、土牛膝各15g，每日1剂，水煎服。用于邪侵肺卫证。

②紫草、车前草各15~30g，每日1剂，水煎服，连服7日。用于毒炽气营证，也可用于预防。

(3) 药物外治

①金银花、山豆根、夏枯草、青果、嫩菊叶、薄荷叶各适量，煎汤漱口，每日2~3次，用于咽喉肿痛。

②玉钥匙散或锡类散，吹喉，每日2~3次，用于咽喉肿痛。

③金不换散或珠黄散，吹喉，每日2~3次，用于咽喉糜烂化脓。

【预防与调护】

1. 患病后卧床休息，直至疹退后1周，方可下床活动。

2. 患者用过的碗筷、衣服、玩具等物均应煮沸消毒，不能擦洗的，可在户外阳光下暴晒5~6小时，痰和鼻涕应吐在纸上烧掉。

3. 保持皮肤清洁，疹退后皮肤会脱屑，故内衣勤更换，被褥常晒太阳。

4. 注意口腔卫生，可用温热淡盐水含漱，每日数次，有利于清除口腔咽部细菌，预防感染。

5. 吃清淡、有营养、易消化食物，多饮水，多吃水果，补充维生素。

6. 仔细观察患儿，若出现眼睑浮肿、尿少等，应警惕并发肾炎，及时诊治。

7. 流行期间禁止儿童到公共场所活动，不去探望患者。

第六节　流行性腮腺炎

流行性腮腺炎是由腮腺炎病毒引起的急性呼吸道传染病，临床以腮腺肿大及疼痛为特征。本病以 5～15 岁患者较为多见，常在幼儿园和学校中感染流行。一次感染后可获得终身免疫，但个别抗体水平低下者亦可再次感染。

本病属中医"痄腮"范畴。

【病因病机】

1. 西医病因病机

（1）病原学　腮腺炎病毒属于副黏液病毒科的单股 RNA 病毒，对物理和化学因素敏感，来苏、福尔马林等均能在 2～5 分钟内将其灭活，紫外线照射也可将其杀灭，若加热至 56℃，20 分钟即失去活力。

（2）流行病学　人是病毒的唯一宿主。腮腺炎患者和健康带毒者是本病的传染源，患者在腮腺肿大前 6 天到发病后 5 天或更长的时间均可排出病毒。本病主要通过呼吸道飞沫传播，亦可因直接接触被唾液污染的食具和玩具而感染。全年均可发生感染流行，但以冬春季发病较多。

（3）发病机制和病理变化　病毒通过口、鼻侵入人体后，在上呼吸道黏膜上皮组织中生长增殖，导致局部炎症和免疫反应，并进入血液引起病毒血症，进而扩散到腮腺和全身各器官，亦可经口腔沿腮腺管传播到腮腺。由于病毒对腺体组织和神经组织具有高度亲和性，可使多种腺体（腮腺、舌下腺、颌下腺、胰腺、生殖腺等）发生炎症改变；如侵犯神经系统，可导致脑膜脑炎等严重病变。

2. 中医病因病机　痄腮的病因为感受风温邪毒，主要病机为邪毒壅阻少阳经脉，与气血相搏，凝滞耳下腮部。风温邪毒从口鼻、肌表而入，侵犯足少阳胆经，少阳受邪，毒热循经上攻腮颊，与气血相搏，致气滞血瘀，运行不畅，凝滞腮颊，故腮颊部漫肿、疼痛；热甚化火，可见高热不退、烦躁头痛；经脉失和，机关不利，故张口咀嚼困难；足少阳胆经与足厥阴肝经互为表里，热毒炽盛，正气不支，邪陷厥阴，扰动肝风，蒙蔽心包，可出现高热不退、抽风、昏迷等症；足厥阴肝经循少腹络阴器，邪毒内传，引睾窜腹，则可伴有睾丸肿胀、疼痛或少腹疼痛；肝气乘脾，还可出现上腹疼痛、恶心呕吐等症。

【临床表现】

潜伏期为 14～25 天，平均 18 天。大多无前驱期症状，常以腮腺肿大为首发体征。常先见于一侧，然后另一侧也相继肿大，2～3 日内达高峰，面部一侧或双侧因肿大而变形，局部疼痛、过敏，开口咀嚼或吃酸性食物时胀痛加剧。肿大的腮腺以耳垂为中心，向前、后、下发展，边缘不清，表面发热但多不红，触之有弹性感并有触痛。腮腺肿大可持续 5 日左右，以后逐渐消退。腮腺管口（位于上颌第二磨牙对面的黏膜上）在早期可见红肿，有助于诊断。腮腺肿胀时，常波及邻近的颌下腺和舌下腺。颌下腺肿大时颈前下颌处明显肿胀，可触及椭圆形腺体。舌下腺肿大时可见舌下及颈前下颌肿胀。病程中患者可有不同程度的发热，持续时间不一，短者 1~2 天，多为 5~7 天，亦有体温始终正常者。可伴有头痛、乏力、食欲减退等。

【并发症】

由于腮腺炎病毒有嗜腺体和嗜神经性，常侵入中枢神经系统和其他腺体、器官而出现以下并发症：

1. 脑膜脑炎　常在腮腺炎高峰时出现，也可出现在腮腺肿大前或腮腺肿大消失以后。表现为发热、头痛、呕吐、颈项强直、克氏征阳性等，脑脊液的改变与其他病毒性脑炎相似，脑电图可有改变但不似其他病毒性脑炎明显。本病以脑膜受累为主，预后大多良好，常在 2 周内恢复正常，多无后遗症。如侵犯脑实质，可出现嗜睡，甚至昏迷等，并可能有神经系统后遗症，甚至死亡。

2. 睾丸炎　是男孩最常见的并发症，多为单侧。常发生在腮腺炎起病后的 4~5 天，开始为睾丸疼痛，随之肿胀伴剧烈触痛，可并发附睾炎、鞘膜积液和阴囊水肿。大多数患者有严重的全身反应，如突发高热、寒战等。一般 10 天左右消退，有 1/3~1/2 的病例可发生不同程度的睾丸萎缩，如双侧萎缩可导致不育症。

3. 卵巢炎　5%~7% 的青春期后女性患者可并发卵巢炎，症状多较轻，可出现下腹痛及压痛、月经不调等，不影响受孕。

【辅助检查】

1. 外周血象白细胞总数正常或降低，淋巴细胞相对增多。
2. 尿、血淀粉酶增高。

【诊断与鉴别诊断】

1. 诊断　当地有腮腺炎流行，发病前 2~3 周有流行性腮腺炎接触史。初病有发热，以耳垂为中心的腮部漫肿，皮色不红，压之疼痛或有弹性，先发一侧，继发另一侧，整个病程 1~2 周。

2. 鉴别诊断　本病应与化脓性腮腺炎鉴别。化脓性腮腺炎中医称为"发颐"，多为一侧腮部肿痛，表皮泛红，腮腺化脓，按摩腮部可见口腔内腮腺管口有脓液溢出，无传染性，常继发于热病之后。

【治疗】

1. 治疗原则　西医无特殊治疗，以对症处理为主。中医治疗着重于清热解毒，软坚散结，同时配合外治疗法，有助于局部消肿。

2. 西医治疗　注意保持口腔清洁，清淡饮食，忌酸性食物，多饮水。对高热、头痛和并发睾丸炎者给予解热止痛药物。睾丸肿痛时可用丁字带托起。发病早期可使用利巴韦林 15mg／（kg·d）静滴，疗程 5~7 天，也可使用干扰素治疗，有加速消肿、缩短病程的效果。对重症患者可短期使用肾上腺皮质激素治疗，疗程 3~5 天。

3. 中医治疗

（1）辨证论治　痄腮的辨证重在辨轻证、重证。轻证不发热或发热不甚，腮肿不坚硬，属温毒在表，治以疏风清热，散结消肿；重证发热高，腮肿坚硬，胀痛拒按，属热毒在里，治以清热解毒，软坚散结。若出现高热不退，神识昏迷，反复抽风，或睾丸胀痛，少腹疼痛等并发症者，为变证，治以清热解毒，息风开窍。

①温毒在表

证候：轻微发热恶寒，一侧或两侧耳下腮部漫肿疼痛，咀嚼不便，或伴头痛，咽痛，纳少，舌红，苔薄白或淡黄，脉浮数。

治法：疏风清热，散结消肿。

方药：银翘散加减。咽喉肿痛者，加马勃、玄参；纳少、呕吐者，加竹茹、陈皮。

②热毒壅盛

证候：高热不退，腮部肿胀疼痛，坚硬拒按，张口、咀嚼困难，烦躁不安，口渴引饮，或伴头痛、呕吐，咽部红肿，食欲不振，尿少黄赤，舌红苔黄，脉滑数。

治法：清热解毒，软坚散结。

方药：普济消毒饮加减。腮部肿胀疼痛甚者，加夏枯草、海藻；热甚者，加生石膏、知母；大便秘结者，加大黄、芒硝。

③邪陷心肝

证候：高热不退，神昏，嗜睡，项强，反复抽风，腮部肿胀疼痛，坚硬拒按，头痛，呕吐，舌红，苔黄，脉洪数。

治法：清热解毒，息风开窍。

方药：凉营清气汤加减。神志昏迷者，加紫雪丹、至宝丹；热甚者，加清开灵注射液或双黄连注射液静脉滴注；抽风频繁者，加钩藤、僵蚕。

④毒窜睾腹

证候：病至后期，腮部肿胀渐消，一侧或两侧睾丸肿胀疼痛，或伴少腹疼痛，痛甚者拒按，舌红，苔黄，脉数。

治法：清肝泻火，活血止痛。

方药：龙胆泻肝汤加减。睾丸肿大明显者，加青皮、乌药、莪术；少腹痛甚，伴腹胀、便秘者，加大黄、枳壳、木香。

（2）外治法

①青黛散、紫金锭、如意金黄散，任选一种，以醋或水调匀后外敷患处，每日 2 次，适用于腮部肿痛。

②鲜蒲公英、鲜马齿苋、鲜仙人掌（去刺），任选一种，捣烂外敷患处，每日 2 次，适用于腮部肿痛。

【预防与调护】

1. 发现痄腮患儿应及时隔离治疗，至腮腺肿胀完全消退为止。流行期间幼儿园及小学要经常检查，有接触史及腮部肿痛的可疑患儿要进行隔离密切观察。

2. 患儿发热期间应卧床休息，居室空气流通，避免受凉，复感他邪。饮食以流质、半流质为主，忌肥腻、辛辣、坚硬及酸性的食品。注意口腔卫生，做好口腔护理。如出现神昏、抽搐、头痛及少腹剧痛等症，应予特别护理，配合抢救措施。

第七节　中毒型细菌性痢疾

中毒型细菌性痢疾是急性细菌性痢疾的中毒型，临床以高热、昏迷、抽搐或迅速出现休克为特征。本病发病急骤，病情危重，病死率高，必须积极抢救。

本病属中医"疫毒痢"范畴。

【病因病机】

1. 西医病因病机

（1）病原学　中毒型细菌性痢疾由痢疾杆菌引起。痢疾杆菌属志贺氏菌属，为革兰阴性杆菌。痢疾杆菌的致病性很强，只要 10～100 个病菌即可引起发病。痢疾杆菌耐寒、耐湿，在外环境中生存力较强，但是在日光下半小时或 60℃下 10 分钟即可将其杀灭，一般消毒剂均可将其灭活。

（2）流行病学　本病通过消化道传播。痢疾杆菌随患者或带菌者的粪便排出，通过污染的手、食品、水源或生活接触，或苍蝇、蟑螂等间接方式传播。全年均有发生，但常于夏秋季流行，一般在 7～9 月达到高峰，南方流行较早。人群对痢疾杆菌普遍易感，学龄前儿童患病多，尤多见于平素体格健壮、营养状况良好的 2～7 岁小儿。

（3）发病机制和病理变化　中毒型菌痢的发病机制与机体对细菌毒素产生异常强烈的过敏反应（全身炎症反应综合征）有关。志贺菌内毒素从肠壁吸收入血后，引起发热、毒血症及急性微循环障碍。内毒素作用于肾上腺髓质及兴奋交感神经系统释放肾上腺素、去甲肾上腺素等，使小动脉和小静脉发生痉挛性收缩。内毒素直接作用或通过刺激网状内皮系统，使组氨酸脱羧酶活性增加，或通过溶酶体释放，导致大量血管扩张，加重微循环障碍。中毒性菌痢的上述病变在脑组织中最为显著，故可发生脑水肿甚至脑疝，出现昏迷、抽搐及呼吸衰竭。这是中毒性菌痢死亡的主要原因。

2. 中医病因病机　
中医认为，本病的发生，主要因感受湿热疫毒所致。湿热疫毒之邪从口而入，直趋中道，蕴结肠胃，邪正相争，热毒内炽则高热烦渴；邪毒与气血搏结，导致气机壅滞，通降不利，大肠传导失司，则见腹痛、恶心呕吐、里急后重；邪毒内积，熏灼肠道，脉络受伤，气血凝滞，损及肠腑，腐败则化为脓血；疫毒内陷心包，蒙闭心神则神昏；热盛化火，引动肝风则抽搐；邪毒耗竭气阴，阴损及阳则阳气暴脱，甚至阴阳离决而死亡。

【临床表现】

1. 休克型（皮肤内脏微循环障碍型）　
早期为微循环障碍，可见精神萎靡，面色

灰白，四肢厥冷，脉细速，呼吸急促，血压正常或偏低，脉压小；后期微循环淤血、缺氧，可见口唇及甲床发绀，皮肤花斑，血压下降或测不出，可伴心、肺、血液、肾脏等多系统功能障碍。

2. 脑型（脑循环障碍型）　临床表现主要为惊厥、昏迷和呼吸衰竭。早期有嗜睡，呕吐，头痛，血压偏高，心率相对缓慢。随着病情的进展很快进入昏迷，出现频繁或持续地抽搐，瞳孔大小不等，对光反射消失，呼吸深浅不匀，节律不整，甚至呼吸停止。此型较严重，病死率高。

3. 肺型（肺微循环障碍）　又称呼吸窘迫综合征，以肺微循环障碍为主，常在中毒性菌痢脑型或休克型基础上发展而来，病情危重，病死率高。

4. 混合型　上述两型或三型同时或先后出现，具有循环衰竭与呼吸衰竭的综合表现，是预后最凶险的一种，病死率高。

【辅助检查】

1. 大便常规　病初可正常，以后出现脓血黏液便，镜检有成堆的脓细胞、红细胞和吞噬细胞。

2. 大便培养　可分离出志贺菌属痢疾杆菌。

3. 外周血象　白细胞总数可增高至（10～20）×10⁹/L，以中性粒细胞为主。

【诊断与鉴别诊断】

1. 诊断　中毒型菌痢以重度毒血症、休克、中毒性脑炎为主要症状。在菌痢流行季节，凡突然发热、惊厥而无其他症状的患者，必须考虑到中毒型菌痢的可能，应尽早用肛门拭子取标本或以盐水灌肠取材做涂片镜检和细菌培养，以明确诊断。

2. 鉴别诊断

（1）**阿米巴痢疾**　起病较缓，发热不高，少有毒血症，里急后重较轻，大便次数少，腹痛多在右侧（近端结肠和盲肠为主），大便色暗红，呈果酱样，有腐臭。镜检仅见少许白细胞、红细胞，可找到阿米巴滋养体。乙状结肠镜检显示黏膜大多正常，可有散在溃疡。易并发肝脓肿。

（2）**急性坏死性肠炎**　可有发热、谵语、昏迷、休克等症状，并伴有腹泻，血便，一般无黏液便，腹痛是主要症状，以脐周或左中上腹为主（病变在小肠）。大便检查以红细胞为主，白细胞少。培养无致病菌生长。

（3）**流行性乙型脑炎**　本病的表现与中毒型菌痢中的脑型相似，但本病由乙型脑炎病毒引起，临床表现为高热、惊厥、意识障碍等，很少出现休克；而菌痢发病更急，多在1天内出现，进展迅猛，易并发休克。二者可通过镜检及细菌培养区别。

【治疗】

1. 治疗原则　本病病情危急，进展迅速，疾病早期应积极抢救，以西医治疗为主，采取抗感染、抗休克、防治脑水肿和呼吸衰竭等方法。中医认为，疫毒痢的病位在肠胃，六腑以通为用，故治疗应通因通用，以"通腑泻毒"为其大法。早期可配以活血行气止痛之药，而后期多配以凉血开窍之药。

2. 西医治疗

（1）**抗感染**　选择敏感的抗菌药物，联合用药，静脉给药，待病情好转后改口服。

（2）**控制高热与惊厥**　①退热可用物理降温，温盐水灌肠，或酌加退热剂。②躁动不安或反复惊厥者，采用冬眠疗法，氯丙嗪和异丙嗪1~2mg/kg，肌注，2~4小时可重复1次，共2~3次。必要时加苯巴比妥钠盐，5mg/kg，肌注；或水合氯醛40~60mg/kg，灌肠；或安定0.3mg/kg（最大剂量每次不超过10mg），肌注或缓慢静推。

（3）**循环衰竭的治疗**　①扩充有效血容量；②纠正酸中毒；③强心治疗；④解除血管痉挛；⑤维持酸碱平衡；⑥应用糖皮质激素。

（4）**防治脑水肿与呼吸衰竭**　①应用东莨菪碱或山莨菪碱，既改善微循环，又有镇静作用。②脱水剂：20%甘露醇或25%山梨醇0.5~1.0g/kg，4~6小时1次，可与50%葡萄糖交替使用。③地塞米松：0.5~1.0mg/kg，加入液体中静滴，必要时4~6小时重复1次。④保持呼吸道通畅，吸氧，慎用呼吸中枢兴奋剂，必要时行气管内插管与气管切开。

3. 中医治疗

（1）**辨证论治**　本病发病迅速，治疗需及时果断，辨证施治可与西医的抢救措施结合。中医辨证一般分毒邪内闭和内闭外脱两型。

①毒邪内闭

证候：突然高热，恶心呕吐，烦躁谵妄，甚则反复惊厥，神志昏迷，大便量少，肚腹作胀，或痢下脓血，小便黄赤，或虽未见下痢症状，但肛检有脓血便，舌红，苔黄腻，脉滑数。

治法：清肠解毒，泻火开窍。

方药：黄连解毒汤加减。昏迷惊厥者，加钩藤、水牛角、至宝丹；壮热不退者，加寒水石、紫雪散。中成药可选用香连片。

②内闭外脱

证候：面色苍白或青灰，四肢厥冷，汗出不温，脉细数无力，皮肤见有花纹，口唇发绀，或口吐咖啡状物，呼吸浅促，节律不匀，目光无神，神志不清，脉细数无力或脉微欲绝。

治法：回阳救逆，益气固脱。

方药：参附汤加减。汗出不温或抽搐者，加龙骨、牡蛎；呼吸浅促不匀者，加五味子、山茱萸；口唇青紫、舌暗红者，加桃仁、红花、当归、川芎；大便有脓血者，加白头翁、苦参、葛根。

（2）**外治法**

①大黄适量，研为细末，过筛，醋调为膏，用纱布包裹，敷于神阙穴。1日1换，直至病愈。

②苦参适量，烘干研为细末，过筛。每次6~8克，用开水调为膏，纱布包裹，敷

于神阙穴。1 日 1 换，直至病愈。

（3）针灸疗法　高热惊厥者，针人中、百会、内关、风池穴，中强刺激。如见脱证，针人中、中冲穴，采用间歇性刺激法，进针后每隔 4~5 分钟捻针 1 次，并可同时艾灸气海、百会。呼吸不整者，可频频针刺会阴穴。

【预防与调护】

1. 必须密切观察病情变化，如面色、呼吸、血压、瞳孔等。
2. 保持室内安静，病室宜通风。
3. 患痢期间应予清淡易消化的食物，即使在痢疾初愈、食欲恢复时也要控制饮食，少吃生冷瓜果、香甜油腻的食物。
4. 病后调理，重在调理脾胃，可以食补。

第八节　手足口病

手足口病又名夏季疱疹综合征，是以口腔黏膜溃疡及手、足、臀等处发生皮疹为主要特征的小儿传染病，多发于夏秋季，好发于学龄前儿童。

本病中医无专有病名，根据发病季节、病变部位、症状特点和发病趋势，可归属于"温病""湿温""时疫"等范畴。

【病因病机】

1. 西医病因病机

（1）病原学　手足口病由肠道病毒引起。该病毒对外界有较强的抵抗力，适合在湿热的环境中生存，对乙醚、来苏、氯仿等消毒剂不敏感，但对紫外线和干燥敏感，不耐强碱，高锰酸钾、漂白粉、甲醛、碘酒等能使其灭活。

（2）流行病学　人是唯一的宿主，患者和隐性感染者为本病的传染源。主要经粪－口和/或呼吸道飞沫传播，亦可经接触患者皮肤、黏膜疱疹液而感染。发病前数天，感染者咽部与粪便就可检出病毒，通常以发病后 1 周内传染性最强。在急性期，患者粪便排毒 3~5 周，咽部排毒 1~2 周。健康带毒者和轻型散发病例是间歇期和流行期的主要传染源。患者粪便、疱疹液和呼吸道分泌物及其污染的手、毛巾、牙杯、玩具、食具、奶具、床上用品、内衣以及医疗器具等均可造成本病传播。人对肠道病毒普遍易感，显性感染和隐性感染后均可获得特异性免疫力。各年龄组均可感染发病，但以 5 岁以下发病率最高。

（3）发病机制和病理变化　病毒侵入人体后在局部黏膜或淋巴组织中增殖，由此进入血液循环导致病毒血症，并随血流播散至脑膜、脑、脊髓、心脏、皮肤、黏膜等组织继续复制，引发炎症性病变并出现相应的临床表现。

2. 中医病因病机

（1）邪犯肺脾　小儿肺脏娇嫩，不耐邪扰；脾常不足，易受损伤。若调护失宜，时行邪毒由口鼻而入，则伤及肺脾。肺气失宣，卫阳被遏，则发热、咳嗽、流涕；脾气失健，胃失和降，则纳呆、恶心、呕吐，或泄泻。肺脾受损，水湿内停，与时行邪毒相搏，熏灼口腔则口咽部发生疱疹，甚或破溃疼痛、流涎拒食；湿邪蕴蒸肌肤亦可发为疱疹。因邪毒初犯，病势轻浅，故疱疹仅限于手足肌肤及口咽部，分布稀疏，全身症状轻浅。

（2）*湿热蒸盛* 若素体虚弱，或感邪较重，邪盛正衰，湿热蒸盛，内燔气营，外灼肌肤，则壮热、口渴、面赤心烦、溲赤便结，疱疹稠密，波及四肢、臀部，甚或邪毒内陷而见神昏谵语、抽搐等。若湿热滞留不去，内犯于心，气阴暗耗，心神被扰，则可出现心悸气短、胸闷乏力、虚烦不眠等，严重者可因阴损及阳，心阳虚脱而危及生命。

【临床表现】

突然发病，热程 1～2 天，发热多先于发疹或与发疹同时出现。皮疹特点呈离心性分布，多见于手掌、足趾和口腔，偶见于面部、胸背或臀部。皮疹呈红色斑丘疹，或呈椭圆形灰白色小米粒至绿豆大小疱疹，周围绕以红晕，手足皮疹不易破溃及感染，1 周内消退，不留色素沉着。出现脑膜炎、心肌炎等并发症时，有心悸怔忡、头痛、呕吐等症状表现。

【辅助检查】

白细胞总数偏低或正常，淋巴分类偏高。

【诊断与鉴别诊断】

1. 诊断

（1）主要侵犯 5 岁以下的幼儿。

（2）口腔黏膜往往先于皮肤损害，疱疹直径为 1～3mm，数目多少不一，破裂后形成浅糜烂，自觉疼痛。

（3）手足皮疹开始为红色斑丘疹，很快变成小疱疹，直径为 1～10mm，疱液清澈透明，周围绕以红晕，数目不多。

（4）发病前有发热、全身不适、食欲不振等前驱症状。

（5）辅助检查示白细胞总数偏低或正常，淋巴分类偏高。

2. 鉴别诊断

（1）*水痘* 由感受水痘病毒所致。疱疹较手足口病稍大，呈向心性分布，躯干、头面多，四肢少，疱壁薄，易破溃结痂，疱疹多呈椭圆形，且以在同一时期、同一皮损区斑丘疹、疱疹、结痂并见为其特点。

（2）*疱疹性咽峡炎* 多见于 5 岁以下小儿，起病较急。常突发高热、流涕、口腔疼痛，甚或拒食，体检可见软腭、悬雍垂、舌腭弓、扁桃体、咽后壁等口腔后部出现灰白色小疱疹，1～2 天内疱疹破溃形成溃疡，颌下淋巴结可肿大，但很少累及颊黏膜、舌、齿龈及口腔以外部位的皮肤。

【治疗】

1. 治疗原则 西医以抗病毒和对症治疗为主，中医以清热、祛湿、解毒为基本原则。

2. 西医治疗

（1）*对症治疗* 高热者给予物理降温，必要时给予解热镇痛剂；烦躁不安者，给予异丙嗪每次 1mg/kg，肌注；皮肤瘙痒重者，给予炉甘石洗剂外涂；疱疹破溃时，涂以 2% 龙胆紫或冰硼散、锡类散等，每日数次；继发感染者，应及时给予抗生素。口腔疱疹破溃者，用 1%～3% 双氧水或 2% 碳酸氢钠溶液漱口；疼痛严重者，进食前可先涂 2% 地卡因或 1% 普鲁卡因溶液以止痛。重证患儿应加强支持疗法，适当补液，并补充维生素 B、C 族。合并心肌炎者，按心肌炎治疗，合并脑炎者，参照流行性乙型脑炎救治。

（2）*抗病毒药物* 利巴韦林注射液每日 10～15mg/kg，分 2～3 次口服或肌注。重证者可予阿昔洛韦每日 15～20mg/kg，静脉点滴，每日 1 次，连用 3 天。必要时，可延长用药。

3. 中医治疗

（1）*辨证论治* 本病的辨证应以脏腑辨证结合卫气营血辨证。根据病程、疱疹特点及临床伴随症状以判定病情的轻重，区别病变的脏腑等。

轻证病程短，疱疹仅限于手足掌心及口腔部，稀疏散在，疹色红润，全身症状轻微，治以宣肺解表，清热化湿；重证病程长，疱疹除见于手足掌心及口腔部外，四肢、臀部等其他部位也常累及，且分布稠密，全身症状较重，治以清气凉营，解毒祛湿；出现邪毒内陷或邪毒犯心者，又当配伍清心开窍、息风镇惊、益气养阴、活血化瘀等法。

①邪犯肺脾

证候：发热轻微，或无发热，流涕咳嗽，咽红疼痛，或纳差恶心，呕吐泄泻，1～2天后或同时出现口腔内疱疹，破溃后形成小的溃疡，疼痛流涎，不欲进食。随着病情的进展，手足掌心部出现米粒至绿豆大小的斑丘疹，并迅速转为疱疹，分布稀疏，疹色红润，根盘红晕不著，疱液清亮，舌质红，苔薄黄腻，脉浮数。

治法：宣肺解表，清热化湿。

方药：甘露消毒丹加减。恶心呕吐者，加苏梗、竹茹；泄泻者，加泽泻、薏苡仁；高热者，加葛根、柴胡；肌肤痒甚者，加蝉蜕、白鲜皮；恶寒者，加防风、荆芥；若发热、口渴、恶心呕吐、泄泻、舌红苔黄者，合葛根黄芩黄连汤。

②湿热蒸盛

证候：身热持续，热势较高，烦躁口渴，口腔、手足、四肢、臀部疱疹分布稠密，或成簇出现，疹色紫暗，根盘红晕显著，疱液混浊，口臭流涎，灼热疼痛，甚或拒食，小便黄赤，大便秘结，舌质红绛，苔黄厚腻或黄燥，脉滑数。

治法：清热凉营，解毒祛湿。

方药：清瘟败毒饮加减。偏于湿重者，去知母、生地黄，加藿香、滑石、竹叶；大便秘结者，加生大黄、玄明粉；腹胀满者，加枳实、厚朴；口渴喜饮者，加麦冬、芦根；烦躁不安者，加淡豆豉、莲子心；瘙痒重者，加白鲜皮、地肤子。

若邪毒炽盛，内陷厥阴，而见壮热、神昏、抽搐者，宜送服安宫牛黄丸或紫雪丹等。若邪毒犯心，而见心悸、胸闷、气短者，又当参照病毒性心肌炎施治。

（2）*药物外治*

①西瓜霜、冰硼散、珠黄散、喉风散、锡类散任选 1 种，涂搽口腔患处，每日 3 次。

②金黄散、青黛散、紫金锭任选 1 种，麻油调，敷于手足疱疹患处，1 日 3 次。

③金银花 15g，板蓝根 15g，蒲公英 15g，车前草 15g，浮萍 15g，黄柏 10g，水煎外洗手足疱疹处，用于手足疱疹重者。

④煅石膏 30g，黄柏 15g，蛤壳粉 15g，白芷 10g，黄丹 3g，共为细粉，油调外敷手足疱疹处，用于疱疹多而痛痒甚者。

【预防与调护】

1. 加强本病流行病学的监测。本病流行期间，勿带孩子去公共场所，发现疑似患者，应及时进行隔离。对密切接触者应隔离观察 7～10 天，并给板蓝根颗粒冲服。体弱者接触患儿后，可予丙种球蛋白肌注，以作被动免疫。

2. 注意搞好个人卫生，养成饭前便后洗手的习惯。对被污染的日常用品、食具等应及时消毒处理，患儿粪便及其他排泄物可用 3% 漂白粉澄清液或 84 溶液浸泡，衣物置阳光下暴晒，室内保持通风换气。

3. 给予清淡无刺激、富含维生素的流质或软食，温度适宜，多饮温开水。进食前后可用生理盐水或温开水漱口，清洁口腔，以减轻食物对口腔的刺激。

4. 注意保持皮肤清洁，对皮肤疱疹切勿挠抓，以防溃破感染。对已有破溃感染者，可用金黄散或青黛散麻油调后外敷患处，以收敛燥湿，助其痊愈。

第九节　流行性乙型脑炎

流行性乙型脑炎是由病毒引起的，以中枢神经系统病变为主的急性传染病，经蚊类媒介传播。临床表现为发病急骤，发展迅速，有高热、意识障碍、惊厥、脑膜刺激征及其他神经系统症状。

本病属中医"小儿暑瘟"范畴。

【病因病机】

1. 西医病因病机

（1）*病原学*　乙脑病毒属披盖病毒科中的黄病毒属，为 B 组虫媒病毒，具有较强的嗜神经性，对温度、乙醚、酸等都很敏感，能在乳鼠脑组织内传代，在鸡胚、猴肾中可以生长并复制，适宜在蚊内繁殖的温度为 25℃～30℃。

（2）**流行病学** 流行性乙型脑炎是一种动物源性传染病，蚊子不仅是流行性乙型脑炎的主要传播媒介，还是病毒的长期储存宿主。在国内传播流行性乙型脑炎病毒的蚊种有库蚊、伊蚊和按蚊，其中三带喙库蚊是主要的传播媒介。人群普遍易感，患者或隐性感染后皆可获得持久免疫力。乙脑患者多为 10 岁以下的儿童，以 2～6 岁儿童发病率最高。近年由于儿童和青少年广泛接种乙脑疫苗，成人与老年人的发病率相对增加，但总的发病率仍有较大幅度下降。

（3）**发病机制和病理变化** 病毒随蚊虫唾液进入人体，先在单核吞噬细胞系统中繁殖，随后形成病毒血症，之后的转归取决于病毒的数量、毒力及人体免疫系统。免疫力强者迅速消除病毒血症，病毒无机会通过血脑屏障，形成隐性感染或轻型病例；免疫力弱，或者因高血压、脑寄生虫病等原因削弱血脑屏障者，病毒容易侵入，形成显性感染。由于病毒经血流传播，若侵入血脑屏障则将引起广泛的脑实质炎症。

2. 中医病因病机 中医认为，本病因感受暑温邪毒而发，属温病范畴，其病机表现为卫、气、营、血之间的传变。暑邪入侵，犯"卫"则发热，头痛，无汗，头项强直；入"气"则高热口渴，汗热不解，头痛剧烈，神倦或烦躁不安；入"营"则心肝俱病，神昏痉厥；入"血"则伤津劫液，耗血动血，吐出咖啡样血液，以及由此而出现的呼吸不整，内闭外脱。本病临床表现为高热、抽风、昏迷三大主症，其突出的病理演变是：高热可引起抽风，抽风促使生痰，痰盛可致抽风和昏迷。故其病理转归为热生风，风生痰，热、痰、风相互转化，互为因果，形成恶性循环。

综合病机，本病为暑温邪毒内犯肺、胃、心、肝，热、痰、风弥漫三焦、脏腑、经络。本病在急性期出现热、痰、风证，关键在于热，以实证为主；恢复期及后遗症期出现热、痰、风证，则以痰、风为多，且以虚为主或虚中夹实。

【临床表现】

1. 初热期 病程第 1～3 天，有发热、头痛、嗜睡、呕吐，可有脑膜刺激征。

2. 极期 病程第 4～10 天，持续高热，意识障碍加深，甚则昏迷、抽风，或反射消失，肌张力增强，脑膜刺激征。重症者可出现脑疝，呼吸衰竭。

3. 恢复期 一般 10 天后进入恢复期，体温渐降，神志渐清，多数患者逐渐康复。部分严重病例恢复较慢。

4. 后遗症期 少数重症患者在起病 6 个月后仍留有神经精神症状，如瘫痪、痴呆等，变为后遗症。

【辅助检查】

1. 血象 白细胞总数升高，中性粒细胞增至 80% 以上。

2. 脑脊液 压力增高，白细胞计数多，早期以中性粒细胞为主，蛋白轻度增高，糖与氯化物正常。

3. 试验 补体结合试验病后 2～3 周内阳性；血凝抑制试验病后 5 天出现阳性，第 2 周达高峰。

【诊断与鉴别诊断】

1. 诊断 根据病毒感染的流行病史、临床表现及辅助检查即可确诊。

2. 鉴别诊断 应与中毒型细菌性痢疾鉴别。中毒型细菌性痢疾起病急，突然高热、神昏、惊厥，肛门指诊或盐水灌肠检查大便可见脓血，培养可见痢疾杆菌。

【治疗】

1. 治疗原则 西医以对症和支持治疗，防止并发症为主。中医的治疗原则以清热、豁痰、开窍、息风为主。

2. 西医治疗

（1）**一般治疗** 注意饮食和营养，供应足够的水分。高热、昏迷、惊厥患者易失水，故宜补足量液体，成人一般每日 1500～2000mL，小儿每日 50～80mL/kg，但输液不宜多，以防脑水肿，加重病情。

（2）**对症治疗**

①高热的处理：高热患者可采用物理降温或药物降温，使体温保持在 38℃～39℃（肛温）之间。避免用过量的退热药，以免因大量出汗而引起虚脱。

②惊厥的处理：可使用镇静止痉剂，如地西泮、水合氯醛、苯妥英钠、阿米妥钠等。针对惊厥的原因采取相应的措施：因脑水肿所致者，应以脱水药物治疗为主，可用20% 甘露醇，在 20～30 分钟内静脉滴完，必要时 4～6 小时重复使用；因呼吸道分泌物堵塞，换气困难致脑细胞缺氧者，应保持呼吸道通畅，给予氧气，必要时行气管切开，加压呼吸；因高温所致者，应以降温为主。

③呼吸障碍和呼吸衰竭的处理：深昏迷患者喉部痰增多而影响呼吸时，可通过经口腔或鼻腔吸引分泌物、体位引流、雾化吸入等方式，保持呼吸道通畅。因脑水肿、脑疝而致呼吸衰竭者，可给予脱水剂、肾上腺皮质激素等。因惊厥发生的屏气，可按惊厥处理。如因假性延髓麻痹或延脑麻痹而自主呼吸停止者，应立即做气管切开或插管，使用加压人工呼吸器。如自主呼吸存在，但呼吸浅弱者，可使用呼吸兴奋剂如山梗菜碱、尼可刹米、利他林、回苏林等（可交替使用）。

④循环衰竭的处理：因脑水肿、脑疝等脑部病变而引起的循环衰竭，表现为面色苍白、四肢冰凉、脉压小、中枢性呼吸衰竭，宜用脱水剂降低颅内压。如为心源性心力衰竭，则应加用强心药物，如西地兰等。如因高热、昏迷、失水过多造成血容量不足所致的循环衰竭，则应以扩容为主。

（3）**肾上腺皮质激素及其他治疗** 肾上腺皮质激素有抗炎、退热、降低毛细血管通透性、保护血脑屏障、减轻脑水肿、抑制免疫复合物的形成、保护细胞溶酶体膜等作用，对重症和早期确诊的患者即可应用。待体温降至 38℃ 以下，持续 2 天即可逐渐减量，一般不宜超过 5～7 天。

3. 中医治疗

（1）**辨证论治** 根据本病的发病情况和迅速的传变过程，一般可按温病卫、气、营、血的规律进行辨证。急性期以解热为关键。热在表者，宜清暑透表，使邪从外泄；在里者，宜甘寒清热或通腑泄热；邪郁化火，入营入血，则宜苦寒或咸寒清营泻火。结合痰、风之证，分别施以开窍豁痰，镇惊息风等法。后期以扶正祛邪为原则。余邪未尽，虚热不退者，以养阴清热为法；痰蒙清窍，神识痴呆者，以宣窍豁痰为法；虚风内动，肝肾不足者，以养阴息风为法。

①邪犯卫气

证候：突然发热，微恶风寒或但热不寒，头痛无汗或少汗，口渴引饮，常伴恶心，呕吐，神烦或嗜睡，舌红，苔薄白或黄，脉浮数或滑数。

治法：清热解毒，辛凉透表。

方药：新加香薷饮或白虎汤加减。新加香薷饮适用于暑邪偏在表者。如有胸闷作吐，舌苔腻者，加用白蔻仁、藿香；卫表症状明显者，加用豆豉、荆芥、鲜荷叶、西瓜翠衣、甘菊花；颈强者，加葛根、僵蚕、豆卷。白虎汤适用于暑邪偏在里者。如毒热明显者，加大青叶、拳参；有汗热不解，嗜睡身重者，属暑邪夹湿，轻者加藿香、佩兰、滑石，重者加苍术、厚朴；腹满便秘，邪热壅结者，加大黄、全瓜蒌，或用凉膈散表里双解。

②热迫气营

证候：高热持续不退，颈项强直，神志昏迷或昏迷不醒，烦躁不安，或见谵语，四肢抽搐，甚则喉间痰鸣辘辘，呼吸不利，口渴引饮，大便秘结，小便短赤，舌红或舌尖生刺，舌苔多见黄糙或灰黄，脉洪数或弦大。

治法：清气凉营，泻火涤痰。

方药：清瘟败毒饮加减。如高热不退，四肢抽搐不止，热动肝风者，可加羚羊角粉、钩藤；神情烦躁，昏迷谵语者，加紫雪丹、牛黄清心丸；深度昏迷，舌苔浊腻者，加胆星、天竺黄、菖蒲；喉间痰鸣者，加礞石滚痰丸、鲜竹沥。若高热、抽风、昏迷三症同时并存，舌苔黄糙或灰腻，舌红绛起刺，脉大有力者，则为毒火已成燎原之势，热、痰、风充斥肆逆，如使用一般清热、凉营、息风等常法难济其危，宜用大剂调胃承气汤或凉膈散，以泻火通腑，釜底抽薪。

③邪入营血

证候：热来起伏，朝轻暮重，尤以夜间为重，昏迷加深，瞳孔无明显反应，时而双目上翻，牙关紧闭，颈项强直，四肢抽动，胸腹灼热，肢端逆冷，面色灰暗，皮肤斑疹，或有衄血，二便失禁，唇舌紫暗焦干，舌质紫绛，或光滑少津，甚则舌体卷缩僵硬，脉见沉伏而细。

治法：凉血清心，增液潜阳。

方药：犀角地黄汤合增液汤。若抽搐不止者，加牡蛎、珍珠母、钩藤；昏迷不醒者，加安宫牛黄丸，或用醒脑静、清开灵注射液静脉滴注；如突然出现面色灰白发绀，大汗淋漓，四肢厥冷，脉细微欲绝，则为阳气外脱之征，急以独参汤鼻饲，加用参附龙牡救逆汤以回阳益气、扶正救逆；如有衄血，呕吐咖啡样物，以云南白药少量多次灌服止血；如呼吸断续不匀，浅促低微，为肾气衰微，其气欲绝，加用五味子或生脉饮注射液静脉滴注，以摄纳肾气、养阴固脱。本证为病之极期，病情危重阶段，若救治不及，每易导致死亡，故在治疗和护理上应采取中西医综合抢救措施。

④余热未尽

证候：低热或不规则发热，面赤颧红，心烦不宁，口干喜饮，小便短少，偶有惊惕，舌红，苔光净，脉细数。或汗出不温，面色㿠白，精神萎靡，小便清长，大便稀溏，舌淡嫩，苔薄，脉细而数。

治法：养阴清热，调和营卫。

方药：青蒿鳖甲汤或黄芪桂枝五物汤加减。青蒿鳖甲汤适用于阴虚发热证。惊惕抽动者，加珍珠母、钩藤；便秘者，加全瓜蒌。黄芪桂枝五物汤适用于营卫不和，以有汗为主的发热证。汗多者，加糯稻根、浮小麦；食欲不振，大便溏薄者，加太子参、山药。

⑤痰蒙清窍

证候：意识不清，或痴呆，失语，失聪，吞咽困难，喉间痰鸣；或狂躁不宁，嚎叫哭闹，舌苔黄或无苔，舌质红绛。

治法：豁痰宣窍。

方药：苏合香丸或龙胆泻肝汤加减。苏合香丸具有芳香泄浊开窍的作用，适用于痰浊内蒙证。喉间痰多者，加礞石滚痰丸；吞咽困难者，加止痉散、半夏、胆星。龙胆泻肝汤适用于痰火内扰证。如出现虚烦不宁，舌绛无苔等阴虚火旺表现，可加黄连、阿胶、鸡子黄、磁石。

⑥内风扰动

证候：肢体震颤，不自主动作，或强直性瘫痪，或癫痫样发作，舌红，苔薄白，脉细弦。

治法：搜风通络，养阴息风。

方药：止痉散或大定风珠加减。止痉散适用于络中之风证。肢体僵直不用者，可加木瓜、鸡血藤舒筋活络。大定风珠适用于真阴不足，水不涵木，阴虚风动证。若体弱多汗，食少形瘦者，可配黄芪、党参、核桃肉、枣仁益脾胃之气，养肝肾之阴。

(2) 针灸疗法

①取风池、风府、下关、颊车，强刺激不留针，每日或隔日1次。用于痰蒙清窍之失语症。

②取曲池、肩髃、外关、大椎，针刺，每日1次，用于内风扰动之上肢瘫痪；取阳陵泉、血海、风市、足三里、绝骨，针刺，每日1次，用于内风扰动之瘫痪。

③针刺天突、廉泉、内庭、合谷，每日1次。用于痰蒙清窍之吞咽困难。

④针刺廉泉、哑门、照海、通里、合谷、涌泉，每日1次。用于痰蒙清窍之语言障碍症。

【预防与调护】

1. 密切观察患儿的体温、呼吸、脉搏、血压、面色、瞳孔大小、意识状态等。

2. 如有抽搐，用包有纱布的压舌板放在患儿上下牙齿之间，防止舌咬伤。

3. 急性期给予流质饮食，恢复期可给予半流质，昏迷者应鼻饲。反复抽搐或呕吐、腹胀不能鼻饲者，需补液。

4. 经常翻身并按摩受压部位，保持皮肤清洁干燥，预防褥疮。

5. 保持口腔卫生，及时清除咽喉分泌物，预防肺炎。

6. 昏迷或球麻痹吞咽障碍的患者，应抬高患儿臀部约15°，如无脑水肿顾虑，可抬高床脚15°，有利于改善脑循环。

7. 不能闭眼者每天用清水或生理盐水冲洗双眼，或涂四环素眼膏，并经常用湿纱布覆盖以保护眼睛。

8. 尿潴留者，可用手轻揉患儿下腹部以助排尿，必要时留置导尿管，但须严防感染。

9. 按计划注射乙脑疫苗。

习　题

1. 麻疹多流行于
   A. 春夏季 　　　　　　 B. 春秋季 　　　　　　 C. 春冬季
   D. 夏秋季 　　　　　　 E. 秋冬季

2. 除下列哪项外，均为麻疹顺证的表现
   A. 身热不甚 　　　　　 B. 神清气爽 　　　　　 C. 疹色紫暗
   D. 分布均匀 　　　　　 E. 按一定顺序透发

3. 麻疹初热期宜首选何方治疗
   A. 银翘散 　　　　　　 B. 宣毒发表汤 　　　　 C. 大连翘汤
   D. 柴胡葛根汤 　　　　 E. 柴胡解肌汤

4. 麻疹见形期宜首选何方治疗
   A. 清解透表汤 　　　　 B. 清营汤 　　　　　　 C. 犀角地黄汤
   D. 透疹凉解汤 　　　　 E. 凉营清气汤

5. 麻疹恢复期宜首选何方治疗
   A. 竹叶石膏汤 　　　　 B. 青蒿鳖甲汤 　　　　 C. 养阴清肺汤
   D. 沙参麦冬汤 　　　　 E. 麦门冬汤

6. 麻疹黏膜斑出现在
   A. 初热期 　　　　　　 B. 见形期 　　　　　　 C. 恢复期
   D. 以上各期都有 　　　 E. 以上各期都没有

7. 幼儿急疹哪一年龄层的小儿发病率最高
   A. 0～6个月 　　　　　 B. 6～12个月 　　　　　 C. 1～2岁
   D. 2～3岁 　　　　　　 E. 3～5岁

8. 风疹的皮疹特点为
   A. 红色细小丘疹 　　　 B. 暗红色斑丘疹 　　　 C. 玫瑰色小斑丘疹

    D. 弥漫展出性发红色   E. 淡红色斑丘疹

9. 风疹常发生在什么时候

    A. 春夏   B. 长夏   C. 冬春

    D. 夏秋   E. 秋冬

10. 水痘应禁用什么药

    A. 抗生素   B. 激素   C. 退热药

    D. 龙胆紫   E. 抗病毒药

11. 水痘的好发季节是

    A. 夏秋   B. 秋冬   C. 冬春

    D. 夏季   E. 春夏

12. 水痘的主要病位是

    A. 心肝   B. 心脾   C. 心肺

    D. 脾肾   E. 肺脾

13. 下列哪项是水痘最具特点的症状

    A. 疱疹发于四肢头面   B. 疱疹空泡易破

    C. 同一时期丘疹、疱疹、干痂并见   D. 疱疹周围红晕

    E. 疱疹痂盖脱落后不留瘢痕

14. 水痘愈后有何变化

    A. 有破损   B. 有瘢痕   C. 无瘢痕

    D. 脱屑   E. 有色素沉着

15. 流行性腮腺炎的肿大部位是

    A. 两侧颌下   B. 双侧颈部   C. 两侧耳后

    D. 耳垂为中心   E. 耳前部

16. 流行性腮腺炎的发病原因是

    A. 时行疫气   B. 时行邪毒   C. 风热时邪

    D. 风温邪毒   E. 麻毒时邪

17. 流行性腮腺炎病变的主要经脉是

    A. 心经   B. 肝经   C. 肺经

    D. 脾经   E. 胆经

18. 下列除哪项外，都是流行性腮腺炎腮肿的特点

    A. 以耳垂为中心的漫肿   B. 边缘不清   C. 皮肤略红

    D. 触之有压痛及弹性感   E. 不破不溃

19. 治疗流行性腮腺炎毒窜睾腹，首选的方剂是

    A. 五味消毒饮   B. 黄连解毒汤   C. 橘核丸

    D. 龙胆泻肝汤   E. 银翘散

20. 流行性腮腺炎的实验室检查可见

    A. 血象可见白细胞总数增高，淋巴细胞比例增高

B. 血象可见白细胞总数增高，中性粒细胞比例增高

C. 血象可见白细胞总数正常或减少，淋巴细胞比例增高

D. 血象可见白细胞总数正常，中性粒细胞比例增高

E. 血象正常，无改变

第十四章　寄生虫病

第一节　蛔虫病

蛔虫病是小儿最常见的寄生虫病之一，临床以食欲不振，面色萎黄，脐周疼痛时作时止，大便下虫，或粪检有蛔虫卵为主要特征。男女老幼均可感染，但以儿童发病率最高，农村发病率高于城市。7、8月份最易感染蛔虫卵。蛔虫寄生于人体肠道，吸取营养，扰乱脾胃功能，从而出现不同程度的消化道症状，重者影响小儿的生长发育。蛔虫有扭结成团和钻孔的习性，若误入胆管、肝、胰腺、阑尾等邻近器官，可引起严重并发症，重则危及生命。

我国古代将蛔虫称为长虫、蛟蛕、蚘虫。《诸病源候论·蚘虫候》说："蚘虫者，是九虫内之一虫也。长一尺，亦有长五六寸。"《灵枢·厥病》说："肠中有虫瘕及蛟蛕……心肠痛，惼作痛，肿聚，往来上下行，痛有休止，复热，喜渴，涎出者，是蛟蛕也。"《素问·咳论》说："胃咳之状，咳而呕，呕甚则长虫出。"这些都是对蛔虫病及其并发症的最早记载。

【病因病机】

1. 西医病因病机　蛔虫是人体肠道寄生线虫中体型最大者，雌雄异体，形似蚯蚓，活虫略带粉红色或微黄色。成虫寄生于人体小肠，以肠内容物为食物，雌虫每天排卵可多达20万个，随粪便排出的蛔虫卵在适宜的环境条件下5~10天发育成熟即具感染性。虫卵被吞食后，蚴虫破卵而出穿入肠壁，通过门静脉，经体循环回流入右心而进入肺脏，穿破肺组织进入肺泡腔，沿支气管向上移行到气管又重新被吞咽。蚴虫进入小肠逐步发育成熟为成虫。在移行过程中蚴虫也可随血流到达其他器官，一般不发育为成虫，但可造成器官损害。蚴虫及成虫均有致病作用。蚴虫在肺部，可引起肺出血、水肿、支气管痉挛和分泌物增多。成虫寄生于小肠内，对肠壁造成一定的刺激和损伤，可引起肠痉挛、肠套叠、肠梗阻，甚至肠坏死。此外，蛔虫易窜入胆道、阑尾，引起并发症。

蛔虫卵感染者或蛔虫病患者是本病的主要传染源，经口吞入感染性的蛔虫卵是主要的传播途径。蛔虫卵随粪便排出后，可污染土壤、蔬菜、瓜果等，小儿通过污染的手或生吃具有感染性虫卵的蔬菜、瓜果，均易受感染；蛔虫卵亦可随灰尘飞扬被吸至咽部而吞入。

2. 中医病因病机　蛔虫寄生于体内，扰乱脾胃气机，摄取水谷精微，耗伤气血，可引起面黄少华，形体瘦弱等一系列临床证候。蛔虫具有喜动好窜、善于钻孔和扭结成团的特性，可引起多种病证。蛔虫钻入胆道，使气机不利，疏泄失常，脘腹剧痛，可形成"蛔厥"；钻入阑门，使气滞血瘀，肉腐血败，可形成"肠痈"；蛔虫数量多时，缠结成团，阻塞肠道，使传化不行，腑气不通而成"虫瘕"。

【临床表现】

1. 蛔虫移行期症状

（1）蛔虫卵移行至肺，使细支气管上皮细胞脱落、肺部出血而造成肺蛔虫病。表现为咳嗽、胸闷、血丝痰，肺部体征不明显，血嗜酸粒细胞增多，X线胸片可见肺部点状、片状或絮状阴影，病灶易变或很快消失，称为蛔蚴虫性肺炎或蛔蚴虫性嗜酸粒细胞性肺炎。症状1～2周消失。

（2）严重感染时，蛔蚴可侵入脑、肝、脾、肾和眼等器官，可出现肝大、癫痫、视网膜炎、浮肿等表现。

2. 成虫引起的症状
最常见的症状是反复阵发性脐周腹痛或反复脐周隐痛。疼痛以脐或上腹部为主，可自行缓解，痛时喜按揉，可伴食欲减退或多食易饥、腹泻或便秘等消化功能紊乱的症状。大量而长期的蛔虫感染可引起消瘦、贫血、营养不良、生长发育延缓等。蛔虫的代谢产物或毒素刺激神经，可引起神志不宁、夜惊、磨牙、异食癖、烦躁、易怒等，重者可发生晕厥。虫体异性蛋白可引起荨麻疹、颜面浮肿、鼻及咽喉部瘙痒等过敏表现。

3. 并发症

（1）胆道蛔虫症（蛔厥）　蛔虫钻入胆道、胆囊可引起胆道蛔虫症。临床表现为突然出现的剑突下或右上腹阵发性剧烈绞痛，发作时患儿弯腰弓背，辗转不安，哭叫翻滚，面色苍白，全身冷汗，伴有呕吐，甚至吐出胆汁及蛔虫，每次腹痛数分钟至数十分钟不等，腹部触诊多无肌紧张。若虫体完全钻入胆道、胆囊，还可继发胆道感染，出现发热、寒战、呕吐、肝肿大伴压痛、白细胞计数升高等。若蛔虫深入肝内总管，可发生肝脓肿。

（2）蛔虫性肠梗阻（虫瘕）　多见于10岁以下的儿童，其中2岁以下发病率最高。蛔虫在肠道内扭结成团，部分或完全梗阻肠道，造成肠梗阻，多见于回肠下段。表现为起病急骤，脐周或右下腹阵发性剧痛，呕吐，腹胀，肠鸣音亢进，可见肠型和蠕动波，可扪及条索状包块。腹部X线检查可见肠充气或有液平面。

（3）**肠穿孔及腹膜炎**　多继发于持续较久的蛔虫性肠梗阻或阑尾炎。由于肠壁循环障碍、缺血、坏死而致穿孔，并发生腹膜炎。表现为突发全腹的剧烈绞痛，伴以明显的腹膜刺激征，全身衰竭时可出现进行性腹胀。腹部 X 线检查可见膈下游离气体。

【辅助检查】

1. 粪便中可查到蛔虫卵，蛔虫卵的检出率一般可高达95%。
2. 血象检查可见血中嗜酸粒细胞增高。

【诊断与鉴别诊断】

1. 诊断　根据症状和体征，有吐蛔虫或排蛔虫史，或粪便检查找到蛔虫卵可予确诊。蛔虫引起的嗜酸性肺炎时，血中嗜酸性粒细胞增多，痰中可找到蛔虫蚴虫。

2. 鉴别诊断　蛔虫病的腹部疼痛症状需与急性阑尾炎区别。急性阑尾炎临床表现为右下腹疼痛，不能缓解，伴有腹肌紧张，可有发热、白细胞及中性粒细胞增多。蛔虫病若发生肠梗阻、胆道蛔虫病等并发症，应与肠套叠、急性胆囊炎等急腹症相鉴别。

【治疗】

1. 治疗原则　蛔虫病的治疗在于及时有效地驱虫，中医治疗在驱蛔杀虫的同时注重调理脾胃。若出现并发症时，则应解痉止痛，控制感染；经内科治疗无效时，应及时予以外科手术治疗。

2. 西医治疗

（1）**驱虫治疗**

①甲苯咪唑：是治疗蛔虫病的首选药物，为广谱驱虫药，毒性低，副作用小。本药可破坏虫体细胞，使虫体无法生存，对成虫、蚴虫及虫卵都有作用。2 岁以上儿童的剂量为每次 100mg，每日 2 次，连服 3 日，重复使用需间隔 3 周。

②枸橼酸哌哔嗪（驱蛔灵）：为临床常用的驱虫药，有麻痹蛔虫肌肉的作用，使虫体肌肉麻痹不能吸附在肠壁而随粪便排出。剂量为每日 150mg/kg，最大剂量每日不超过 3g，空腹或睡前顿服，连服 2 日，便秘者可加泻剂。重复使用需间隔 2 周。

③阿苯达唑（肠虫清）：为广谱驱虫药。2 岁以上儿童的剂量为每次 400mg（2片），顿服，偶有胃肠道不适的副反应。重复使用需间隔 3 周。

（2）**并发症的治疗**

①胆道蛔虫病：治疗原则为镇痛、解痉、控制感染和驱虫。解痉止痛可用阿托品、东莨菪碱等；并发胆道感染或肝脓肿者，应及早使用进入肝胆浓度高的抗生素，如红霉素、氨苄青霉素等；驱虫最好选用能使虫体肌肉麻痹的驱虫药，如驱蛔灵等。

②蛔虫性肠梗阻：不完全梗阻可采用禁食、解痉、胃肠减压、静脉补液等。可用阿托品或东莨菪碱解痉，腹痛缓解后可用驱蛔灵等药物驱虫，然后用 30% 温盐水低压灌肠，促使排虫。有完全性肠梗阻时需及时手术治疗。

③蛔虫性肠穿孔、腹膜炎或阑尾炎：一旦诊断明确，应及早手术治疗。

3. 中医治疗

（1）辨证论治　根据临床的不同证候，分别采用不同的方法。出现蛔虫证时应驱蛔杀虫，调理脾胃；出现蛔厥证时先安蛔止痛，继以驱蛔杀虫；出现虫瘕证时需安蛔与驱虫并用。

①蛔虫证

证候：脐周疼痛，时作时止，食欲不振，日见消瘦，面色萎黄，或面上白斑，巩膜蓝斑，或恶心，呕吐，或吐蛔虫，或大便下虫。嗜食异物，睡眠不安，睡中磨牙，大便不调，舌淡红，苔薄腻或剥脱，脉有力或弦细。

治法：驱蛔杀虫，调理脾胃。

方药：使君子散加减。

②蛔厥证

证候：腹部绞痛，弯腰曲背，辗转不安，恶心，呕吐，肢冷汗出，常吐出蛔虫；重者腹痛持续，时轻时剧，恶寒发热，甚则出现黄疸；舌苔黄腻，脉弦数或滑数。

治法：安蛔定痛，继以驱虫。

方药：乌梅丸加减。

③虫瘕证

证候：脐腹剧痛，腹部包块，按之柔软可动，恶心呕吐，不能进食，大便不通，腹部胀满，舌质淡红，脉弦数。

治法：安蛔驱虫，润下通便

方药：乌梅汤合小承气汤加减。

（2）单方验方

①使君子仁：文火炒黄嚼服，小儿每岁1粒，最大剂量不超过20粒。晨起空腹，连服2~3日。服时不进热汤热食，否则可引起打呃。

②猪胆汁方：猪胆1个，川椒20g，胡椒20g，醋300mL，川椒、胡椒研为细末，用猪胆汁和醋调和，分2次服下。用于胆道蛔虫病。

③油椒饮：川椒6g，豆油150mL，豆油烧开后入川椒，川椒以焦为度，去川椒喝豆油，分2~3次服下。用于蛔虫性肠梗阻。

（3）其他疗法

①针灸：迎香透四白、胆囊穴、内关、足三里、中脘、人中，强刺激，泻法，用于蛔厥证；天枢、中脘、足三里、内关、合谷，强刺激，泻法，用于虫瘕证。

②推拿：按压上腹部剑突下3~4cm处，手法先轻后重，一压一推一松，连续操作7~8次，待腹肌放松时，突然重力推压一次，若患儿腹痛消失或减轻，表明蛔虫已退出胆道，可停止推拿。此法用于胆道蛔虫病。如使用1~2遍无效，不宜再用此法。用掌心以旋摩法顺时针方向按摩患儿脐部，手法由轻到重。如虫团松动，但解开较慢，可配合捏法帮助松解。一般经过30~40分钟按摩后，虫团即可开解，腹痛明显减轻，梗阻缓解。若推拿前1小时口服植物油50~100mL，则效果更好。此法用于蛔虫性肠梗阻。

③贴敷：新鲜苦楝根皮 200g，全葱 100g，胡椒 20 粒，共捣烂如泥，放锅内炒热，加醋 150mL，拌炒极热，以纱布包裹，热熨腹部，以痛减为度。用于蛔虫腹痛。

【预防与调护】

1. 预防

（1）普及卫生知识，教育儿童养成良好的卫生习惯，勤剪指甲，勤洗手，不吮吸手指，不吃生冷及未洗净的瓜果，不随地大小便，不在地上爬玩。

（2）搞好环境卫生，加强粪便管理，肥用粪便须经无害处理，切断传染途径，减少感染的机会，保持水源及食物不受污染。

2. 调护

（1）服用驱虫药时，应注意休息和饮食，并注意服药后是否有反应及排虫的情况。

（2）饮食宜进食清淡、易消化食物，少食辛辣、肥腻之品，以免助湿生热。

第二节　蛲虫病

蛲虫病是蛲虫寄生于人体盲肠、结肠或回肠下段所致的常见的寄生虫病。临床表现为肛门及会阴部瘙痒，饮食异常，精神烦躁，睡眠不安，消瘦等。由于虫卵不需体外孵化而是经手互相传染，或自身再感染，所以在儿童集体机构或人口众多的集居场所易引起流行。

蛲虫古今同名，古代医学文献对蛲虫病很早便有记载。《诸病源候论·九虫病诸候》云，"蛲虫，至细微，形如菜虫"，"居胴肠间"。《圣济总录》说，"蛲虫咬人下部痒"。这些均较确切地描述了蛲虫的形态和蛲虫致病的临床特点。

【病因病机】

1. 西医病因病机　蛲虫虫体细小如线头，长约 1cm，呈乳白色，雌雄异体。成熟雌虫大都寄生在人体的盲肠、阑尾、结肠、直肠和回肠下段。交配后雄虫很快死亡，雌虫向肠腔下段移行，常在夜间小儿入睡后爬出肛门，在肛周、会阴部皮肤皱褶处边爬边产卵，每条产卵数千至万余，可引起该处奇痒。产出的虫卵大多在 6 小时内发育为感染性虫卵。小儿抓痒，手指和指甲沾染虫卵，经口吞入可引起自身再感染。感染性虫卵经口进入消化道，在胃或十二指肠内孵化出幼虫，幼虫在大肠内发育成熟。成虫寿命短，一般不超过 2 个月。在干燥环境中虫体自行破裂，或产卵时卵尽虫死。

蛲虫患者是唯一的传染源。主要传播途径为吮吸被虫卵污染的食物及手指，或吸入含虫卵的尘埃而感染。偶尔在肛周孵化的幼虫可再返爬回肛门入肠内发育为成虫而发生逆行感染。

2. 中医病因病机　蛲虫久居体内，吸取营养，损伤脾胃，致脾胃失健，运化失司，出现食欲不振、形体消瘦、面色苍黄等症；雌虫移行产卵，刺激皮肤，使肛门发痒，出现夜寐不安、精神烦躁等症；蛲虫爬入女孩阴道、尿道，可有尿频、尿急、夜惊、遗尿等症，或致外阴炎。

【临床表现】

多数患儿无明显症状，仅在雌虫爬到肛门附近排卵时，引起肛门、会阴部瘙痒，夜间尤甚，影响睡眠；并可因搔破局部皮肤而发生皮炎，以致继发感染；蛲虫在胃肠内可引起机械性刺激，临床可见胃肠激惹现象，出现食欲不振、恶心、呕吐、腹痛、泻泄等消化道症状；偶有蛲虫侵入邻近器官，引起异位并发症，出现外阴炎、阴道炎、输卵管炎及尿频、尿急等；侵入阑尾或腹膜，可致阑尾炎、腹膜炎；个别患儿会有不安、失眠、情绪易激惹等神经精神症状。患儿夜间入睡后可在肛门附近见到蛲虫。

【辅助检查】

清晨起床前可用棉签拭子或玻璃棒拭抹肛门周围皱襞处，然后洗脱涂于玻片上于显微镜下检查蛲虫卵。

【诊断与鉴别诊断】

1. 诊断　患儿有肛周、会阴瘙痒的典型症状，兼有睡眠不宁、烦躁、磨牙、腹痛等不适。在夜间检查肛周可见白色线虫或镜下检出虫卵即可确诊。由于雌虫不在肠内产卵，故大便中不易查到虫卵，最好于小儿入睡 1~3 小时后，细致查找肛周、会阴处，可找到白色线样成虫；或用棉签拭子或玻璃棒拭抹肛门周围皱襞处刮取，并将擦取物镜检查找虫卵。

2. 鉴别诊断　蛲虫病肛门及会阴部瘙痒需与肛门湿疹相鉴别。肛门湿疹以肛门部有渗出、丘疹和瘙痒为主要症状，查不到蛲虫及虫卵。患者出现尿频、尿急等症时，需与尿路感染鉴别，检查尿常规及蛲虫卵即可区别。

【治疗】

1. 治疗原则　蛲虫病的治疗主要在于杀虫止痒，常采用内服与外治结合的方法，尤以直肠给药最为有效。同时还应做好预防和护理工作，防止相互感染和自身反复感染。防治结合，才能达到根治的目的。

2. 西医治疗

（1）**甲苯咪唑**　是目前治疗蛲虫病主要的药物之一，疗效佳，副作用少。每次100mg，顿服，或每次 100mg，每日 2 次，连服 3 日。

（2）**双羟萘酸噻嘧啶（抗虫灵）**　为肠道广谱驱虫剂。剂量为每日 5mg/kg，睡前顿服，连服 7 日。

（3）**阿苯达唑（肠虫清）**　2 岁以上儿童的剂量为每次 200~400mg，顿服。为防止再感染，服药后间隔 1 周再服 100~200mg。

（4）**局部外用药**　每次排便后或睡前，用温水洗净肛门，再涂以 2% 白降汞软膏或10% 氧化锌软膏，既可止痒，又可减少自身再感染；或用双羟萘酸噻嘧啶栓剂，每粒

0.2g，每晚塞肛 1 粒，连用 3 ~ 5 日；或用蛲虫软膏（含局部浸膏 30%、龙胆草 0.2%），每晚涂肛周及肛内，连用 7 日。

3. 中医治疗

（1）**辨证论治**　蛲虫病较轻者，一般无明显全身症状，仅有肛门瘙痒及由于蛲虫刺激而产生的局部证候。若病程较久，可耗伤气血，亦可蕴生湿热，从而引发一些全身症状，以脾胃虚弱为主，一般较轻微。

①虫扰魄门

证候：肛门及会阴部瘙痒，夜间更甚，睡眠不安，甚则惊叫，可伴尿频或遗尿，肛周红赤，晚间可见肛门处有蛲虫爬出，舌脉一般无异常。

治法：驱虫止痒

方药：化虫丸加减。

②脾胃虚弱

证候：食欲不振，形体消瘦，面色无华，肛门及会阴部瘙痒，睡眠不安，或见腹痛，喜咬指甲，精神烦躁，可伴有尿频或遗尿，舌质淡，苔白，脉弱。

治法：健脾驱虫。

方药：五味异功散加味。

（2）**单方验方**

①槟榔煎剂：槟榔 30g，每日煎服，连服 5 天。

②使君子粉：将使君子炒熟，加工研磨成粉，每日剂量为（年龄 +1）g，不超过 10g；或每岁每日使用使君子果实 1 ~ 1.5 粒，总剂量不超过 20 粒，分 2 ~ 3 次服，连服 3 天为 1 个疗程。与等量百部粉同服可增效。

③蛲虫散：使君子 8 份，大黄 1 份，共为细粉。3 ~ 6 岁每次 1 ~ 1.5g，6 ~ 9 岁每次 2 ~ 3g。每日 3 次，饭前 1 小时服，5 ~ 6 天为 1 疗程，连用 1 ~ 2 个疗程。

（3）**其他疗法**

①涂敷：百部 50g，苦参 25g，共研细粉，加凡士林适量调成软膏。晚睡前用温水洗肛门后涂药膏，每晚 1 次。连续 7 次为 1 疗程。

②灌肠：百部 150g，苦楝根皮 60g，乌梅 9g，加水 1200mL，煎成 400mL 左右，过滤后每晚用 20 ~ 30mL 保留灌肠，连续 3 天为 1 疗程。

③熏洗：苦楝根皮 20g，生百部 15g，蛇床子 15g，鹤虱 15g，野菊花 15g，生甘草 5g。加水煎沸 3 ~ 5 分钟，坐浴熏洗，每晚睡前 1 次。

【预防与调护】

1. 预防

（1）在集体儿童机构中定期开展普查、普治及卫生宣传工作，注意个人卫生，培养良好的卫生习惯，勤剪指甲，勤洗手，不吸吮手指，勤换内衣裤及被褥等。

（2）加强卫生宣传，改善环境卫生，切断传播途径。

2. 调护

（1）防止重复感染，对彻底治疗蛲虫病具有十分重要的意义。家庭或集体儿童机构中的患儿应同时治疗，勤换衣物及被褥，并用开水浸泡或煮蒸后在阳光下曝晒，以避免再感染。

（2）居住环境应大扫除，采用湿擦湿扫，防止虫卵飞扬。治疗期间，对桌、椅、床席及玩具等进行擦洗灭卵，清洗并煮蒸玩具、用具等。

习　题

1. 蛔虫卵粪便检查的检比率一般为
   A. 30%　　　　　　　　　B. 40%　　　　　　　　　C. 50%
   D. 80%　　　　　　　　　E. 95%

2. 蛔虫病进行血象检查可出现增高的是
   A. 中性粒细胞　　　　　　B. 嗜碱粒细胞　　　　　　C. 淋巴细胞
   D. 嗜酸粒细胞　　　　　　E. 红细胞

3. 蛔虫卵感染者或蛔虫病患者的主要传播途径是
   A. 经皮肤感染　　　　　　B. 经口感染　　　　　　　C. 经呼吸道感染
   D. 上行感染　　　　　　　E. 淋巴感染

4. 白某，男，8 岁，今晨突然出现脐周阵发性剧痛，伴呕吐蛔虫，腹胀可见肠型，可扪及条索状包块，腹部 X 线检查可见肠充气或有液平面。可能的诊断是
   A. 胆道蛔虫症　　　　　　B. 蛲虫病　　　　　　　　C. 绦虫病
   D. 蛔虫性肠梗阻　　　　　E. 肠穿孔及腹膜炎

5. 王某，男，5 岁，半夜突然惊哭，肛周及会阴部局部奇痒，夜间尤甚，影响睡眠，肛周可见白色线头大小的小虫，可能是
   A. 蛲虫病　　　　　　　　B. 尿道炎　　　　　　　　C. 蛔虫病
   D. 蛔虫性肠梗阻　　　　　E. 绦虫病

6. 蛲虫病的主要治疗原则是
   A. 解痉止痛　　　　　　　B. 调理脾胃　　　　　　　C. 杀虫止痒
   D. 控制感染　　　　　　　E. 有效驱虫

7. 由于蛲虫雌虫不在肠内产卵，大便中查虫卵阳性率低，故在肛周会阴处查找成虫的时间最好在小儿入睡后
   A. 半小时　　　　　　　　B. 1～3 小时后　　　　　C. 3～4 小时后
   D. 5 小时后　　　　　　　E. 6 小时后

8. 对彻底治疗蛲虫病具有十分重要意义的是
   A. 止痒　　　　　　　　　B. 检查蛲虫　　　　　　　C. 防止重复感染
   D. 检查蛲虫卵　　　　　　E. 不吃未煮熟的食物

第十五章　小儿危急症的处理

1. 掌握心肺复苏术的方法，感染性休克、小儿惊厥的临床表现、诊断及治疗。
2. 熟悉心搏呼吸骤停、小儿惊厥的常见病因、辅助检查。
3. 了解感染性休克、小儿惊厥的病理生理。

第一节　心搏呼吸骤停与心肺复苏术

心搏呼吸骤停是一种最危急和最严重的临床疾病状态，表现为呼吸、心搏停止，意识丧失或抽搐，脉搏消失，血压测不出。心电图示心动极缓－停搏型或心室纤颤，后者较少。此时患儿面临死亡，必须分秒必争地就地抢救，应运用人工或辅助的方法使已停止的心搏、呼吸恢复有效的循环和气体交换，这种抢救措施称为心肺复苏（CPR）。自发明了口对口呼吸法和胸外心脏按压法以来，心肺复苏的成功率有了显著提高，脑复苏的问题遂引起了人们的重视，至 20 世纪 80 年代，即发展为以中枢神经系统功能恢复为目的的心肺脑复苏（Cardiopulmonary cerebral resuscitation，CPCR）。

【病因病理】

1. 病因　引起小儿心搏呼吸骤停的因素多于成人。心搏骤停、呼吸骤停互为因果，可相继发生或同时发生。

（1）心搏骤停的原因　有严重缺氧、心肌炎、心律紊乱、严重低血压、电解质紊乱、麻醉意外、颅脑或胸部外伤、阿斯综合征、药物中毒、窒息、溺水、心胸手术、心导管检查。

（2）呼吸骤停的原因　有呼吸道梗阻（如异物、喉痉挛、喉水肿、胃食道反流、溺水、颈绞缢等）、药物中毒（氰化物、安眠药、箭毒）、中枢神经系统抑制（如颅脑损伤、脑水肿、脑疝等）、张力性气胸、呼吸肌麻痹、惊厥持续状态或心停搏后。新生儿低糖、低钙、甲状腺功能低下也可致呼吸骤停。

目前认为，婴儿猝死综合征是婴儿心搏、呼吸骤停的常见原因。

2. 病理生理

（1）**缺氧与代谢性酸中毒**　呼吸、心搏骤停时首先导致机体缺氧。严重缺氧时，心脏的正常传导受到抑制，引起心动过缓与心律紊乱。组织缺氧时的无氧糖酵解产生大量乳酸，从而引起代谢性酸中毒。酸中毒可直接减弱心肌收缩力，降低心室纤颤的电阈值，易发生心室纤颤至停搏。心肌细胞无氧代谢可使 ATP 产生减少，能量不足，以至耗竭；钠泵运转障碍，使细胞内钠潴留，细胞外血钾增高，导致心肌细胞内水肿。当心肌缺血缺氧超过 3～10 分钟后，心肌即失去复苏的可能。

（2）**二氧化碳潴留与呼吸性酸中毒**　呼吸、心搏骤停后，体内二氧化碳（CO_2）潴留，可造成呼吸性酸中毒。CO_2 浓度增高可抑制窦房结和房室结的兴奋与传导，还可直接抑制心肌收缩力，引起心律紊乱，加重心肌损害。此外，还可引起脑血管的扩张和通透性的增加，造成脑水肿。CO_2 浓度持续过高可直接抑制呼吸中枢，造成 CO_2 麻醉。

（3）**脑损伤**　脑对缺氧最敏感。心搏停止 1～2 分钟，脑微循环的自动调节功能即丧失，4～6 分钟后脑细胞即发生不可逆性损害，即使复苏成功也多留有神经系统的后遗症。近年来发现脑细胞不可逆性损害，并非完全在心停搏、脑血流灌注停止时形成，而是与心复跳后相继发生的过度灌注及低灌注状态有关。后者与钙离子向细胞内转移，直接损伤脑、心肌细胞及钙离子进入小动脉周围引起血管痉挛有关；同时局部花生四烯酸增多，也是加重血管痉挛的因素，最终导致脑细胞损害渐趋加重，直至坏死。目前将上述脑循环的种种异常，统称为脑血流再灌注损伤。

【临床表现】

1. 突然昏迷　一般在心搏停跳 8～12 秒后出现，可有一过性抽搐。

2. 大动脉搏动消失　颈动脉、股动脉、肱动脉搏动消失，血压测不出。年幼儿可直接触摸心尖部确定有无心跳。

3. 心音消失或心跳过缓　心音消失或年长儿心率低于 30 次/分，新生儿低于 60 次/分，初生新生儿低于 100 次/分，均需施行心脏按压。

4. 呼吸停止或严重呼吸困难　面色灰暗或紫绀，胸腹式呼吸运动消失，听诊无呼吸音。应注意呼吸过于浅弱、缓慢或呈倒吸气样时不能进行有效气体交换所造成的病理生理改变与呼吸停止相同。

5. 瞳孔扩大　心脏停搏 30～40 秒瞳孔开始扩大，对光反射消失。瞳孔大小可反映脑细胞功能受损的程度。

6. 心电图　表现为心搏徐缓，室性心动过速，心室纤颤，心室停搏。

7. 眼底变化　眼底血管血流缓慢或停滞，血细胞聚集呈点彩样改变。提示脑血流已中断，脑细胞即将死亡。

【诊断】

根据心搏、呼吸骤停的临床表现，确诊并不困难。凡小儿突然昏迷，大动脉搏动或心音消失即可确诊。对可疑病例应先进行复苏，以免延误抢救时机。复苏开始时不必强调病因鉴别，待一期复苏成功后，再进一步查找原因，进行有针对性的治疗。

【心肺复苏的方法】

强调现场及时抢救，分秒必争。总的原则是尽快恢复心跳，以迅速建立有效的血液循环和呼吸为目的，以保证全身，尤其是心、脑、肾等重要器官的血流灌注及氧供应。一般复苏步骤如下：

1. 通畅气道（airway，A）　首先快速吸净口咽部分泌物、呕吐物或异物，并使头部后仰，使气道平直，并抬高下颏或向前上方托举下颌角，以防止舌根后坠压迫咽后壁而阻塞气道。

2. 建立呼吸（breathing，B）　借助人工方法维持机体气体交换，改善缺氧与二氧化碳潴留，需与心脏按压同时进行。常用的方法有：

（1）口对口人工呼吸　是简单有效的现场急救手段。操作时患儿平卧，头略后仰，保持气道平直。术者一手托起患儿下颌，另一手拇指与食指捏住患儿鼻孔。深吸气后从患儿口腔吹入，此时可见患儿胸部抬起，立刻放松鼻孔，让患儿肺内气体自动排出，吹气与排气时间为1∶2。吹气频率要求儿童为18～20次/分，婴儿为30～40次/分，数次吹气后应缓慢挤压患儿上腹部一次，以排除胃内积聚的空气。注意吹气要均匀，否则气道内气流形成紊流，将增加进气阻力，影响气体分布，减少有效通气量；应避免用力过猛，以免肺泡破裂，缓慢而稳定地吹气还能最大限度地减少胃胀气。口对口人工呼吸时，吸氧浓度较低，难以保证通气量恒定，故应尽快用复苏器或呼吸器代替。

（2）简易复苏器人工呼吸　通过挤压呼吸囊进行正压人工呼吸，可获得有效通气。选择适合的面罩，一手固定面罩使其紧贴患儿面部，并托举患儿下颌，另一手有节律地挤压、放松气囊，挤压与放松时间以1∶2为宜，以保障肺泡充分扩张。挤压次数同上。注意观察患儿胸部起伏及呼吸音强弱，作为给气量是否适宜的依据。

（3）气管插管人工呼吸　通过气管插管或切开开放气道后施行，是通气效果最佳的人工呼吸方法。气管插管后，能迅速建立通畅的气道，有效地供氧及排出二氧化碳气体，便于吸痰，便于气管内给复苏药物，还可以过度通气以降低颅内高压。插管后用呼吸机或简易呼吸器进行有效的人工呼吸。

3. 循环支持（circulation，C）　当气道通畅，呼吸建立后复苏仍不理想时应考虑做胸外按压。有效的胸外心脏按压可使心输出量达正常量的30%～40%，使脑组织供血量达到正常量的15%，从而避免脑组织的永久性损害。操作时，将患儿仰卧置于硬板床上，对年长儿可用双掌法，即以双手掌根部重叠压住患儿胸骨中下1/3处，按压时双手肘关节伸直，有节奏地向脊柱方向压迫胸骨下段，每次按压与放松的比例为1∶1，频率为80～100次/分，幅度为3～4cm；对婴儿用双指法或拇指法，即两拇指放置于胸骨下1/3处，其余四指环绕胸廓，按压时仅拇指用力，频率为120次/分，幅度为1～2cm。心脏按压频率与人工通气频率之比为新生儿3∶1，年长儿5∶1。

若胸外心脏按压10分钟无效者，或胸廓畸形、胸部外伤无法施行胸外按压者，或血气胸、心包填塞者可施行胸内心脏按压。操作时由外科医生协助进行，于胸骨左缘第

4 或第 5 肋间作横切口，将右手食、中指置于心脏后面，拇指置于心脏前面，同时按压左右心室，按压频率同上，直至心跳恢复。

心脏按压有效的指征为：①可触及颈动脉或股动脉搏动，测得动脉收缩压 > 60mmHg；②原来扩大的瞳孔缩小，光反射恢复；③口唇及甲床颜色转红；④肌张力增强或有不自主运动；⑤出现自主呼吸。

4. 药物治疗（drugs，D） 在建立人工呼吸、人工循环的同时即可给予复苏药物。药物治疗的目的是提高心、脑灌注压，增加心、脑血流量，减轻酸中毒，提高室颤阈值，为除颤创造条件。给药途径：可通过静脉给药；已经行气管插管术者通过气管给药比静脉或心内给药效果更快，但剂量较大；心内注药因缺点较多，现已很少采用。

常用药物有：

（1）**肾上腺素** 为复苏过程中首选的药物，具有 α 与 β 受体兴奋作用，与用药剂量有关。中小剂量以兴奋 β 受体为主，可使周围血管舒张，减轻外周血管阻力；大剂量使用时 α 效应显著，可使周围血管收缩，提高血压特别是舒张压，以利冠脉灌注。一般婴幼儿采用 1∶10000 溶液，每次 0.1mL/kg（0.01mg/kg）静注（最好由中心静脉导管注入）或气管内滴入，可每隔 3～5 分钟重复应用 1 次。有严重代谢性酸中毒时肾上腺素效果较差，故应在纠正酸中毒后再用。

（2）**碳酸氢钠** 复苏最初不宜使用。用药指征为：确立有效的通气且通气量足够，pH < 7.20，严重肺动脉高压、高血钾及肾上腺素给药后效果不佳时可考虑使用。先予 5% 碳酸氢钠 5mL/kg，稀释成等张液后快速滴入，此后根据血气分析与生化检查结果决定补充量，以维持机体 pH > 7.25 为宜。可经静脉或骨髓腔给药。

（3）**阿托品** 为胆碱酯酶拮抗剂，适用于心脏复跳后心动过缓。剂量每次 0.02mg/kg，间隔 5 分钟可重复使用，最大剂量儿童不超过 1mg，青少年不超过 2mg，可通过静脉、骨髓、气管内给药。

（4）**葡萄糖** 在婴幼儿心脏复苏时，应快速进行床边的血糖检测，在低血糖时应立即给予葡萄糖，剂量 0.5～1.0g/kg，宜 25% 葡萄糖静脉注射。

（5）**钙剂** 仅在疑有低钙血症时才给予钙剂，在治疗高钾血症（非洋地黄中毒）、高镁血症、钙通道阻滞剂过量时，也可考虑使用。剂量：葡萄糖酸钙 100～200mg/kg（10% 葡萄糖酸钙 1～2mL/kg），每次最大剂量 2.0g；氯化钙 20～50mg/kg（10% 氯化钙 0.2～0.5mL/kg），每次最大剂量 1.0g。

（6）**利多卡因** 可抑制心脏自律性和室性异位起搏点，常用于有室颤者。首次剂量为 1mg/kg 加入 5% 葡萄糖液 10mL 中静推，维持量为每分钟 20～50μg/kg。

（7）**甘露醇** 缺血、缺氧后都可发生脑水肿，因此，复苏后常规使用 20% 甘露醇静脉注射以脱水，剂量为 0.5～1g/kg。第 1 日 4～6 小时用药 1 次，此后酌情给予。

（8）**其他** 呼吸兴奋剂、利尿剂、镇静剂、激素、能量合剂等，可酌情使用。

5. 心电图（EEG，E） 心电监护或反复心电图检查对了解心搏骤停的原因、心脏受累程度，以及指导治疗甚为重要。

6. 除颤（defibrillation，F） 室颤婴幼儿少见，部分年长儿、患病毒性心肌炎或特发性心肌病者可突然发生，通过心脏按压或药物除颤无效时需电击除颤。电击除颤时两电击板分别置于胸骨右侧第二肋间及左腋中线第4肋间，电极板涂以导电膏，首次除颤每千克可用2瓦秒，如无效可递增至每千克3~5瓦秒。通常婴儿用20~40瓦秒，儿童用70瓦秒，少年则以100瓦秒为宜。电击复律后应加用利多卡因或溴苄胺，以防复发。

7. 良好的记录（good record keeping，G） 包括详细、准确地记录患儿的临床表现、实验室检查结果、呼吸心搏停止与恢复的时间、抢救措施及患儿对治疗的反应等，为进一步治疗提供依据。

【复苏后的处理】

心肺复苏成功后，应注意：维持有效循环血容量，纠正低血压、心律紊乱等，积极实施脑复苏，维持能量供应与水、电解质平衡，加强呼吸道管理及控制感染，积极治疗原发病。

【预防与调护】

1. 监测生命体征，注意心率、心律、呼吸、血压、血氧饱和度、血气及电解质的变化。
2. 注意神志、精神、瞳孔及周围循环的变化并记录。
3. 加强呼吸管理，定时湿化气道，及时吸痰，保持呼吸道通畅。
4. 维持有效的循环及电解质平衡，准确记录出入量，保证热量供给。
5. 维持正常体温。

第二节 感染性休克

感染性休克是发生在严重感染的基础上，由致病微生物及其产物所引起的急性微循环障碍，有效循环血容量减少，组织血液灌流不足而致的复杂综合病征。是儿科常见的危重症之一。

本病属中医"厥证""脱证"等范畴。《伤寒论》说："凡厥者，阴阳气不相顺接，便为厥。厥者，手足逆冷者是也。"凡阳气不能通达四肢，温运四末，冷不过腕踝者称为厥，冷过肘膝者称为逆。厥证是指阴阳失调，气血逆乱所致的忽然昏厥、不省人事并伴有四肢逆冷的证候。

【病因病机】

1. 西医病因病机 多种病原微生物感染均可引起感染性休克，其中主要为细菌感染。细菌感染中尤以革兰阴性菌所致者多见，占1/3~1/2，如痢疾杆菌、脑膜炎球菌、大肠杆菌、绿脓杆菌、克雷白菌属等；其次为革兰阳性菌，如金黄色葡萄球菌、肺炎链球菌、溶血性链球菌等。小儿感染性休克常发生在中毒性痢疾、重症肺炎、流行性脑脊髓膜炎、败血症、急性坏死性肠炎等感染性疾病的过程中。

感染性休克的发病机制十分复杂，包括以下几方面：

(1) 微循环障碍　致病性微生物进入人体后大量繁殖并释放毒素，血液中儿茶酚胺、血栓素 A_2 （TXA_2）、肿瘤坏死因子（TNF）等物质增加，使交感神经兴奋，全身小血管收缩，致使微循环灌流减少而致组织缺血缺氧，病情进一步发展，动静脉短路开放，缺血缺氧加重，血中乳酸过多而致酸中毒，此为缺血缺氧期；此时微静脉端呈痉挛状态，而微动脉舒张，出现微循环淤血，毛细血管通透性增高，大量血浆外渗，有效循环量锐减，进入淤血缺氧期；至休克晚期，血液浓缩，流动减慢呈淤泥状，红细胞破坏，血小板凝聚成微聚物而致弥漫性血管内凝血（DIC）。

(2) 内源性炎性介质的作用　这些炎性介质包括自由基、蛋白酶、白细胞介素 -1（Interleukin -1，IL -1）和肿瘤坏死因子。自由基可使细胞功能受损，中性粒细胞聚集，导致微血管损害，成为休克的发病基础；蛋白酶可使纤维连接蛋白的功能下降，凝血因子分解下降；白细胞介素可使血管内皮细胞产生前列环素（PGI_2）、血小板激活因子、纤溶酶原抑制因子，促使血小板黏附，引发 DIC；肿瘤坏死因子可增强内毒素的致死性，激活巨噬细胞产生 IL -1，加重休克。

(3) 神经 -体液调节障碍　休克时交感 -肾上腺系统兴奋，循环中儿茶酚胺分泌增加，引起外周血管强烈收缩，心率增快，心肌耗氧量增加，肺泡通气量增加，中间介质如 5 -羟色胺、前列腺素、内啡肽增加均可引起血管扩张，加重休克。

2. 中医病因病机　中医学认为，本病的病因多为外感时邪，以温热邪毒为主。时邪入侵极易化热内陷，并迅速传变，致使热毒内郁，阳气伏遏，失于宣通，难达肢末，乃致热深厥深。邪入营血，蒙闭心包，引动肝风，则成内闭之证。热毒之邪，炼液为痰，痰热相搏，交结为患。热盛耗气伤阴，亦可导致气阴耗竭。由于邪热燔灼营血，加之阳气虚衰，运血无力，还可导致瘀血内生。病情进一步进展，阴液大伤，阴脱阳无所附，造成阴竭阳脱之证。总之，本病早期表现为邪热内闭，热闭厥阴；若正不胜邪，则由内闭而致外脱；由于阴血外泄和气不摄血，常出现瘀血证。闭证、脱证、瘀血相互影响，以致五脏六腑衰败，阴阳两竭，导致死亡。

【临床表现】

1. 休克早期（代偿期）　主要表现为脏器低灌注症状。出现神志清楚、烦躁不安或萎靡不振、面色苍白、肢端发凉、呼吸加快、心率增快、血压正常或稍偏低、脉压差变小，实验室检查可出现高乳酸血症和低氧血症。

2. 休克中期（失代偿期）　主要表现为低血压和酸中毒症状。患儿意识模糊，昏睡或昏迷，有时谵妄或惊厥，面色青灰，四肢厥冷，肛指温差 >6℃，唇、指（趾）端明显发绀，毛细血管再充盈时间 >3 秒，呼吸、心率明显增快，甚至出现呼吸节律不整，心音低钝，血压下降，脉压差改变，尿少，甚则无尿。此期可出现各脏器功能的不全。

3. 休克晚期（不可逆期）　主要表现为血压明显下降，心音极度低钝，常合并多脏器功能衰竭，如心力衰竭、肺功能衰竭、急性脑水肿、急性肾衰竭、肝功能衰竭、弥漫性血管内凝血（DIC）等。常规抗休克治疗难以纠正。

【辅助检查】

1. 血、尿、便常规 血常规检查白细胞总数及中性粒细胞比例较高，提示细菌感染。尿常规检查可排除泌尿系统疾病。大便常规见到脓血或镜检见大量脓细胞、红细胞提示为中毒性痢疾。

2. 细菌培养 结合病情送血液、脓液、体腔液细菌（含厌氧菌）培养 2～3 次，作为病原学的诊断依据。

3. 血生化检查 二氧化碳结合力下降为代谢性酸中毒，血清乳酸脱氢酶增高提示细胞缺氧或肝脏损害，尿素氮及血钾增高应警惕急性肾衰竭。

4. 血气分析 血 pH、PaO_2、$PaCO_2$、SaO_2、SB、BE 等项检测，有助于呼吸功能和酸中毒性质的判断。

5. 其他检查 考虑为肺炎时应摄胸片，流行性脑脊髓膜炎时可行脑脊液检查，DIC时行凝血机制检查。

【诊断与鉴别诊断】

1. 诊断 认识休克的早期表现，进行早诊断、及时治疗是降低病死率的关键。为此，必须对休克的高危状态，以及存在休克诱因的患儿给予足够的警惕和实施适宜的监护。

（1）脏器低灌注，包括急性神志改变、少尿、高乳酸血症和低氧血症，常是休克的早期表现，难以解释的过度通气、面色苍白及不能解释的心动过速常是发生休克的先兆。

（2）肢端凉而发绀，肛指温差加大，毛细血管再充盈时间＞3 秒，代谢性酸中毒，血压下降，脉搏细弱，呼吸浅促，甚至节律不整是休克失代偿的体征。

（3）休克晚期则呈现多脏器功能受损，出现昏迷、心力衰竭、呼吸衰竭、肝肾功能衰竭和 DIC，预后极差。

2. 鉴别诊断

（1）**低血容量性休克** 由于大量出血、失水（如呕吐、腹泻、肠梗阻）、失血浆（如大面积烧伤）等使血容量突然大量减少所致。

（2）**过敏性休克** 由于机体对某些药物（如青霉素或生物制品）发生过敏反应所致。

（3）**心源性休克** 由于心脏搏血功能低下所致，常继发于急性心肌梗死、急性心包堵塞、严重心律失常、各种心肌炎和心肌病、急性肺源性心脏病等。

（4）**神经源性休克** 由于外伤、剧痛、脑脊髓损伤、麻醉意外引起，因神经作用使外周血管扩张，有效血容量相对减少所致。

【治疗】

1. 治疗原则 感染性休克是儿科急危重症，治疗要争分夺秒，迅速有效。休克早期，治疗措施以补充血容量，调整血管的舒缩功能为主；休克晚期，以减轻细胞损害，纠正代谢紊乱，维护重要器官功能为重点。中医的治疗以回阳救逆，益气固脱为主。

2. 西医治疗

（1）**扩充循环血量** 扩充循环血量是抢救感染性休克最基本且主要的措施之一。其目的是维持有效循环血量，改善组织灌流；其原则是需多少，补多少，一般分三个阶段进行。

①快速输液扩容阶段：补液量按 10～20mL/kg 计算，液体种类常用 2：1 等张含钠液在 30～60 分钟内快速滴入或静脉推注，以快速补充血容量，降低血液黏稠度，纠正酸中毒。重症可用低分子右旋糖酐、白蛋白、血浆等，可提高血浆胶体渗透压，扩容，又可降低血液黏稠度，疏通微循环，防止 DIC。

②继续输液阶段：继续用 1/2 张或 2/3 张含钠液静脉滴注，液体量按 30～50mL/kg 计算，分批于 6～8 小时内输入，速度为每小时 5～10mL/kg，输至休克基本纠正。若酸中毒较重，则以 1.4% 碳酸氢钠液提高二氧化碳结合力 3～5mmol/L，如患儿尿量渐多，可自行调整酸碱平衡，勿盲目应用过多碱液，以免导致肺或脑水肿。患儿有尿后宜输入 0.15% 氯化钾（100mg/kg）。对有佝偻病或手足搐搦症的婴儿，在输入碱液后应补充 10% 葡萄糖酸钙 5～10mL，加入 10% 葡萄糖液 30～50mL 静滴。

③维持输液阶段：休克基本纠正后，应继续补液以维持生理需要。休克基本纠正的指标为：面色红润，安静入睡，四肢温暖；血压稳定，收缩压 > 90mmHg，脉压 > 30mmHg；脉搏及心音有力，较前减慢；尿量增加（每小时 > 15mL/kg）。休克纠正后的最初 24 小时内，用 1/5 张含钾维持液（钠液 1 份，10% 葡萄糖 4 份）静脉滴注，补液量为 50～80mL/kg。若有异常的体液丢失，则酌情增加液体及电解质以调整酸碱失衡及电解质紊乱。

（2）**给氧与呼吸支持** 早期休克患儿应立即给予鼻导管或口罩给氧，新生儿、小婴儿可应用鼻塞持续气道正压给氧，年长儿可选用面罩，严重呼吸困难或呼吸衰竭时应经口、气管插管行机械通气。

（3）**控制感染** 病原菌已明确者应选择敏感有效的抗生素。病原菌未明确者应选用广谱抗生素。应用原则是：早期、足量、联合、静脉给药，疗程足够，以迅速彻底控制感染。

（4）**纠正酸中毒** 感染性休克时 90% 伴有代谢性酸中毒。纠正酸中毒多与扩容同时进行。常用 2：1 等张含钠液或 1.4% 碳酸氢钠液，用量应结合血气分析、电解质测定结果来决定。

（5）**血管活性药物** 用药原则是：小剂量、联合用、早停药。目前常用的血管活性药物如下：

①抗胆碱药：具有调节微循环舒缩紊乱的作用，既能解除儿茶酚胺所致的血管痉

挛，又可对抗乙酰胆碱的扩血管的作用。常用的药物有阿托品、东莨菪碱、山莨菪碱（654-2）。临床首选山莨菪碱，轻度休克每次 1~3mg/kg 静脉注射，重症休克最初可 5~10 分钟给药 1 次，直至面色转为红润、四肢转暖、血压回升、尿量增多后，可减量并逐渐延长间隔时间，静滴维持 24 小时。东莨菪碱有兴奋呼吸中枢和镇静、抗惊厥的作用，适用于小儿感染性休克合并脑水肿、惊厥与呼吸抑制的患儿，每次用量为 0.02~0.04mg/kg，用法同 654-2。

②肾上腺素：剂量为每分钟 0.05~0.2μg/kg 时兴奋 β 受体，具有增加心肌收缩力、扩张血管的作用；剂量为每分钟 0.5~2.0μg/kg 时以兴奋血管 α 受体为主，可使血管阻力增加，血压升高，常用于心搏呼吸骤停和心肺复苏后的休克状态。

③多巴胺：具有扩张心、肾、脑血管，增强心肌收缩力，增加心排血量的作用，并可使外周阻力降低，改善内脏血管灌流，增加尿量。适用于血容量已补足，外周阻力高，心输出量仍低的患者。用量为 10mg 加入 100mL 液体中静脉滴注，每分钟 4~8μg/kg。

④多巴酚丁胺：为人工合成的儿茶酚胺。兴奋 β 受体效应较多巴胺强，可加强心肌收缩力，多用于治疗休克伴有心功能不全的患儿。常用剂量为每分钟 5~20μg/kg，持续静脉滴注。

⑤纳洛酮：为鸦片受体拮抗剂，多用于感染性休克时血流动力学极不稳定，其他血管活性药物疗效差时，剂量为 0.1~0.2mg/kg，静脉注射，15~30 分钟见效，亦可在首剂量后以每小时 0.1mg/kg 连续滴注。

⑥肾上腺皮质激素：肾上腺皮质激素能稳定细胞与溶酶体膜，减少酶释放与组织破坏，有非特异性抗炎、抗内毒素、抗过敏的作用，可减轻炎症反应和渗出，还可增加心肌收缩力，增加心搏出量，增加血管壁对血管活性药物的反应，抑制前列腺素合成等，但可降低抵抗力，引起高血糖、消化道溃疡等。现大多主张重症休克时使用，宜大剂量、短疗程、及早使用。常用剂量为：甲基泼尼松龙，每次 20~30mg/kg，每 6 小时 1 次，1~2 天停用；也可用地塞米松，每日 0.5mg/kg 或更大剂量。

3. 中医治疗

（1）**辨证论治**　感染性休克属危急症，治疗应"急则治其标，缓则治其本"，急救以扶正固脱为主，兼以祛邪。

①热厥

证候：高热烦躁，或精神萎靡，面色苍白或苍黄，口唇微绀，手足发凉，皮肤灼热，可见花纹，腹胀便秘，小便短赤，舌红，苔黄，脉搏细数。见于轻型休克或休克早期。

治法：清热解毒，畅气活血。

方药：黄连解毒汤、人参白虎汤、小承气汤三方加减。大便通畅者，可去大黄；唇舌干燥者，加生地黄、玄参、麦冬。

②闭厥

证候：手足厥冷，壮热神昏，强直抽搐，面色青紫或苍白，喉中痰鸣，或皮肤有瘀斑, 舌红绛甚至起芒刺, 苔老黄或焦黑, 脉弦滑而数, 指纹紫滞。

治法: 清热解毒, 开窍息风。

方药: 清营汤合羚角钩藤汤加减, 并配用安宫牛黄丸、紫雪丹、至宝丹。若面白加重, 额冒冷汗, 四肢湿冷, 皮肤花纹, 血压不升, 脉细数或重按无力, 是内闭外脱之证, 宜开窍固脱, 用独参汤或生脉散化服安宫牛黄丸。

③脱厥

气阴两虚

证候: 壮热烦躁, 或神志不清, 面色苍白, 呼吸急促而弱, 皮肤干燥, 尿少口干, 四肢厥冷, 血压下降, 唇舌干绛, 苔少而干, 脉细数无力, 指纹细隐。属休克后期。

治法: 益气生津, 滋阴固脱。

方药: 生脉散加味。

阴竭阳脱

证候: 神志不清, 面色青灰, 皮肤紫花或大片瘀斑, 皮肤湿冷, 四肢冰凉过肘膝, 汗出如油, 呼吸不整, 体温不升, 唇指发青, 苔白滑, 脉微欲绝, 指纹淡隐。此为气血耗散, 病情垂危之证。

治法: 回阳救逆固脱。

方药: 参附汤或参附龙牡救逆汤加减。

(2) 中成药

①参附注射液: 用于阴竭阳脱证。每次 20～40mL, 加入 10% 葡萄糖液中静脉滴注, 每日 1～2 次。

②生脉注射液: 用于气阴两虚证。每次 20～40mL, 加入 10% 葡萄糖液中静脉滴注, 每日 1～2 次。

(3) 针灸治疗

①急救处理: 先取人中穴, 间歇强刺激, 进针后隔 4～5 分钟刺激 1 次, 2～3 次后无效, 再加刺内关、合谷、足三里、涌泉。

②回升血压: 主穴取涌泉、足三里、合谷, 配穴取交感、心、肺。强刺激至血压回升后, 减弱刺激, 并延长捻针时间, 血压稳定数小时后拔针。升压不理想时, 改用耳针。

③兴奋呼吸: 取扶突、天鼎、人中、十宣、涌泉。

④通利小便: 取三阴交、阳陵泉、阴陵泉, 或两侧肾区拔火罐。

【预防与调护】

1. 取平卧位, 或头部稍垫高, 双下肢抬高位, 以利呼吸并有助静脉回流。

2. 定时测体温、脉搏、呼吸、血压, 观察瞳孔及末梢循环状况。

3. 保持室内安静及空气流通, 室温 24℃ 左右, 专人守护。神清者, 应尽力安慰, 勿令急躁烦恼和恐惧; 神昏者, 应鼻饲饮食。

4. 注意观察: ①脉压是心脏 1 次搏出量的有力指标, 脉压减少提示心排血量不足;

②皮肤血管的舒缩状态和眼底动静脉的比例；③每小时尿量是内脏血流量的灌注指标，一般儿童应 > 20mL/h，婴幼儿应 > 10mL/h。

5. 在高热、惊厥、冬眠疗法、呼吸衰竭、气管切开时应予相应的特殊护理。

第三节 小儿惊厥

惊厥是指因多种原因引起的大脑神经元暂时性的功能紊乱导致大脑皮层运动神经元异常放电，从而引起的全身或局部骨骼肌突然发生阵挛或强直收缩，多数伴有意识障碍。惊厥是小儿时期常见的危急症状，5 岁以下小儿多见，年龄越小，发病率越高。

本病中医称"惊风"，是古代儿科四大证之一。《幼科释谜·惊风》认为："小儿之病，最重惟惊。"与惊风相关的病名有天吊、客忤、中恶、抽搐、发搐、搐搦、痉病、惊风等。明·寇平《全幼心鉴》把惊风的临床表现归纳为搐、搦、掣、颤、反、引、窜、视八候。搐，指肘臂伸缩；搦，指十指开合；掣，指势如相扑；颤，指手足头身动摇；反，指身向后仰；引，指臂若开弓；窜，指两目发直；视，指眼露白睛而不灵活。

惊风分急惊风与慢惊风两大类，本节仅叙述急惊风，其最突出的证候是惊风痰热。惊指昏谵惊叫，恐惧不安；风指牙关紧闭，口角牵引，窜视搐搦，项背反张；痰指痰涎壅盛，深度昏迷，或痰鸣如锯；热指高热谵妄，唇颊焮红，二便秘涩，烦渴饮冷。

【病因病机】

引起惊厥的原因很多，常分为感染性与非感染性两大类。

1. 感染性惊厥（热性惊厥）

（1）*颅内感染* 由细菌、病毒、真菌、寄生虫等引起的脑炎、脑膜炎、脑脓肿等。

（2）*颅外感染* 包括因感染所致的高热惊厥和以中毒型菌痢、伤寒、百日咳、败血症、肺炎等为原发病的中毒性脑病。

2. 非感染性惊厥（无热惊厥）

（1）*颅内疾病* 颅脑损伤（如产伤、外伤、缺氧、窒息）、各种特发性癫痫、颅内占位性病变（如肿瘤、囊肿、颅内血肿）、颅内出血、先天发育畸形（如脑发育异常、脑退行性变）等。

（2）*颅外疾病* ①缺氧缺血性脑病：如分娩或生后窒息、溺水、心肺严重疾病等。②代谢性疾病：包括水电解质紊乱，重度脱水、水中毒、低血钙、低血镁、低血钠、高血钠和低血糖症均可引起惊厥。③肝肾功能衰竭和 Reye 综合征。④遗传代谢性疾病：常见如苯丙酮尿症、半乳糖血症等。⑤中毒：如灭鼠药、农药和中枢神经兴奋药中毒。

【临床表现】

惊厥为突然发生的全身性或局部肌群的强直性或痉挛性抽搐，常伴有不同程度的意识改变。发作大多在数秒钟或几分钟内自行停止，严重者可持续更长时间或反复发作。常见以下几种类型：

1. 典型惊厥 发病急骤，患儿突然意识丧失，头向后仰，双手握拳，眼球固定上翻或凝视，双目发直，口吐白沫，牙关紧闭，全身骨骼肌不自主、持续地强直性收缩。严重者可有颈项强直，角弓反张，呼吸不规则，口唇青紫，二便失禁。发作时间可由数秒至数分钟不等，之后深呼吸，肌肉松弛，抽搐缓解，呼吸恢复，但不规则、浅促，继而转入嗜睡或昏迷状态，醒后可出现头痛、疲乏，对发作无记忆。

2. 不典型惊厥 婴幼儿惊厥多不典型，常呈肢体和躯干的局限性运动性发作，表现为一侧肢体抽动，或面部肌肉抽搐，或手指、脚趾抽动，或眼球转动、阵颤或凝视，或屏气，发作持续时间不等，可数秒钟至数分钟。新生儿惊厥更不典型，表现为更细微的动作，发作时呈呼吸暂停，两眼凝视，眨眼或眼斜视等，还可有似游泳或踏自行车样的复杂动作，不易被发现。

3. 热性惊厥 是小儿时期最常见的惊厥性疾病。发病年龄为 3 个月~5 岁，体温在 38℃ 以上时突然出现惊厥，排除颅内感染和其他导致惊厥的代谢性和器质性疾病，既往没有无热惊厥史，即可诊断为热性惊厥。临床可分为单纯型热性惊厥和复杂型热性惊厥两型。

(1) 单纯型热性惊厥 又称典型热性惊厥，特点为：①多见于 6 个月~3 岁小儿，6 岁后少见，患儿往往体质较好；②病初于体温骤升期发生，常发生在 >39℃ 时；③发作呈全身性、时间短（<15 分钟）、次数少（1 次热程发作 <2 次）、恢复快；④发作前后无神经系统的异常症状和体征，热退 2 周后脑电图正常，预后良好；⑤可有热性惊厥家族史或既往发作史；⑥原发病以急性上呼吸道感染最常见。

(2) 复杂型热性惊厥 特点为：①初发年龄 <6 个月或 >6 岁；②起初为高热惊厥，发作数次后，低热甚至无热时也可发生惊厥；③发作呈全身性或局灶性，持续时间长（>15 分钟），或反复多次发作（1 次热程多次发作）；④发作前有神经系统的异常体征，热退 2 周后脑电图有异常波形，预后较差，转为癫痫的可能性为 15%~30%。

4. 惊厥持续状态 惊厥发作持续 30 分钟以上或两次发作间隙期意识不能完全恢复者，称惊厥持续状态。抽搐时间过长，可引起高热、脑缺氧性损害、脑水肿，甚至脑疝形成等。

【实验室检查】

1. 血、尿、便常规 白细胞总数显著增高，中性粒细胞比例增高，提示细菌性感染；嗜酸性粒细胞显著增高，常提示脑型寄生虫病；大便镜检可诊断中毒性菌痢；尿常规可排除泌尿系感染。

2. 血液生化检查 电解质紊乱时可见低钙血症、低钠血症、高钠血症、低镁血症。

3. 脑脊液检查 患儿神萎、嗜睡，疑有颅内感染时应作脑脊液检查。高热惊厥与中毒性脑病时脑脊液常规正常，颅内感染时脑脊液化验大多异常。

4. 影像学检查 癫痫在脑电图（EEG）上的表现为棘波、棘慢波和多棘慢波，以及阵发性高幅慢波。EEG 对癫痫的诊断阳性率约为 60%，对局限性脑病、脑瘤可定位、定侧。高热惊厥 1 周后检查有助于判断性质和预后。颅脑 B 超适用于前囟未闭的患儿，对脑室内出血、脑积水等诊断极为有用。CT、MRI 检查对脑室大小、脑实质形态、各种颅内占位性病变及某些进行性神经系统疾病的诊断很有价值。

【诊断与鉴别诊断】

1. 诊断　惊厥仅是一个症状，由多种原因所致，因此在急救的同时，应尽快找出病因，做出病因诊断。

（1）*询问病史*　应详细询问惊厥发作的细节情况，如发病年龄、季节、有无发热、意识状态、有无先兆、发作形式、持续时间、发病的具体时间、发作后的表现及伴随症状，还有惊厥家族史、药物及食物中毒史等，惊厥的治疗经历等。

（2）*体格检查*　应仔细做全面的体格检查，包括意识状态、生命体征（体温、脉搏、呼吸、血压、瞳孔）、囟门、颅缝、神经系统体征、脑膜刺激征、颅内高压征、眼底改变、皮肤异常色素或皮疹、感染灶（皮肤疖肿、外耳道分泌物、乳突压痛、肺部病灶）等。抽搐部位局限且恒定常有定位意义。

（3）*实验室检查*　根据需要选择进行。

2. 鉴别诊断

（1）*屏气发作*　又称呼吸暂停症，多见于 6~18 个月的婴幼儿，一般在恐惧、发怒、剧痛时出现，哭喊时屏气、昏厥、意识丧失，持续 1~2 分钟后恢复呼吸，脑电图正常。

（2）*抽动症*　临床表现为运动性抽动、发声性抽动、感觉性抽动和抽动-秽语综合征。约 50% 的患儿脑电图有非特异性改变，少数有异常放电，神经影像学检查无特异性表现。

【治疗】

1. 治疗原则　小儿惊厥为急症，必须紧急处理。首先应快速止痉以治标，并积极预防和纠正缺氧、酸中毒、脑水肿、水电解质平衡紊乱；同时寻找并治疗病因以治本，维持生命功能，预防惊厥复发。中医治疗急惊风以清热、豁痰、镇惊、息风为基本法则。

2. 西医治疗

（1）*一般治疗*　①保持安静，避免一切不必要的刺激；②保持呼吸道畅通，解开患儿衣领，及时清除口、鼻、咽喉分泌物和呕吐物，防止窒息或吸入性肺炎；③吸氧，以减少缺氧造成的脑损伤；④放置牙垫或用纱布包裹压舌板垫在上、下磨牙之间，以防舌咬伤；⑤监测生命体征，及时发现病情变化，及早处置。

（2）*药物治疗*

①地西泮（安定）：为惊厥的首选药物。每次 0.3~0.5mg/kg，年长儿最大剂量 ≤10mg、幼儿 ≤5mg、新生儿 ≤3mg，每分钟 1~2mg 快速静脉注射，5 分钟起效，作用时间短，15 分钟后可重复使用。应注意本药对呼吸、心跳的抑制作用。

②苯巴比妥：为新生儿惊厥的首选药物。首次量 10mg/kg，缓慢静脉或肌内注射，

15 分钟内见效，止惊效果好，维持时间长，必要时可于 20~30 分钟后再给 10mg/kg，超过 12 小时后使用维持量 4~5mg/（kg·d）。应监测呼吸、血压、血气、脑电图。

③劳拉西泮：为惊厥持续状态的首选药物。每次 0.05~0.1mg/kg，最大剂量 ≤ 4mg，缓慢静脉注射，疗效更好，作用时间长，可间隔 15 分钟后重复 1~2 次。劳拉西泮降低血压及抑制呼吸的副作用较地西泮小。

④水合氯醛：10% 水合氯醛制剂每次 0.4~0.6mL/kg，用生理盐水稀释 1~2 倍后由胃管给药或灌肠。本药作用较快，但持续时间较短，必要时 30 分钟重复 1 次。

⑤苯妥英钠：适用于惊厥持续状态经以上治疗无效时。首剂 15~20mg/kg 静脉注射，速度为每分钟 1mg/kg，最好有心电图监测。

（3）对症处理　高热者宜物理降温，如用 25%~50% 酒精擦浴，或冷盐水灌肠，或用冰枕、冰敷等。昏迷患儿常有脑水肿，可静注甘露醇及速尿。肾上腺皮质激素对炎症性、创伤性脑水肿效果较好，对缺氧缺血性脑病引起者效果差。

（4）病因治疗　尽快找出病因，积极治疗原发病，防止惊厥再次复发。

3. 中医治疗

（1）辨证论治　小儿惊厥的症状因病因不同，受邪深浅不一，而有轻重之分，但总不外惊、风、痰、热四证。临证要点在于审时度势，详辨四证之中孰重孰轻，区分主次，对因施治。本病起病急骤，证属实热，治以清热、涤痰、镇惊、息风，其中又以清热为要，热去则风消，风散则不搐。

①风热致惊

证候：骤发高热，恶风头痛，咳嗽流涕，乳蛾红肿，甚则化脓，热甚抽搐，可伴神昏，舌红，苔薄黄，脉浮数，指纹浮紫。

治法：疏风清热，息风定惊。

方药：银翘散加减。

②暑邪致惊

证候：发热无汗，口渴烦躁，头痛恶心，热势骤升，神昏抽搐，苔薄腻或薄黄，脉洪数而浮，指纹浮紫。

治法：清暑透表，解热定惊。

方药：新加香薷饮加减。

③温邪内陷

证候：壮热不退，手足躁动，面色苍白或发青，四肢厥冷，颈项强直，两目上视，神昏谵语，舌红绛，脉数而伏，指纹青紫。

治法：平肝息风，清心开窍。

方药：羚角钩藤汤加减。

④湿热疫毒

证候：突发高热，迅即神昏，或烦躁不安，反复抽搐，面色苍白，四肢厥冷，息促不匀，或伴呕吐腹痛，或便下脓血，腥臭异常，肛门灼热，舌红，苔黄腻，脉滑数，指纹紫滞。

治法：解毒清肠，息风开窍。

方药：黄连解毒汤合白头翁汤加减。

⑤暴受惊恐

证候：发病较急，暴受惊恐后突然抽搐，神志不清，惊跳惊叫，四肢厥冷，苔薄白，脉乱不齐。

治法：镇惊安神。

方药：琥珀抱龙丸加减。

⑥痰湿惊风

证候：先见纳呆，呕吐，腹痛，便秘，痰多；继而发热，神呆；迅即神昏抽搐，喉间痰鸣，腹胀息粗，苔黄厚腻，脉弦滑，指纹紫滞。

治法：消食导滞，涤痰镇痉。

方药：玉枢丹合保和丸加减。

(2) 中成药

①至宝丹：用于神昏抽搐。3 岁以下每次 1/6 ~ 1/3 丸，3 岁以上每次 1/2 ~ 1 丸，每日 1 ~ 2 次。

②小儿回春丹：用于外感惊风。1 岁以内小儿每次 1 ~ 2 丸，1 ~ 3 岁小儿每次 3 ~ 5 丸，2 小时后可重复使用。

③牛黄千金散：用于小儿惊风高热，手足抽搐。口服，每次 0.6 ~ 0.9g，每日 2 次。

④紫雪丹：用于急惊风抽搐较甚者。3 岁以下每次 0.3 ~ 0.5g，3 岁以上每次 1 ~ 1.5g，每日 1 ~ 3 次。

(3) 其他疗法

①涂敷法：鲜地龙捣烂为泥，加适量蜂蜜摊于纱布上，盖囟门以解痉定惊。

②针灸疗法：选刺人中、中冲、内关、百会穴。高热取合谷、曲池、大椎、十宣放血，痰鸣取天突、足三里、丰隆，抽搐取太冲、涌泉，昏迷取印堂、人中。均采取提插捻转泻法，不留针。

③推拿疗法：高热者推三关，透六腑，清天河水；昏迷者捻耳坠，掐委中；抽搐者掐天庭、人中，拿曲池、肩井；惊厥身向前屈者掐委中；惊厥身向后仰者掐膝眼；牙关不利、神昏者掐合谷穴。

【预防与调护】

1. 及时给予吸氧和采取必要的措施防止窒息。高热者应及时采用物理降温。

2. 专人守护，防止意外损伤。抽搐时切勿强制牵拉，以防扭伤；患儿应侧卧，并用多层纱布包着竹片放在上下齿之间，以免咬伤舌头。

3. 保持呼吸道畅通，口腔内的分泌物、痰涎随时吸出，防止窒息。

4. 注意监护，详细记录呼吸、脉搏、血压、体温、神志及瞳孔变化和惊厥发作情况。

习　题

1. 心搏呼吸骤停最严重的危害是

  A. 心功能损害　　　　　　B. 再灌注损伤　　　　　　C. 中枢神经不可逆损害

  D. 复苏后坏死性肠炎　　　E. 肾功能不全

2. 心肺复苏过程中药物治疗应首选

  A. 阿托品　　　　　　　　B. 肾上腺素　　　　　　　C. 钙剂

  D. 利多卡因　　　　　　　E. 碳酸氢钠

3. 解除呼吸道梗阻的方法有

  A. 口咽通气道　　　　　　B. 提额　　　　　　　　　C. 气管内插管

  D. 上抬下额　　　　　　　E. 以上都是

4. 循环复苏改善的指标不包括

  A. 血压升高　　　　　　　　B. 尿量增加

  C. 血氧饱和度监测恢复正常　　D. 心率加快至 180 次/分以上

  E. 呼气二氧化碳水平增高

5. 感染性休克治疗的最主要的基本措施是

  A. 恢复血容量　　　　　　B. 升高血压　　　　　　　C. 纠正酸中毒

  D. 恢复心排出量　　　　　E. 恢复组织的血流灌注

6. 感染性休克代偿期的临床表现是

  A. 血压下降、脉压差缩小　　　　B. 血压正常或稍低,脉压差变小,心率增快

  C. 血压稍低、脉搏快、脉压正常　D. 血压稍升高、脉搏无变化、脉压差缩小

  E. 血压正常、脉搏快、脉压差正常

7. 感染性休克患儿,如果血压低,脉率 >140 次/分,尿量少,宜选用下列哪种血管活性药物

  A. 肾上腺素　　　　　　　B. 去甲肾上腺素　　　　　C. 多巴胺

  D. 异丙肾上腺素　　　　　E. 麻黄碱

8. 以下导致小儿惊厥发生的不属于中枢神经系统感染性疾病是

  A. 流行性脑炎　　　　　　B. 中毒性肺炎　　　　　　C. 病毒性脑炎

  D. 乙型脑炎　　　　　　　E. 化脓性脑炎

9. 处理惊厥发作的患儿,下列哪种做法不妥

  A. 立即将患儿抱到抢救室　B. 立即针刺人中穴　　　　C. 清除咽喉部分泌物

  D. 松解衣服和扣带　　　　E. 保持安静,减少刺激

10. 惊厥持续状态是

  A. 惊厥持续 >10 分钟　　　B. 惊厥持续 >20 分钟　　　C. 惊厥持续 >30 分钟

  D. 惊厥持续 >40 分钟　　　E. 惊厥持续 >60 分钟

第十六章　中医相关病证

学习目标

1. 掌握小儿咳嗽、厌食、积滞的病因、辨病及辨证论治。
2. 熟悉小儿遗尿、夜啼的发病特点及中医内外治疗方法。

第一节　咳　嗽

咳嗽是小儿常见的一种肺系病证。多因感受外邪或脏腑功能失调，影响肺正常的宣肃功能，造成肺气上逆作咳，咯吐痰涎，即称"咳嗽"。其中有声无痰为咳，有痰无声为嗽，有声有痰谓之咳嗽。本病一年四季均可发生，以冬春二季发病率高。一般预后良好，若治疗不及时或治疗不当，可发展为肺炎喘嗽。小儿咳嗽有外感和内伤之分，临床上外感咳嗽多于内伤咳嗽。

本病相当于西医学的喉炎、支气管炎、咳嗽变异性哮喘等，还可见于特发性肺弥漫性间质纤维化、精神因素性咳嗽等。凡上述疾病出现以咳嗽为主症时，皆可参考本节内容进行辨证论治。

【病因病机】

小儿咳嗽的发生有外因和内因两个方面。外因主要是感受外邪，以风邪为主；内因主要为肺脾虚弱。

1. 感受外邪　主要为感受风邪。小儿阴阳稚弱，肺常不足，卫外未固，加上冷暖不知自调，尤易为外邪所伤而致咳嗽之证。风为百病之长，其他外邪多随风邪而袭人体。风邪致病，首犯肺卫。肺主气，司呼吸，肺为邪侵，肺络壅阻，气机不宣，肃降失司，肺气上逆，则为咳嗽。风邪常夹寒夹热，而致临床有风寒、风热之区别。风寒束肺，肺气失宣，则见咳嗽频作，痰白清稀；若风热犯肺，肺失清肃，则致咳嗽不爽，痰黄黏稠。

2. 痰热蕴肺　小儿肺脾虚弱，气不化津，痰易滋生。若素有食积内热，或心肝火盛，或外感邪热稽留，炼液生痰，痰热互结，阻于气道，肺失清肃，则致咳嗽痰多，痰稠色黄，不易咯出。

3. 痰湿阻肺　小儿脾常不足，易为乳食、生冷所伤。脾失健运，水谷不能化生精微，酿为痰浊，上贮于肺，肺失宣降，则致咳嗽痰多，痰色白而稀。

4. 肺脾气虚　若小儿禀赋不足，肺脾两虚，或外感咳嗽日久不愈，耗伤气阴，均可形成肺脾气虚或肺阴耗伤之证。气虚则津液失布，痰湿易生。阴虚则化燥生热，损伤肺络，而致久咳不止。

小儿咳嗽病因虽多，但其主要的病理机制为肺脏受累，宣肃失司。外感咳嗽病起于肺，内伤咳嗽可因肺病迁延，或他脏先病，累及于肺所致。因此，咳嗽的病变部位在肺，常涉及脾。

【辨病与辨证】

1. 辨病

（1）**急性呼吸系统感染性疾病**　主要为气管炎、支气管炎，其次为喉炎、胸膜炎等。此类疾病的咳嗽多发生在冬春季节，根据不同疾病的临床特点、血常规、病原体检测、胸部 X 线检查等有助于诊断。

（2）**呼吸道传染性疾病**　主要为百日咳、麻疹、原发性肺结核、支气管内膜结核等。此类疾病均有传染病接触史，群体发病的特点，根据咳嗽性质、发病季节、特殊的皮疹及临床特点、病毒分离、结核菌素试验等可做出明确诊断。

（3）**吸入刺激性气体或异物**　吸入高温气体或寒冷空气，二氧化硫、甲醛等气雾均可引起咳嗽。此类咳嗽大多为干咳，脱离有异常气体的环境后，咳嗽大多自然消失。异物吸入多见于婴幼儿，大多有呛咳，胸部 X 线检查、支气管镜检查有助于诊断。

（4）**慢性咳嗽**　咳嗽持续 1 个月以上者，通常称为慢性咳嗽。慢性咳嗽常见于复发性病毒性呼吸道感染、咳嗽变异性哮喘、上气道咳嗽综合征等疾病。

2. 辨证
本病以八纲辨证为主。外感咳嗽，发病较急，病程短，伴有表证，多属实证；内伤咳嗽，发病较缓，病程较长，多兼有不同程度的里证，多属虚证或虚实夹杂。咳嗽，痰白清稀，咽不红，舌质淡红，苔薄白或白腻，多属寒证；咳嗽，痰黄黏稠，咽红，苔黄腻或苔少，多属热证。

【治疗】

1. 辨证论治
外感咳嗽以疏散外邪，宣通肺气为基本法则，治疗时不宜过早使用滋腻、收涩、镇咳之药，以免留邪。内伤咳嗽应辨别病位、病性，随证施治。

（1）**外感咳嗽**

①风寒咳嗽

证候：咳嗽频作，咳声重浊，咽痒，痰白清稀，鼻塞流涕，恶寒无汗，发热头痛，全身酸痛，舌苔薄白，脉浮紧或指纹浮红。

证候分析：本证因风寒犯肺，腠理闭塞，肺气不能宣畅而致。临床以起病急，咳嗽频作，咳声重浊，咽痒，痰白清稀为特征。

治法：疏风散寒，宣肺止咳。

方药：金沸草散加减。寒邪较重者，加炙麻黄辛温宣肺；咳重者，加杏仁、桔梗、枇杷叶宣肺止咳；痰多者，加陈皮、茯苓化痰理气。风寒夹热证见痰黄，鼻流浊涕者，方用杏苏散加大青叶、黄芩清肺热。

②风热咳嗽

证候：咳嗽不爽，痰黄黏稠，不易咯出，口渴咽痛，鼻流浊涕，伴有发热恶风，头痛，微汗出，舌质红，苔薄黄，脉浮数或指纹浮紫。

证候分析：本证因风热犯肺，肺失清肃而致。临床以咳嗽不爽，痰黄黏稠为特征。

治法：疏风清热，宣肺止咳。

方药：桑菊饮加减。肺热重者，加金银花、黄芩清宣肺热；咽红肿痛者，加土牛膝根、玄参利咽消肿；咳重者，加枇杷叶、前胡清肺止咳；痰多者，加浙贝母、瓜蒌皮止咳化痰。风热夹湿证见痰多、胸闷等，加薏苡仁、半夏、橘皮宣肺燥湿。

（2）内伤咳嗽

①痰热咳嗽

证候：咳嗽痰多，色黄黏稠，难似咯出，甚则喉间痰鸣，发热口渴，烦躁不宁，尿少色黄，大便干结，舌质红，苔黄腻，脉滑数或指纹紫。

证候分析：本证因外邪化热入里，或食积内热，或肝热心火，灼津炼液成痰，痰热内蕴于肺，肺失宣肃而致。临床以咯痰量多，色黄黏稠，难以咯出为特征。

治法：清肺泄热，化痰止咳。

方药：清金化痰汤加减。痰多色黄、黏稠难咯出者，加瓜蒌皮、胆南星、葶苈子清肺化痰；咳重，胸胁疼痛者，加郁金、青皮理气通络；心烦口渴者，加石膏、竹叶清心除烦；大便秘结者，加瓜蒌仁、制大黄润肠通便。

②痰湿咳嗽

证候：咳嗽重浊，痰多壅盛，色白而稀，喉间痰声辘辘，神乏困倦，胸闷，纳呆，舌淡红，苔白腻，脉滑。

证候分析：本证因脾虚湿盛，聚湿生痰，痰湿上渍于肺，肺失宣降所致。临床以痰多壅盛，色白而稀为特征。

治法：健脾燥湿，化痰止咳。

方药：三拗汤合二陈汤加减。痰涎壅盛者，加三子养亲汤利气化痰；湿盛者，加苍术、薏苡仁燥湿健脾；咳嗽重者，加款冬花、紫菀化痰止咳；纳呆者，加佛手、麦芽、焦山楂醒脾消食。

③气虚咳嗽

证候：咳嗽反复不已，咳而无力，痰白清稀，面色苍白，气短懒言，语声低微，自汗畏寒，舌淡嫩，边有齿痕，脉细无力。

证候分析：本证因肺虚则气无所主，气不布津，脾虚则运化失司，痰液内生，蕴于肺络，导致肺失宣肃所致。临床以咳嗽反复不已，咳而无力，痰白清稀，气短懒言为特征，常由痰湿咳嗽转化而来。

治法：健脾补肺，益气化痰。

方药：六君子汤加味。气虚重者，加黄芪、黄精益气补虚；咳重痰多者，加杏仁、川贝母、炙枇杷叶化痰止咳；食少纳呆者，加焦山楂、焦神曲和胃消食。

④阴虚咳嗽

证候：干咳无痰，或痰少而黏，或痰中带血，不易咯出，口渴咽干，喉痒，声音嘶哑，午后潮热或手足心热，舌红，少苔，脉细数。

证候分析：本证因正虚邪恋，阴虚肺失濡润，或热伤肺络，肺失宣肃所致。临床以干咳无痰，喉痒声嘶为特征。常由痰热咳嗽转化而来。

治法：养阴润肺，兼清余热。

方药：沙参麦冬汤加减。阴虚重者，加地骨皮、石斛、阿胶养阴清热；咳嗽重者，加炙紫菀、川贝母、炙枇杷叶润肺止咳；咳重，痰中带血者，加仙鹤草、白茅根、藕节炭清肺止血。

2. 中成药　金振口服液用于痰热咳嗽，养阴清肺口服液用于阴虚咳嗽，半夏露糖浆用于痰湿咳嗽，蛇胆川贝枇杷膏用于阴虚咳嗽，小儿肺炎散用于气虚咳嗽。

3. 针灸疗法　取穴：太渊、肺俞、天突、丰隆。操作：背部腧穴宜斜刺、浅刺，以防伤及内脏；天突穴点刺，切勿进针过深或向两旁斜刺；其他穴位常规针刺；每日1次。

4. 拔罐疗法　取身柱、风门、肺俞、大椎（大椎穴用三棱针点刺，以微出血为佳），然后用中型火罐拔于穴位上，以侧卧横拔为宜，5～10分钟起罐，隔日1次。

5. 推拿疗法

（1）外感咳嗽　开天门，推坎宫，揉太阳，清肺经，揉肺俞，分推膻中。风寒者加揉外劳宫，推上三关；风热者加清天河水。

（2）内伤咳嗽　揉肺俞、膻中，补脾经、肾经，运八卦。

【预防与调护】

1. 预防　注意气候变化，随时添加衣物，防止受凉。

2. 调护　注意保持室内空气流通，避免煤气、油气、尘烟等刺激。

第二节　积　滞

积滞是指小儿内伤乳食，停聚中焦，积而不化，气滞不行所形成的一种脾胃疾病，以不思乳食，食而不化，脘腹胀满，嗳气酸腐，大便溏薄或秘结为临床特征。本病证一年四季均可发生，以婴幼儿多见。禀赋不足，脾胃素虚，人工喂养及病后失调者更易罹患。本病一般预后良好，个别患儿可因积滞日久，迁延失治，进一步损伤脾胃，导致气血化源不足，营养及生长发育障碍，而转化为疳证，故前人有"积为疳之母，无积不成疳"之说。

西医学中的消化不良可参照本病进行治疗。

【病因病机】

本病病位在脾胃，病理机制为乳食停聚中脘，积而不化，气滞不行。

1. 乳食内积　小儿脾常不足，乳食不知自节。若调护失宜，喂养不当，则易为乳食所伤。伤于乳者，多因哺乳不节，过急过量，冷热不调；伤于食者，多由饮食喂养不当，偏食嗜食，暴饮暴食，或过食膏粱厚味，或贪食生冷、坚硬难化之物，或添加辅食过多过快。《素问·痹论》曰："饮食自倍，肠胃乃伤。"胃主受纳，为水谷之海，其气主降；脾主运化，为生化之源，其气主升。若乳食不节，脾胃受损，受纳运化失职，升降失调，宿食停聚，积而不化，则成积滞。正如《证治准绳·幼科》所说："小儿宿食不消者，胃纳水谷而脾化之，儿幼不知撙节，胃之所纳，脾气不足以胜之，故不消也。"

2. 脾虚夹积　若禀赋不足，脾胃素虚，或病后失调，脾气亏虚，或过用寒凉攻伐之品，致脾胃虚寒，都可导致脾胃虚弱，腐熟运化不及，乳食稍有增加，即停滞不化，而成积滞。此即《诸病源候论·宿食不消病诸候》所言："宿食不消，由脏气虚弱，寒气在于脾胃之间，故使谷不化也，宿谷未消，新谷又入，脾气既弱，故不能磨之。"

【辨病与辨证】

1. 辨病

（1）**厌食**　厌食表现为长期食欲不振，厌恶进食，一般无脘腹胀满、大便酸臭等症。积滞是以不思乳食，食而不化，脘腹胀满，嗳气酸腐，大便溏薄或秘结酸臭为特征，往往有伤乳、伤食史，临床除积滞的主症外，可伴有烦躁不安、夜间哭闹或呕吐等症；大便常规化验检查可见不消化食物残渣或脂肪滴。

（2）**腹胀**　腹胀是积滞的主要临床表现。但临床上引起腹胀的原因比较复杂，内科疾病可以引起，如感染性疾病，低氧血症，水、电解质紊乱及酸碱平衡失调等；同时腹胀也是外科疾病的一种表现，如下消化道梗阻、气腹、血腹、肿瘤等。应根据临床症状特点以明确原发疾病，血常规、血培养、血生化、神经系统检查等有利于诊断相关疾病。

2. 辨证　本病病位以脾胃为主，病多属实证，或为虚实夹杂证。可根据病因、病程及伴见症状，以辨虚、实、寒、热。凡病程短，喜食肥甘辛辣，症见脘腹胀满，疼痛拒按，口气臭秽，嗳腐吞酸，大便酸臭，烦躁不安，或伴手足心热，小便短黄，舌红，舌苔黄厚者，属实热证；若病程短，贪食生冷或过服寒凉药物，症见食后饱胀，脘腹胀满，大便溏薄，小便清长，舌淡红，苔白者，属寒实证；若病程长，症见面黄唇淡，神疲肢倦，舌淡，苔白腻者，多为虚实夹杂证，但亦有少数脾胃虚弱者，病初即见虚实相兼证候。

【治疗】

1. 辨证论治　本病治疗以消食化积，理气行滞为基本法则。其具体治法当随兼证不同而区别对待。实证以消积导滞为主，积滞化热者，辅以清解积热；热结肠腑者，当通腑导滞，泄热攻下；偏寒者，配以温脾散寒。虚实夹杂证以消补兼施为主。

①乳食内积

证候：不思乳食，嗳腐酸馊或呕吐食物，脘腹胀满，疼痛拒按，大便酸臭，或便秘，肚腹热甚，心烦，夜眠不安，低热，手足心热，苔白厚腻，或苔黄腻，脉象弦滑，或指纹紫滞。

证候分析：本证为新积之证，往往有明显的乳食不节史。若出现大便秘结，肚腹热甚，夜眠不安，低热，手足心热，苔黄腻为食积化热之证。

治法：消乳化食，和中导滞。

方药：乳积者，消乳丸加减。食积者，保和丸加减。腹胀明显者，加厚朴、枳实行气导滞除胀；腹痛拒按、大便秘结者，加大黄、槟榔行气导滞；恶心呕吐者，加竹茹、生姜和胃降逆止呕；舌红苔黄、低热口渴者，加胡黄连、石斛、天花粉清热生津止渴。

②脾虚夹积

证候：面色萎黄，形体消瘦，神疲肢倦，不思乳食，食则饱胀，腹满喜按，大便稀溏酸腥，夹有乳片或不消化食物残渣，舌质淡，苔白腻，脉细滑，或指纹淡滞。

证候分析：本证有素体脾虚、病后失调或过用寒凉药物史，或由乳食内积证日久不愈转化而来。临床以面黄神疲、腹满喜按之脾虚证候，以及嗳吐酸腐、大便酸腥稀溏不化、指纹紫滞之食积证候为特征。

治法：健脾助运，消食化滞。

方药：健脾丸加减。呕吐者，加生姜、丁香、半夏温中和胃、降逆止呕；大便稀溏者，加山药、薏苡仁、苍术健脾化湿；腹痛喜温喜按者，加干姜、白芍药、木香温中散寒、缓急止痛；舌苔白腻者，加藿香、佩兰芳香醒脾化湿。

2. 中成药 化积口服液用于乳食内积证；小儿香橘丸用于脾虚夹积证。

3. 针灸疗法

(1) 体针 取足三里、中脘、四缝。乳食内积加里内庭、天枢，脾虚夹积加脾俞、胃俞、气海。每次取3~5穴，中等刺激，不留针。实证用泻法为主，辅以补法；虚证用补法为主，辅以泻法。

(2) 耳穴 取胃、大肠、神门、交感、脾。每次选3~4穴，用王不留行贴压，左右交替，每日按压3~4次。

4. 推拿疗法

(1) 清胃经，揉板门，运内八卦，推四横纹，揉按中脘、足三里，推下七节骨，分腹阴阳。用于乳食内积证。

(2) 补脾经，运内八卦，揉中脘，推大肠，揉按足三里。用于脾虚夹积证。

以上各证均可配合使用捏脊疗法。

5. 中药外治法

(1) 玄明粉3g，胡椒粉0.5g，研细粉拌匀，置于脐中，外盖纱布，胶布固定，每日换1次。用于乳食内积证。

（2）高良姜 2g，槟榔 4g，白术 5g，共研细末，敷脐中，纱布固定，每日 1 次。用于脾虚夹积证。

【预防及调护】

1. 提倡母乳喂养，乳食宜定时定量，不宜过饥过饱。

2. 应根据小儿生长发育所需喂养，加添辅食要由少到多，由稀到稠，由素到荤，品种逐渐增加，切不可突然过多增加或到期而不添加辅食。

3. 调节饮食，合理喂养，乳食宜定时定量，富含营养，易于消化，多吃青菜，保持大便通畅。忌暴饮暴食、过食肥甘辛辣、生冷瓜果、偏食零食及妄加滋补。

第三节　厌　食

厌食是以较长时期的食欲减退，厌恶进食，食量减少为临床特征的一种病症。古代中医文献中无小儿厌食的病名，而其中的"恶食""不思食""不嗜食""不饥不纳"等病症的主要临床表现与本病相同。本病可发生于任何季节，但夏季暑湿当令之时，可使症状加重。各年龄儿童均可发病，以 1～6 岁多见，城市儿童发病率较高。患儿除食欲不振外，一般无其他明显不适，预后良好，但长期不愈者，可使气血生化乏源，抗病能力下降，而易罹患他症，甚或影响生长发育而转化为疳证。

本病相当于西医学的厌食症。

【病因病机】

本病多由喂养不当而致病，其他病因还有他病伤脾、先天不足、情志失调等。其病变脏腑主要在脾胃。胃司受纳，脾主运化，脾胃调和，则口能知五谷饮食之味。若脾胃不和，纳化失职，则可形成厌食。

1. 喂养不当　乳贵有时，食贵有节。小儿时期脾常不足，饮食不知自调，若挑食，偏食，冷食，好吃零食，食不按时，饥饱不一，或家长缺乏正确的喂养知识，婴儿期未按期添加辅食，乳食品种调配、变更失宜，或纵儿所好，杂食乱投，甚至滥进补品及肥甘、煎炸之品，均易损伤脾胃，产生厌食。

2. 他病伤脾　脾为阴土，喜燥恶湿，得阳则运；胃为阳土，喜润恶燥，得阴则和。若患他病，误用攻伐，或过用苦寒损伤脾阳，或过用温燥耗伤胃阴，或病后未能及时调理，或夏伤暑湿，脾为湿困，均可使受纳运化失常，而致厌恶进食。

3. 先天不足　胎禀不足，元气亏虚，脾胃薄弱之儿，受纳运化功能低下，往往生后即不欲吮乳。若后天失于调养，则脾胃怯弱，乳食难于增进。

4. 情志失调　小儿神气怯弱，易受惊恐。若失于调护，卒受惊吓或打骂，或所欲不遂或思念压抑，或环境变更等，均可致情志抑郁，肝失条达，气机不畅，乘脾犯胃，亦可形成厌食。

知识链接

锌与厌食的关系

临床试验已证实，缺锌可产生厌食。厌食症的患儿血锌和发锌的含量比健康儿均低。人体内，锌主要通过一种含锌的唾液酶——味觉素作介质来影响味觉和食欲。缺锌还可使羧基肽酶 A 的活性降低，导致消化功能减退。因此，适当补充锌制剂后，厌食会有不同程度的改善。

【辨病与辨证】

1. 辨病　厌食的病因多样，应详细询问患儿平时的食欲情况、每日进食量、有无腹胀、体重有无增长、大便情况，婴幼儿应询问喂养方式、喂养情况，还要调查患儿家庭、托儿所及学校环境，有无精神刺激与不良饮食习惯，同时进行详细的体格检查及必要的实验室检查。

（1）**积滞**　积滞是以不思乳食，食而不化，脘腹胀满，嗳气酸腐，大便溏薄酸臭或秘结为特征的消化道疾病。本病仅表现为较长时期的食欲减退，食量减少，而脘腹胀满、嗳气酸腐、大便溏薄酸臭等乳食内伤症状不明显。

（2）**全身性疾病**　一些全身性疾病，如各种急慢性感染性疾病、肝肾疾病、慢性消耗性疾病（如结核）、消化系统疾病（如胃炎）等，除食欲不振外，还伴有发热、形体消瘦及原发病的主要症状。需积极治疗原发病，不可仅以厌食辨证施治。

2. 辨证　本病应以脏腑辨证为主，病在脾胃，区别是以运化功能失健为主，还是以脾胃气阴亏虚为主。凡病程短，仅表现为纳呆食少，食而乏味，饮食稍多即感腹胀，形体尚可，舌质正常，舌苔薄腻者为脾失健运；病程长，表现为食而不化，大便溏薄，并伴面色少华，乏力多汗，形体偏瘦，舌质淡，苔薄白者为脾胃气虚；若食少饮多，口舌干燥，大便秘结，舌红少津，苔少或花剥者为脾胃阴虚。

【治疗】

1. 辨证论治　厌食的治疗以调理脾胃为原则。脾喜升恶湿，运则脾健，故宜芳香醒脾；胃宜降恶燥，润则胃生，故以和降为顺。根据不同证候，或运脾和胃，或健脾益气，或滋养胃阴，使脾胃气机升降、运化受纳功能正常，则食欲自然好转。用药时，要调脾兼以和胃，补益佐以助运，常配伍疏理气机、消食导滞、芳香化湿之品。在药物治疗的同时应注意饮食调养，纠正不良的饮食习惯，方能取效。

①脾失健运

证候：食欲不振，甚则厌恶进食，食少而无味，多食或强迫进食可见脘腹饱胀，形体略瘦，面色欠华，精神一般，舌淡红，苔薄白或薄白腻，脉尚有力。

证候分析：本证为厌食初期的表现，临床以除厌恶进食症状外，其他症状不著，精神、形体如常为其特征。若失于调治，病情迁延，损伤脾气，则易转为脾胃气虚证。

治法：调和脾胃，运脾开胃。

方药：不换金正气散加减。若腹胀明显者，加木香、莱菔子消积理气；苔黄腻者，加藿香、薏苡仁化湿醒胃。

②脾胃气虚

证候：不思进食，食而不化，大便偏稀夹不消化食物，面色少华，形体偏瘦，肢倦乏力，舌质淡，苔薄白，脉缓无力。

证候分析：本证多见于脾胃素虚，或脾运失健迁延失治者，临床以不思乳食、面色少华、肢倦乏力和形体偏瘦为特征。

治法：健脾益气，佐以助运。

方药：参苓白术散加减。若腹胀者，加木香、香附理气宽中；口吐清涎、大便稀溏者，加煨姜、肉豆蔻温运脾阳；易于出汗者，加黄芪、防风、牡蛎固表护卫；苔腻者，加苍术运脾燥湿。

③脾胃阴虚

证候：不思进食，食少饮多，皮肤失润，大便偏干，小便短黄，甚或烦躁少寐，手足心热，舌红少津，苔少或花剥，脉细数。

证候分析：本证见于温热病后，或素体阴虚，或嗜食辛辣伤阴者，临床以食少饮多、大便偏干、舌红少苔为特征。

治法：滋脾养胃，佐以助运。

方药：养胃增液汤加减。口渴烦躁者，加天花粉、芦根、胡黄连清热生津除烦；大便干结者，加火麻仁、郁李仁、瓜蒌仁润肠通便；夜寐不宁，手足心热者，加牡丹皮、莲子心、酸枣仁清热宁心安神；食少不化者，加谷芽、神曲生发胃气；兼脾气虚弱者，加山药、太子参补益气阴。

2. 中成药

（1）小儿香橘丸，每次 1 丸，每日 2～3 次。用于脾失健运证。

（2）儿康宁糖浆，每次 10mL，每日 3 次，20～30 天为 1 个疗程。用于厌食各证型。

（3）曲麦枳术丸，每次 3～6g，每日 2 次，饭前服。适用于脾失健运证。

3. 针灸疗法

（1）体针　①取四缝（点刺）、足三里、三阴交，用平补平泻法。用于脾失健运证。②取脾俞、胃俞、足三里、三阴交，用补法。用于脾胃气虚证。③取足三里、三阴交、阴陵泉、中脘、内关，用补法。用于脾胃阴虚证。以上各型均用中等刺激不留针，每日 1 次，10 次为 1 疗程。

（2）耳穴　取脾、胃、肾、神门、皮质下。用胶布粘王不留行贴按于穴位上，隔日 1 次，双耳轮换，10 次为 1 疗程。每日按压 3～5 次，每次 3～5 分钟，以稍感疼痛为度。用于各证型。

4. 推拿疗法

（1）补脾土，运内八卦，清胃经，掐揉掌横纹，摩腹，揉足三里。用于脾失健运证。

（2）补脾土，运内八卦，揉足三里，摩腹，捏脊。用于脾胃气虚证。

（3）揉板门，补胃经，运八卦，分手阴阳，揉上马，揉中脘。用于脾胃阴虚证。以上各证均可配合使用捏脊法。

【预防与调护】

1. 掌握正确的喂养方法，纠正不良的饮食习惯，少吃零食。

2. 注意精神调护，防止惊恐、恼怒、刺激，教育孩子应注意方式方法。

3. 出现食欲不振时，及时查明病因，采取针对性的治疗措施。

第四节 遗 尿

遗尿又称尿床，是指3岁以上的小儿不能自主控制排尿，经常睡中小便自遗，醒后方觉的一种病症。多见于10岁以下的儿童。夜间遗尿的儿童中，男孩是女孩的2倍，且有明显的家族倾向。本病大多病程长且易反复发作，严重者可影响其身心健康与生长发育。

【病因病机】

遗尿主要因膀胱失约所致，其原因有：

1. 下元虚寒 肾为先天之本，主司二便；膀胱主藏尿液，与肾相表里。小便的贮藏和排泄为膀胱的气化功能所司，而膀胱气化功能的正常发挥又赖于肾的气化功能来调节。若小儿先天禀赋不足，后天失养，则肾气不固，下元虚寒，膀胱气化功能失调而致遗尿。

2. 肺脾气虚 肺为水之上源，有通调水道，下输膀胱的作用，脾主运化水湿而能制水，肺脾功能正常，方能维持机体水液的正常输布和排泄。若病后失调，致肺脾宣散、转输功能失司，上虚不能制下，下虚不能上承，水道制约无权而见遗尿。

3. 心肾不交 心主神明，内寄君火，肾主水液，内藏相火，心火下移以温肾水，肾水升腾以济君火，水火既济则心有所主，肾有所藏。若情志失调，致心神不宁，水火不济，故夜梦纷纭，梦中遗尿，或欲醒不能，小便自遗。

4. 肝经湿热 足厥阴肝经布两胁、夹少腹、络阴器。肝性喜条达。若湿热之邪郁滞肝经，肝失疏泄，湿热下注，则移热于膀胱，致膀胱开合失司而遗尿。

【辨病与辨证】

1. 辨病

（1）**生理性尿床** 如3岁以内的小儿对排尿的控制能力差而出现尿床；或者学龄儿童因白日游戏过度，精神疲劳，或睡前多饮偶尔发生遗尿，皆为生理现象。

（2）**尿失禁** 尿失禁是指尿液自遗而不分寤寐，不论昼夜，出而不禁，多为先天发育不全或脑病后遗症的患儿。

（3）**热淋（尿路感染）**　本病常伴有尿频、尿急和排尿痛等尿路刺激征的表现，小便常规检查有白细胞增多或脓细胞。

2. 辨证　遗尿的辨证重在辨虚实寒热。遗尿日久，小便清长，量多次频，兼见形寒肢冷，面白神疲，乏力自汗者多为虚寒；遗尿初起，尿黄短涩，量少灼热，形体壮实，睡眠不宁者，多为实热。

【治疗】

1. 辨证论治　本病以温补下元，固涩膀胱为主要的治疗法则。虚证以扶正培本为主，采用温肾阳、益脾气、补肺气、醒心神等法；肝经湿热之实证宜清热利湿为主。

①下元虚寒

证候：睡中遗尿，醒后方觉，每晚1次以上，小便清长，面白虚浮，腰膝酸软，形寒肢冷，智力可较同龄儿稍差，舌淡，苔白，脉沉迟无力。

证候分析：本证多由下元虚寒，膀胱失约所致。临床以遗尿日久，次数较多，伴见形寒肢冷，智力较差为特征。

治法：温补肾阳，固涩止遗。

方药：菟丝子散加减。

②肺脾气虚

证候：睡中遗尿，白天尿频，面白无华，神疲乏力，少气懒言，食欲不振，大便溏薄，自汗出，易感冒，舌淡，苔薄白，脉缓弱。

证候分析：本证多因病后失调，肺脾气虚，上虚不能制下所致。临床以睡中遗尿，白天尿频，伴少气乏力，自汗出，易感冒等肺脾气虚的表现为特征。

治法：健脾补肺，固摄止遗。

方药：补中益气汤合缩泉丸加减。

③心肾不交

证候：梦中遗尿，寐不安宁，易哭易惊，白天多动少静，记忆力差，或五心烦热，形体较瘦，舌红少苔，脉沉细而数。

证候分析：本证由心肾不交，心火偏亢，肾阴不足，膀胱失约所致。临床以梦中遗尿，易哭易惊，白天多动少静，舌红少苔为特征。

治法：清心滋肾，安神固脬。

方药：交泰丸合导赤散加减。嗜寐难醒者，加菖蒲、远志。若系阴阳失调而梦中遗尿者，可用桂枝加龙骨牡蛎汤调和阴阳。

④肝经湿热

证候：睡中遗尿，小便黄而少，性情急躁，夜梦纷纭，或夜间龃齿，手足心热，面赤唇红，口渴多饮，甚或目睛红赤，舌红苔黄腻，脉滑数。

证候分析：本证为湿热内蕴，郁于肝经，下迫膀胱所致。临床以尿少而黄，夜间龃齿，性情急躁，目睛红赤为特征。

治法：清热利湿，缓急止遗。

方药：龙胆泻肝汤加减。若夜卧不宁，龂齿梦呓显著者，加黄连、连翘、茯神清心安神；若久病不愈，耗伤阴液，肝肾亏损，而见消瘦、低热、盗汗、舌红、脉细数者，用知柏地黄丸滋阴降火。

2. 中成药 缩泉丸用于下元虚寒之轻证。补中益气丸用于肺脾气虚证。

3. 针灸疗法

（1）**体针** 取穴肾俞、膀胱俞、关元、中极、三阴交，针后加灸，每日 1 次。睡眠较深者，加神门、心俞。

（2）**手针** 针刺夜尿点（在掌面小指第二指关节横纹中点处），每次留针 15 分钟。

（3）**耳针及耳穴贴压法** 主穴选遗尿点（在肾点与内分泌点之间，食道点的下方），配穴选肾点、皮质下、膀胱、三焦、心、神门。针刺或王不留行贴之，隔日两耳交替，10 次为 1 疗程。

4. 推拿疗法

（1）揉丹田，摩腹，揉龟尾，补脾经，补肾经，推三关，按百会。较大儿童可用擦法，横擦肾俞、八髎，以热为度，每日 1 次。

（2）补脾土、补肾水各 800 次，推三关 300 次，揉丹田 20 分钟，按百会 50 次。每日 1 次。

【预防及调护】

1. 从小养成按时排尿的习惯。

2. 白天不宜游戏过度，以免疲劳贪睡。晚餐及临睡前，注意控制饮水量。临睡前令其排空小便。

3. 夜间尤其在经常发生遗尿的时间点前，家长定闹钟，叫醒排尿。

4. 遗尿减少时家长应予以鼓励，并替孩子保密，帮助患儿树立信心。

第五节 夜 啼

夜啼是指小儿入夜啼哭不安，时哭时止，或每夜定时啼哭，甚至通宵达旦，但昼能安静入睡的一种病证。本病多见于新生儿及 6 个月内的婴儿。我国早在《诸病源候论》《颅囟经》等医著中对本病已有记载。如《诸病源候论·小儿杂病诸候》云："小儿夜啼者，脏冷故也。"

本节主要论述婴儿夜间不明原因的反复啼哭。由于伤乳、发热或其他疾病引起的啼哭，应当审因论治，不属于本病的范围。

【病因病机】

本病主要因脾寒、心热、惊恐所致。

1. 脾脏虚寒 脾脏虚寒腹痛是导致夜啼的常见病因。由于孕母素体虚寒或恣食生冷，胎禀不足，脾寒内生；或因护理不当，腹部中寒；或用冷乳哺食，寒伤中阳，故气机凝滞，不通则痛，因痛而啼。由于夜间属阴，脾为至阴之脏，阴盛则脾寒愈甚，寒滞气机，故入夜则腹中作痛而啼。

2. 心经蕴热　若孕母脾气急躁，或喜食辛辣香燥之物，或过服温热药物，蕴蓄之热遗于胎儿；或出生后将养过温，体内积热，都可致心火上炎，心神不安而啼哭不止。由于心火内亢，阴不能制阳，故夜间不寐而啼哭不宁；彻夜啼哭之后，阳气耗损而日间精神不振，故白天入寐。

3. 暴受惊恐　心藏神，肝藏魂，肺藏魄。脏和则神气安详，魂魄宁静，夜则能寐。小儿神气怯弱，若乍见异物或忽闻异声或暴受惊恐，惊则气乱，恐则气下，则扰动神明，魂魄不安，故惊惕叫扰，啼哭不止。

总之，寒则痛而啼，热则烦而啼，惊则不安而啼，此为本病的主要病因病机。

【辨病与辨证】

1. 辨病　夜啼有生理性与病理性之不同。

（1）**生理性啼哭**　因饥饿、惊恐、尿片潮湿、衣着过冷或过热等引起的啼哭，给予乳食、安抚、更换尿片和调节冷暖后，啼哭即止，属生理性啼哭。此种哭声多洪亮有力。有些患儿的不良习惯亦可引起啼哭，如习惯点灯而寐、摇摆而寐、怀抱而寐等，一旦改变则啼哭不止，应注意纠正。

（2）**病理性啼哭**　若婴儿长时间反复啼哭不止，排外生理因素外，则应考虑为病理性啼哭。引起病理性啼哭的疾病有：①中枢神经系统疾病，如新生儿中枢神经系统感染或颅内出血，常有音调高、哭声急的"脑性尖叫"声；②消化系统疾病，如各种肠道感染或消化不良时，可由肠痉挛引发腹部阵痛，哭声呈阵发性，时发时止，昼夜无明显差异；③脱水时哭声无力或嘶哑；④急腹症时（如肠套叠）可引起突然嚎叫不安，伴面色苍白、出汗等症状；⑤佝偻病及手足搐搦症患儿常好哭、烦闹不安；⑥营养不良小儿常好哭，但哭声无力；⑦其他常见病，如感冒鼻塞、疝气、口腔炎、疱疹性咽峡炎、中耳炎、皮肤感染、蛲虫感染等，都可伴有夜间哭闹。以上病变，一经确诊应积极治疗，不可只以夜啼辨治。

2. 辨证　按脾寒、心热、惊恐进行辨证论治。夜啼因脾虚中寒者，哭声低弱，时哭时止，肠鸣腹胀，唇淡白；因心热内扰者，哭声洪亮，见灯尤甚，烦躁不宁，面红唇赤；因暴受惊恐者，啼声较尖，时高时低，时急时缓，神情不安，时作惊惕，紧偎母怀。

【治疗】

1. 辨证论治　因脾寒气滞者，治以温脾行气；因心经积热者，治以清心导赤；因惊恐伤神者，治以镇惊安神。幼婴服药困难者，也可先使用简易的外治疗法。

①脾虚中寒

证候：夜间啼哭，时哭时止，哭声低微，口唇色淡，面色无华，睡喜蜷卧，腹喜摩按，四肢欠温，吮乳无力，大便溏薄，小便色清，舌质淡白，舌苔薄白，指纹淡红。

证候分析：本证多见于初生儿或小婴儿，多因寒邪犯脾，寒凝气滞，气机不利，不通则痛而啼。临床以哭声低微，面色无华，腹喜摩按，四肢欠温，大便溏薄为特征。

治法：温脾散寒，理气止痛。

方药：乌药散合匀气散加减。若大便稀者，加太子参、茯苓、白术等健脾益气。

②热扰心经

证候：夜间啼哭，见光尤甚，哭声响亮，面赤唇红，烦躁不安，身腹俱暖，大便干结，小便短赤，舌尖红，苔薄黄，指纹紫滞。

证候分析：本证多因热扰心经，心火亢盛，热扰神明而致。临床以哭声洪亮，面赤唇红，身腹俱暖，大便干结为特征。

治法：清心导赤，泻火除烦。

方药：导赤散加减。大便秘结而烦躁不安者，加生大黄泻火除烦；热盛烦躁者，加黄连、连翘、栀子清心泻火；腹部胀满而乳食不化者，加麦芽、莱菔子、焦山楂消食导滞。

③暴受惊恐

证候：夜间突然啼哭，哭声尖厉，面色乍青乍白，表情恐惧，惊惕惊乍，指纹青紫。

证候分析：本证因小儿神气怯弱，又暴受惊恐，神志被扰所致。临床以有受惊吓病史，哭声尖厉，面色乍青乍白，表情恐惧为特征。

治法：镇惊安神。

方药：远志丸加减。睡中时时惊惕者，加钩藤、菊花以息风镇惊；喉有痰鸣者，加僵蚕、郁金化痰安神，也可用琥珀抱龙丸以安神化痰。

2. 中药外治法 将艾叶、干姜粉炒热，用纱布包裹，熨小腹部，自上至下，反复多次；或用丁香、肉桂、吴茱萸等量研细末，置于普通膏药上，贴于脐部。用于脾寒腹痛之夜啼。

3. 针灸疗法

(1) 针刺 取穴中冲，不留针，浅刺出血。用于热扰心经证。

(2) 灸法 将艾条燃着后在神阙周围温灸，不触到皮肤，以皮肤潮红为度。每日1次，连灸7日。用于脾虚中寒证。

4. 推拿疗法 分阴阳，运八卦，平肝木，揉百会、安眠（翳风与风池连线之中点）。脾寒者补脾土，揉足三里、关元；心热者泻小肠，揉小天心、内关、神门；惊恐者清肺金，揉印堂、太冲、内关。

【预防及调护】

1. 预防

(1) 保持住室安静，室温适宜，勿过高或过低。

(2) 培养小儿良好的生活习惯，合理喂养，睡眠规律。

（3）孕妇及乳母注意合理饮食，少食寒凉、辛辣、厚味、不易消化之食物。

2. 调护

（1）密切观察小儿，排除器质病变的发生。

（2）消除病因，除药物治疗外，脾寒者注意保暖，心热者勿过暖，惊恐者注意保持室内安静，避免患儿受惊吓。

习　题

1. 咳嗽的基本治疗法则为

　　A. 清肺止咳　　　　　　B. 宣通肺气　　　　　　C. 温肺散寒

　　D. 泻肺涤痰　　　　　　E. 润肺止咳

2. 痰热咳嗽的咳嗽特点为

　　A. 咽干而咳　　　　　　B. 咳而无力　　　　　　C. 咽痒而咳

　　D. 咽痛而咳　　　　　　E. 咳嗽多黏痰

3. 外感咳嗽的治疗不宜过早使用

　　A. 清肺　　　　　　　　B. 化痰　　　　　　　　C. 镇咳

　　D. 滋腻　　　　　　　　E. 收涩

4. 治疗积滞证之脾虚夹积型的首选方剂为

　　A. 健脾丸　　　　　　　B. 消乳丸　　　　　　　C. 藿香正气丸

　　D. 香砂养胃丸　　　　　E. 枳实导滞丸

5. 厌食证通用的推拿手法为

　　A. 清大肠　　　　　　　B. 捏脊　　　　　　　　C. 清胃经

　　D. 推四横纹　　　　　　E. 清天河水

6. 与小儿遗尿关系最为密切的脏腑是

　　A. 心、肾　　　　　　　B. 脾、肾　　　　　　　C. 肝、肾

　　D. 肾、膀胱　　　　　　E. 心、膀胱

7. 敷脐治疗遗尿常用的中药有

　　A. 五倍子　　　　　　　B. 何首乌　　　　　　　C. 附子

　　D. 补骨脂　　　　　　　E. 麻黄

8. 导致夜啼的主要原因有

　　A. 寒　　　　　　　　　B. 热　　　　　　　　　C. 惊

　　D. 外感　　　　　　　　E. 跌扑

附　　录

一、中国 7 岁以下儿童生长发育参照标准

附表-1　7 岁以下男童身高（长）标准值（cm）

年龄	月龄	-3SD	-2SD	-1SD	中位数	+1SD	+2SD	+3SD
出生	0	45.2	46.9	48.6	50.4	52.2	54.0	55.8
	1	48.7	50.7	52.7	54.8	56.9	59.0	61.2
	2	52.2	54.3	56.5	58.7	61.0	63.3	65.7
	3	55.3	57.5	59.7	62.0	64.3	66.6	69.0
	4	57.9	60.1	62.3	64.6	66.9	69.3	71.7
	5	59.9	62.1	64.4	66.7	69.1	71.5	73.9
	6	61.4	63.7	66.0	68.4	70.8	73.3	75.8
	7	62.7	65.0	67.4	69.8	72.3	74.8	77.4
	8	63.9	66.3	68.7	71.2	73.7	76.3	78.9
	9	65.2	67.6	70.1	72.6	75.2	77.8	80.5
	10	66.4	68.9	71.4	74.0	76.6	79.3	82.1
	11	67.5	70.1	72.7	75.3	78.0	80.8	83.6
1 岁	12	68.6	71.2	73.8	76.5	79.3	82.1	85.0
	15	71.2	74.0	76.9	79.8	82.8	85.8	88.9
	18	73.6	76.6	79.6	82.7	85.8	89.1	92.4
	21	76.0	79.1	82.3	85.6	89.0	92.4	95.9
2 岁	24	78.3	81.6	85.1	88.5	92.1	95.8	99.5
	27	80.5	83.9	87.5	91.1	94.8	98.6	102.5
	30	82.4	85.9	89.6	93.3	97.1	101.0	105.0
	33	84.4	88.0	91.6	95.4	99.3	103.2	107.2
3 岁	36	86.3	90.0	93.7	97.5	101.4	105.3	109.4
	39	87.5	91.2	94.9	98.8	102.7	106.7	110.7
	42	89.3	93.0	96.7	100.6	104.5	108.6	112.7
	45	90.9	94.6	98.5	102.4	106.4	110.4	114.6
4 岁	48	92.5	96.3	100.2	104.1	108.2	112.3	116.5

年龄	月龄	-3SD	-2SD	-1SD	中位数	+1SD	+2SD	+3SD
	51	94.0	97.9	101.9	105.9	110.0	114.2	118.5
	54	95.6	99.5	103.6	107.7	111.9	116.2	120.6
	57	97.1	101.1	105.3	109.5	113.8	118.2	122.6
5岁	60	98.7	102.8	107.0	111.3	115.7	120.1	124.7
	63	100.2	104.4	108.7	113.0	117.5	122.0	126.7
	66	101.6	105.9	110.2	114.7	119.2	123.8	128.6
	69	103.0	107.3	111.7	116.3	120.9	125.6	130.4
6岁	72	104.1	108.6	113.1	117.7	122.4	127.2	132.1
	75	105.3	109.8	114.4	119.2	124.0	128.8	133.8
	78	106.5	111.1	115.8	120.7	125.6	130.5	135.6
	81	107.9	112.6	117.4	122.3	127.3	132.4	137.6

注：表中3岁前为身长，3岁及3岁后为身高

附表-2　7岁以下女童身高（长）标准值（cm）

年龄	月龄	-3SD	-2SD	-1SD	中位数	+1SD	+2SD	+3SD
出生	0	44.7	46.4	48.0	49.7	51.4	53.2	55.0
	1	47.9	49.8	51.7	53.7	55.7	57.8	59.9
	2	51.1	53.2	55.3	57.4	59.6	61.8	64.1
	3	54.2	56.3	58.4	60.6	62.8	65.1	67.5
	4	56.7	58.8	61.0	63.1	65.4	67.7	70.0
	5	58.6	60.8	62.9	65.2	67.4	69.8	72.1
	6	60.1	62.3	64.5	66.8	69.1	71.5	74.0
	7	61.3	63.6	65.9	68.2	70.6	73.1	75.6
	8	62.5	64.8	67.2	69.6	72.1	74.7	77.3
	9	63.7	66.1	68.5	71.0	73.6	76.2	78.9
	10	64.9	67.3	69.8	72.4	75.0	77.7	80.5
	11	66.1	68.6	71.1	73.7	76.4	79.2	82.0
1岁	12	67.2	69.7	72.3	75.0	77.7	80.5	83.4
	15	70.2	72.9	75.6	78.5	81.4	84.3	87.4
	18	72.8	75.6	78.5	81.5	84.6	87.7	91.0
	21	75.1	78.1	81.2	84.4	87.7	91.1	94.5
2岁	24	77.3	80.5	83.8	87.2	90.7	94.3	98.0
	27	79.3	82.7	86.2	89.8	93.5	97.3	101.2
	30	81.4	84.8	88.4	92.1	95.9	99.8	103.8
	33	83.4	86.9	90.5	94.3	98.1	102.0	106.1
3岁	36	85.4	88.9	92.5	96.3	100.1	104.1	108.1

续表

年龄	月龄	-3SD	-2SD	-1SD	中位数	+1SD	+2SD	+3SD
	39	86.6	90.1	93.8	97.5	101.4	105.4	109.4
	42	88.4	91.9	95.6	99.4	103.3	107.2	111.3
	45	90.1	93.7	97.4	101.2	105.1	109.2	113.3
4岁	48	91.7	95.4	99.2	103.1	107.0	111.1	115.3
	51	93.2	97.0	100.9	104.9	109.0	113.1	117.4
	54	94.8	98.7	102.7	106.7	110.9	115.2	119.5
	57	96.4	100.3	104.4	108.5	112.8	117.1	121.6
5岁	60	97.8	101.8	106.0	110.2	114.5	118.9	123.4
	63	99.3	103.4	107.6	111.9	116.2	120.7	125.3
	66	100.7	104.9	109.2	113.5	118.0	122.6	127.2
	69	102.0	106.3	110.7	115.2	119.7	124.4	129.1
6岁	72	103.2	107.6	112.0	116.6	121.2	126.0	130.8
	75	104.4	108.8	113.4	118.0	122.7	127.6	132.5
	78	105.5	110.1	114.7	119.4	124.3	129.2	134.2
	81	106.7	111.4	116.1	121.0	125.9	130.9	136.1

注：表中3岁前为身长，3岁及3岁后为身高

附表-3 7岁以下男童体重标准值（kg）

年龄	月龄	-3SD	-2SD	-1SD	中位数	+1SD	+2SD	+3SD
出生	0	2.26	2.58	2.93	3.32	3.73	4.18	4.66
	1	3.09	3.52	3.99	4.51	5.07	5.67	6.33
	2	3.94	4.47	5.05	5.68	6.38	7.14	7.97
	3	4.69	5.29	5.97	6.70	7.51	8.40	9.37
	4	5.25	5.91	6.64	7.45	8.34	9.32	10.39
	5	5.66	6.36	7.14	8.00	8.95	9.99	11.15
	6	5.97	6.70	7.51	8.41	9.41	10.50	11.72
	7	6.24	6.99	7.83	8.76	9.79	10.93	12.20
	8	6.46	7.23	8.09	9.05	10.11	11.29	12.60
	9	6.67	7.46	8.35	9.33	10.42	11.64	12.99
	10	6.86	7.67	8.58	9.58	10.71	11.95	13.34
	11	7.04	7.87	8.80	9.83	10.98	12.26	13.68
1岁	12	7.21	8.06	9.00	10.05	11.23	12.54	14.00
	15	7.68	8.57	9.57	10.68	11.93	13.32	14.88
	18	8.13	9.07	10.12	11.29	12.61	14.09	15.75
	21	8.61	9.59	10.69	11.93	13.33	14.90	16.66
2岁	24	9.06	10.09	11.24	12.54	14.01	15.67	17.54

年龄	月龄	-3SD	-2SD	-1SD	中位数	+1SD	+2SD	+3SD
	27	9.47	10.54	11.75	13.11	14.64	16.38	18.36
	30	9.86	10.97	12.22	13.64	15.24	17.06	19.13
	33	10.24	11.39	12.68	14.15	15.82	17.72	19.89
3岁	36	10.61	11.79	13.13	14.65	16.39	18.37	20.64
	39	10.97	12.19	13.57	15.15	16.95	19.02	21.39
	42	11.31	12.57	14.00	15.63	17.50	19.65	22.13
	45	11.66	12.96	14.44	16.13	18.07	20.32	22.91
4岁	48	12.01	13.35	14.88	16.64	18.67	21.01	23.73
	51	12.37	13.76	15.35	17.18	19.30	21.76	24.63
	54	12.74	14.18	15.84	17.75	19.98	22.57	25.61
	57	13.12	14.61	16.34	18.35	20.69	23.43	26.68
5岁	60	13.50	15.06	16.87	18.98	21.46	24.38	27.85
	63	13.86	15.48	17.38	19.60	22.21	25.32	29.04
	66	14.18	15.87	17.85	20.18	22.94	26.24	30.22
	69	14.48	16.24	18.31	20.75	23.66	27.17	31.43
6岁	72	14.74	16.56	18.71	21.26	24.32	28.03	32.57
	75	15.01	16.90	19.14	21.82	25.06	29.01	33.89
	78	15.30	17.27	19.62	22.45	25.89	30.13	35.41
	81	15.66	17.73	20.22	23.24	26.95	31.56	37.39

附表-4　7岁以下女童体重标准值（kg）

年龄	月龄	-3SD	-2SD	-1SD	中位数	+1SD	+2SD	+3SD
出生	0	2.26	2.54	2.85	3.21	3.63	4.10	4.65
	1	2.98	3.33	3.74	4.20	4.74	5.35	6.05
	2	3.72	4.15	4.65	5.21	5.86	6.60	7.46
	3	4.40	4.90	5.47	6.13	6.87	7.73	8.71
	4	4.93	5.48	6.11	6.83	7.65	8.59	9.66
	5	5.33	5.92	6.59	7.36	8.23	9.23	10.38
	6	5.64	6.26	6.96	7.77	8.68	9.73	10.93
	7	5.90	6.55	7.28	8.11	9.06	10.15	11.40
	8	6.13	6.79	7.55	8.41	9.39	10.51	11.80
	9	6.34	7.03	7.81	8.69	9.70	10.86	12.18
	10	6.53	7.23	8.03	8.94	9.98	11.16	12.52
	11	6.71	7.43	8.25	9.18	10.24	11.46	12.85
1岁	12	6.87	7.61	8.45	9.40	10.48	11.73	13.15

年龄	月龄	-3SD	-2SD	-1SD	中位数	+1SD	+2SD	+3SD
	15	7.34	8.12	9.01	10.02	11.18	12.50	14.02
	18	7.79	8.63	9.57	10.65	11.88	13.29	14.90
	21	8.26	9.15	10.15	11.30	12.61	14.12	15.85
2 岁	24	8.70	9.64	10.70	11.92	13.31	14.92	16.77
	27	9.10	10.09	11.21	12.50	13.97	15.67	17.63
	30	9.48	10.52	11.70	13.05	14.60	16.39	18.47
	33	9.86	10.94	12.18	13.59	15.22	17.11	19.29
3 岁	36	10.23	11.36	12.65	14.13	15.83	17.81	20.10
	39	10.60	11.77	13.11	14.65	16.43	18.50	20.90
	42	10.95	12.16	13.55	15.16	17.01	19.17	21.69
	45	11.29	12.55	14.00	15.67	17.60	19.85	22.49
4 岁	48	11.62	12.93	14.44	16.17	18.19	20.54	23.30
	51	11.96	13.32	14.88	16.69	18.79	21.25	24.14
	54	12.30	13.71	15.33	17.22	19.42	22.00	25.04
	57	12.62	14.08	15.78	17.75	20.05	22.75	25.96
5 岁	60	12.93	14.44	16.20	18.26	20.66	23.50	26.87
	63	13.23	14.80	16.64	18.78	21.30	24.28	27.84
	66	13.54	15.18	17.09	19.33	21.98	25.12	28.89
	69	13.84	15.54	17.53	19.88	22.65	25.96	29.95
6 岁	72	14.11	15.87	17.94	20.37	23.27	26.74	30.94
	75	14.38	16.21	18.35	20.89	23.92	27.57	32.00
	78	14.66	16.55	18.78	21.44	24.61	28.46	33.14
	81	14.96	16.92	19.25	22.03	25.37	29.42	34.40

附表 -5   7岁以下男童头围标准值（cm）

年龄	月龄	-3SD	-2SD	-1SD	中位数	+1SD	+2SD	+3SD
出生	0	30.9	32.1	33.3	34.5	35.7	36.8	37.9
	1	33.3	34.5	35.7	36.9	38.2	39.4	40.7
	2	35.2	36.4	37.6	38.9	40.2	41.5	42.9
	3	36.7	37.9	39.2	40.5	41.8	43.2	44.6
	4	38.0	39.2	40.4	41.7	43.1	44.5	45.9
	5	39.0	40.2	41.5	42.7	44.1	45.5	46.9
	6	39.8	41.0	42.3	43.6	44.9	46.3	47.7
	7	40.4	41.7	42.9	44.2	45.5	46.9	48.4
	8	41.0	42.2	43.5	44.8	46.1	47.5	48.9

续表

年龄	月龄	−3SD	−2SD	−1SD	中位数	+1SD	+2SD	+3SD
	9	41.5	42.7	44.0	45.3	46.6	48.0	49.4
	10	41.9	43.1	44.4	45.7	47.0	48.4	49.8
	11	42.3	43.5	44.8	46.1	47.4	48.8	50.2
1岁	12	42.6	43.8	45.1	46.4	47.7	49.1	50.5
	15	43.2	44.5	45.7	47.0	48.4	49.7	51.1
	18	43.7	45.0	46.3	47.6	48.9	50.2	51.6
	21	44.2	45.5	46.7	48.0	49.4	50.7	52.1
2岁	24	44.6	45.9	47.1	48.4	49.8	51.1	52.5
	27	45.0	46.2	47.5	48.8	50.1	51.4	52.8
	30	45.3	46.5	47.8	49.1	50.4	51.7	53.1
	33	45.5	46.8	48.0	49.3	50.6	52.0	53.3
3岁	36	45.7	47.0	48.3	49.6	50.9	52.2	53.5
	42	46.2	47.4	48.7	49.9	51.3	52.6	53.9
4岁	48	46.5	47.8	49.0	50.3	51.6	52.9	54.2
	54	46.9	48.1	49.4	50.6	51.9	53.2	54.6
5岁	60	47.2	48.4	49.7	51.0	52.2	53.6	54.9
	66	47.5	48.7	50.0	51.3	52.5	53.8	55.2
6岁	72	47.8	49.0	50.2	51.5	52.8	54.1	55.4

附表 −6　7 岁以下女童头围标准值（cm）

年龄	月龄	−3SD	−2SD	−1SD	中位数	+1SD	+2SD	+3SD
出生	0	30.4	31.6	32.8	34.0	35.2	36.4	37.5
	1	32.6	33.8	35.0	36.2	37.4	38.6	39.9
	2	34.5	35.6	36.8	38.0	39.3	40.5	41.8
	3	36.0	37.1	38.3	39.5	40.8	42.1	43.4
	4	37.2	38.3	39.5	40.7	41.9	43.3	44.6
	5	38.1	39.2	40.4	41.6	42.9	44.3	45.7
	6	38.9	40.0	41.2	42.4	43.7	45.1	46.5
	7	39.5	40.7	41.8	43.1	44.4	45.7	47.2
	8	40.1	41.2	42.4	43.6	44.9	46.3	47.7
	9	40.5	41.7	42.9	44.1	45.4	46.8	48.2
	10	40.9	42.1	43.3	44.5	45.8	47.2	48.6
	11	41.3	42.4	43.6	44.9	46.2	47.5	49.0
1岁	12	41.5	42.7	43.9	45.1	46.5	47.8	49.3
	15	42.2	43.4	44.6	45.8	47.2	48.5	50.0

续表

年龄	月龄	−3SD	−2SD	−1SD	中位数	+1SD	+2SD	+3SD
	18	42.8	43.9	45.1	46.4	47.7	49.1	50.5
	21	43.2	44.4	45.6	46.9	48.2	49.6	51.0
2 岁	24	43.6	44.8	46.0	47.3	48.6	50.0	51.4
	27	44.0	45.2	46.4	47.7	49.0	50.3	51.7
	30	44.3	45.5	46.7	48.0	49.3	50.7	52.1
	33	44.6	45.8	47.0	48.3	49.6	50.9	52.3
3 岁	36	44.8	46.0	47.3	48.5	49.8	51.2	52.6
	42	45.3	46.5	47.7	49.0	50.3	51.6	53.0
4 岁	48	45.7	46.9	48.1	49.4	50.6	52.0	53.3
	54	46.0	47.2	48.4	49.7	51.0	52.3	53.7
5 岁	60	46.3	47.5	48.7	50.0	51.3	52.6	53.9
	66	46.6	47.8	49.0	50.3	51.5	52.8	54.2
6 岁	72	46.8	48.0	49.2	50.5	51.8	53.1	54.4

二、计划免疫实施程序表

附表 - 7　计划免疫实施程序表

疫　苗	接种对象的月（年）龄	接种剂次	接种部位	接种途径	接种剂量/剂次	备　注
乙肝疫苗	0、1、6 月龄	3	上臂三角肌	肌内注射	酵母苗5g/0.5mL，CHO苗10μg/1mL、20μg/1mL	出生后 24 小时内接种第 1 剂次，第 1、2 剂次间隔≥28 天
卡介苗	出生时	1	上臂三角肌中部略下处	皮内注射	0.1mL	
脊髓灰质炎减毒丸活疫苗	2、3、4 月龄，4 周岁	4		口服	1 粒	第 1、2 剂次，第 2、3 剂次间隔均≥28 天
百白破疫苗	3、4、5 月龄，18～24 月龄	4	上臂外侧三角肌	肌内注射	0.5mL	第 1、2 剂次，第 2、3 剂次间隔均≥28 天
白破疫苗	6 周岁	1	上臂三角肌	肌内注射	0.5mL	
麻风疫苗（麻疹疫苗）	8 月龄	1	上臂外侧三角肌下缘附着处	皮下注射	0.5mL	
麻腮风疫苗（麻腮疫苗、麻疹疫苗）	18～24 月龄	1	上臂外侧三角肌下缘附着处	皮下注射	0.5mL	
乙脑减毒活疫苗	8 月龄，2 周岁	2	上臂外侧三角肌下缘附着处	皮下注射	0.5mL	
A 群流脑疫苗	6～18 月龄	2	上臂外侧三角肌附着处	皮下注射	30μg/0.5mL	第 1、2 剂次间隔 3 个月
A＋C 流脑疫苗	3 周岁，6 周岁	2	上臂外侧三角肌附着处		100μg/0.5mL	2 剂次间隔≥3 年；第 1 剂次与 A 群流脑疫苗第 2 剂次间隔≥12 个月
甲肝减毒活疫苗	18 月龄	1	上臂外侧三角肌附着处	皮下注射	1mL	
乙脑灭活疫苗	8 月龄（2 剂次），2 周岁，6 周岁	4	上臂外侧三角肌下缘附着处	皮下注射	0.5mL	第 1、2 剂次间隔 7～10 天
甲肝灭活疫苗	18 月龄，24～30 月龄	2	上臂三角肌附着处	肌内注射	0.5mL	2 剂次间隔≥6 个月

三、方剂名录

一　画

一贯煎（《续名医类案》）　北沙参　麦冬　当归　生地黄　枸杞子　川楝子

二　画

二至丸（《医方集解》）　女贞子　墨旱莲

二陈汤（《太平惠民和剂局方》）　半夏　橘红　白茯苓　炙甘草　乌梅　生姜

七味白术散（《小儿药证直诀》）　藿香　木香　葛根　人参　白术　茯苓　甘草

八珍汤（《正体类要》）　人参　白术　白茯苓　当归　川芎　白芍药　熟地黄　炙甘草　生姜　大枣

八正散（《太平惠民和剂局方》）　车前子　瞿麦　萹蓄　滑石　山栀子仁　炙甘草　木通　大黄　灯心草

人参五味子汤（《幼幼集成》）　人参　白术　茯苓　五味子　麦冬　炙甘草　生姜　大枣

三　画

三拗汤（《太平惠民和剂局方》）　麻黄　杏仁　甘草

大补阴丸（《丹溪心法》）　熟地黄　龟甲　知母　黄柏　猪脊髓

大青龙汤（《伤寒论》）　麻黄　桂枝　炙甘草　杏仁　生姜　大枣　石膏

大定风珠（《温病条辩》）　白芍药　牡蛎　阿胶　龟甲　地黄　麻仁　五味子　麦冬　炙甘草　鳖甲　鸡子黄

小青龙汤（《伤寒论》）　麻黄　桂枝　芍药　细辛　半夏　干姜　五味子　甘草

小蓟饮子（《玉机微义》）　生地黄　小蓟　滑石　木通　淡竹叶　炒蒲黄　藕节　当归　栀子　炙甘草

小儿回春丹（《上海市中药成药制剂规范》）　牛黄　冰片　朱砂　羌活　僵蚕　天麻　防风　麝香　雄黄　胆南星　天竺黄　川贝母　全蝎　白附子　蛇含石　钩藤　甘草

小承气汤（《伤寒论》）　大黄　厚朴　枳实

己椒苈黄丸（《金匮要略》）　防己　椒目　葶苈子　大黄

四　画

天麻钩藤饮（《杂病证治新义》）　天麻　钩藤　生决明　山栀　黄芩　川牛膝　杜仲　益母草　桑寄生　夜交藤　朱茯神

五苓散（《伤寒论》）　桂枝　泽泻　茯苓　猪苓　白术

五虎汤（《证治汇补》）　麻黄　杏仁　石膏　甘草　桑白皮　细辛　生姜

五味消毒饮（《医宗金鉴》）　金银花　野菊花　蒲公英　紫花地丁　紫背天葵子

五味异功散（《小儿药证直诀》）　人参　茯苓　白术　陈皮　甘草

牛黄清心丸（《痘疹世医心法》）　牛黄　黄芩　黄连　山栀　郁金　朱砂

化虫丸（《太平惠民和剂局方》）　胡粉　鹤虱　槟榔　苦楝根　白矾

丹参饮（《时方歌括》）　丹参　檀香　砂仁

乌梅丸（《伤寒论》）　乌梅　细辛　干姜　黄连　当归　附子　黄柏　桂枝　人参　川椒

六味地黄丸（《小儿药证直诀》）　熟地黄　山药　山萸肉　茯苓　泽泻　牡丹皮

六君子汤（《世医得效方》）　人参　白术　茯苓　甘草　陈皮　半夏

五　画

玉枢丹（《百一选方》）　山慈菇　麝香　千金子霜　雄黄　红芽大戟　朱砂　五倍子

玉屏风散（《医方类聚》）　防风　黄芪　白术

甘露消毒丹（《温热经纬》）　飞滑石　淡黄芩　绵茵陈　石菖蒲　川贝母　木通　藿香　连翘　白蔻仁　薄荷　射干

左归丸（《景岳全书》）　熟地黄　山药　山茱萸　菟丝子　枸杞子　川牛膝　鹿角胶　龟甲胶

左金丸（《丹溪心法》）　黄连　吴茱萸

石斛夜光丸（《原机启微》）　石斛　人参　山药　茯苓　甘草　肉苁蓉　枸杞子　菟丝子　生地黄　熟地黄　五味子　天冬　麦冬　苦杏仁　防风　川芎　麸炒枳壳　黄连　牛膝　菊花　盐蒺藜　青葙子　决明子　水牛角　羚羊角

右归丸（《景岳全书》）　熟地黄　山药　山茱萸　菟丝子　枸杞子　杜仲　附子　肉桂　当归　鹿角胶

龙胆泻肝汤（《兰室秘藏》）　龙胆草　泽泻　木通　车前子　当归　柴胡　生地黄　甘草

归脾汤（《正体类要》）　白术　当归　白茯苓　黄芪　龙眼肉　远志　酸枣仁　木香　甘草　人参

四神丸（《内科摘要》）　补骨脂　五味子　肉豆蔻　吴茱萸　生姜　大枣

生脉散（《备急千金要方》）　人参　麦冬　五味子

失笑散（《太平惠民和剂局方》）　五灵脂　蒲黄

白虎汤（《伤寒论》）　石膏　知母　粳米　甘草

白头翁汤（《伤寒论》）　白头翁　黄柏　黄连　秦皮

瓜蒌薤白半夏汤（《金匮要略》）　瓜蒌实　薤白　半夏　白酒

六　画

托里透脓汤（《医宗金鉴》）　人参　白术　穿山甲　白芷　升麻　甘草　当归

生黄芪　皂角刺　青皮

芍药甘草汤（《伤寒论》）　芍药　甘草

华盖散（《太平惠民和剂局方》）　麻黄　杏仁　甘草　桑白皮　紫苏子　赤茯苓　陈皮

血府逐瘀汤（《医林改错》）　桃仁　红花　当归　生地黄　牛膝　川芎　桔梗　赤芍药　枳壳　甘草　柴胡

羊肝丸（《类苑方》）　羊肝　夜明砂　蝉衣　木贼　当归

安宫牛黄丸（《温病条辨》）　牛黄　郁金　犀角（水牛角代）　黄连　山栀　朱砂　雄黄　冰片　麝香　珍珠　黄芩

异功散（《小儿药证直诀》）　人参　白术　茯苓　甘草　陈皮

防己黄芪汤（《金匮要略》）　防己　黄芪　甘草　白术

七　画

麦味地黄丸（《寿世保元》）　地黄　山茱萸　山药　茯苓　牡丹皮　泽泻　五味子　麦冬

苏子降气汤（《丹溪心法》）　苏子　半夏　当归　陈皮　甘草　前胡　厚朴　枳实

杏苏散（《温病条辨》）　杏仁　紫苏叶　橘皮　半夏　生姜　枳壳　桔梗　前胡　茯苓　甘草　大枣

杞菊地黄丸（《医级》）　熟地黄　山茱萸　茯苓　山药　牡丹皮　泽泻　枸杞子　菊花

连梅汤（《温病条辨》）　黄连　乌梅　麦冬　生地黄　阿胶

沙参麦冬汤（《温病条辨》）　沙参　麦冬　玉竹　桑叶　甘草　天花粉　白扁豆

良附丸（《良方集腋》）　高良姜　香附

补天大造丸（《回春》）　紫河车　生地黄　麦冬　天冬　杜仲　熟地黄　牛膝　当归　小茴香　川黄柏　白术　枸杞子　五味子　陈皮　干姜　侧柏叶

附子理中汤（《太平惠民和剂局方》）　人参　白术　炮姜　甘草　附子

附子泻心汤（《伤寒论》）　大黄　黄连　黄芩　附子

八　画

苓桂术甘汤（《金匮要略》）　茯苓　桂枝　白术　炙甘草

知柏地黄丸（《医宗金鉴》）　知母　黄柏　熟地黄　制山茱萸　牡丹皮　山药　茯苓　泽泻

使君子散（《证治准绳》）　炒使君子　甘草　芜荑　苦楝子

金匮肾气丸（《金匮要略》）　干地黄　山药　山茱萸　泽泻　茯苓　炮附子　桂枝

肥儿丸（《医宗金鉴》）　人参　茯苓　白术　黄连　胡黄连　使君子　山楂　神

曲　麦芽　芦荟　甘草

炙甘草汤（《伤寒论》）　炙甘草　生姜　人参　生地黄　桂枝　阿胶　麦冬　麻仁　大枣

河车八味丸（《幼幼集成》）　紫河车　地黄　牡丹皮　大枣　茯苓　泽泻　山药　麦冬　五味子　肉桂　熟附片　鹿茸

泻心导赤汤（《小儿药证直诀》）　木通　生地黄　黄连　甘草　灯心草

定喘汤（《摄生众妙方》）　白果　麻黄　苏子　甘草　款冬花　杏仁　桑白皮　黄芩　法半夏

定痫丸（《医学心悟》）　天麻　川贝　胆星　半夏　陈皮　茯苓　茯神　丹参　麦冬　菖蒲　远志　全蝎　僵蚕　琥珀　辰砂　竹沥　姜汁　甘草

实脾饮（《济生方》）　白术　茯苓　大腹皮　木瓜　厚朴　木香　草豆蔻　附子　干姜　甘草　生姜　大枣

参苓白术散（《太平惠民和剂局方》）　人参　茯苓　白术　桔梗　山药　甘草　白扁豆　莲子肉　砂仁　薏苡仁

参附龙牡救逆汤（《方剂学》）　人参　附子　龙骨　牡蛎　白芍药　炙甘草

参附汤（《校注妇人良方》）　人参　附子　生姜　大枣

九　画

指迷茯苓丸（《丹溪心法》）　茯苓　枳壳　半夏　风化　朴硝　生姜

荆防败毒散（《摄生众妙方》）　荆芥　防风　羌活　独活　柴胡　川芎　枳壳　茯苓　甘草　桔梗　前胡

茜根散（《证治准绳》）　茜草根　地榆　生地黄　山栀　黄芩　黄连　犀角　当归

胃苓汤（《丹溪心法》）　苍术　厚朴　陈皮　甘草　白术　桂枝　猪苓　茯苓　泽泻　生姜　大枣

保和丸（《丹溪心法》）　山楂　神曲　半夏　茯苓　陈皮　连翘　莱菔子

十　画

都气丸（《医宗己任编》）　熟地黄　山药　山茱萸　茯苓　泽泻　牡丹皮　五味子

真武汤（《伤寒论》）　茯苓　白芍药　炮附子　白术　生姜

桂枝甘草龙骨牡蛎汤（《伤寒论》）　桂枝　甘草　牡蛎　龙骨

桃红四物汤（《医宗金鉴》）　熟地黄　当归　白芍药　川芎　桃仁　红花

柴胡疏肝散（《医学统旨》）　陈皮　柴胡　川芎　香附　枳壳　芍药　甘草

逍遥散（《太平惠民和剂局方》）　柴胡　白术　白芍药　当归　茯苓　炙甘草　薄荷　煨姜

射干麻黄汤（《金匮要略》）　射干　麻黄　细辛　五味子　紫菀　款冬花　半夏

大枣　生姜

资生健脾丸（《兰台轨范》）　人参　白术　茯苓　山药　莲子肉　陈皮　麦芽　神曲　薏苡仁　芡实　砂仁　白扁豆　山楂　甘草　桔梗　藿香　白豆蔻　黄连

凉膈散（《太平惠民和剂局方》）　芒硝　大黄　栀子　连翘　黄芩　甘草　薄荷　竹叶　蜂蜜

益脾镇惊散（《医宗金鉴》）　人参　白术　茯苓　朱砂　钩藤　炙甘草　灯心草

消疳理脾汤（《医宗金鉴》）　芜荑　三棱　莪术　青皮（炒）　陈皮　芦荟　槟榔　使君子肉　甘草（生）　川黄连　胡黄连　麦芽（炒）　神曲（炒）

涤痰汤（《奇效良方》）　半夏　橘红　茯苓　甘草　竹茹　枳实　生姜　制胆南星　人参　石菖蒲

通窍活血汤（《医林改错》）　赤芍药　川芎　桃仁　红花　红枣　鲜姜　麝香　老葱

桑菊饮（《温病条辨》）　杏仁　连翘　薄荷　桑叶　菊花　苦桔梗　甘草　芦根

十一画

黄芪桂枝五物汤（《金匮要略》）　黄芪　桂枝　芍药　生姜　大枣

黄芪建中汤（《金匮要略》）　芍药　桂枝　炙甘草　生姜　大枣　饴糖

黄连解毒汤（《肘后备急方》）　黄连　黄柏　黄芩　栀子

黄连温胆汤（《六因条辨》）　半夏　陈皮　茯苓　枳实　竹茹　炙甘草　大枣　黄连

银翘散（《温病条辨》）　银花　连翘　豆豉　牛蒡子　薄荷　荆芥穗　桔梗　生甘草　淡竹叶　鲜芦根

麻黄连翘赤小豆汤（《伤寒论》）　麻黄　连翘　赤小豆　杏仁　生梓白皮　生姜　大枣　炙甘草

麻黄汤（《伤寒论》）　麻黄　桂枝　杏仁　甘草

麻杏石甘汤（《伤寒论》）　麻黄　杏仁　石膏　甘草

羚角钩藤汤（《重订通俗伤寒论》）　羚角片　霜桑叶　川贝母　生地黄　钩藤　菊花　茯神　白芍药　甘草　竹茹

清热泻脾散（《医宗金鉴》）　山栀子　生石膏　黄连　黄芩　生地黄　赤苓　灯心草

清金化痰汤（《杂病广要》引《统旨方》）　黄芩　山栀　桑白皮　知母　瓜蒌仁　贝母　麦冬　桔梗　甘草　橘红　茯苓

清瘟败毒饮（《疫疹一得》）　生石膏　生地黄　犀角（用水牛角代）　黄连　栀子　桔梗　黄芩　知母　赤芍药　玄参　连翘　甘草　牡丹皮　鲜竹叶

十二画

琥珀抱龙丸（《活幼心书》）　琥珀　天竺黄　檀香　人参　茯苓　甘草　枳实

朱砂　山药　天南星　金箔

　　葛根芩连汤（《伤寒论》）　　葛根　炙甘草　黄芩　黄连

　　葶苈大枣泻肺汤（《金匮要略》）　　葶苈子　大枣

　　普济消毒饮（《景岳全书》）　　黄芩　黄连　橘红　玄参　生甘草　连翘　牛蒡子　板蓝根　马勃　白僵蚕　升麻　柴胡　桔梗

　　温胆汤（《千金要方》）　　半夏　竹茹　枳实　陈皮　炙甘草　生姜

　　犀角地黄汤（《备急千金要方》）　　犀角　生地黄　牡丹皮　生芍药

十三画

　　新加香薷饮（《温病条辨》）　　香薷　金银花　鲜扁豆花　厚朴　连翘

十五画以上

　　镇惊丸（《医宗金鉴》）　　茯神　麦冬　朱砂　远志　石菖蒲　酸枣仁　牛黄　黄连　钩藤　珍珠　胆南星　天竺黄　犀角（水牛角代）　甘草

　　镇肝熄风汤（《医学衷中参西录》）　　生龟甲　生龙骨　生牡蛎　玄参　川楝子　茵陈　甘草　怀牛膝　生麦芽　生杭芍　生代赭石　天冬

　　礞石滚痰丸（《养生主论》）　　青礞石　沉香　大黄　黄芩

　　藿香正气散（《太平惠民和剂局方》）　　藿香　苏叶　白芷　桔梗　白术　厚朴　半夏曲　大腹皮　茯苓　陈皮　甘草

主要参考文献

1. 王雪峰. 中西医结合儿科学. 北京：中国中医药出版社，2012.
2. 王卫平. 儿科学. 第 8 版. 北京：人民卫生出版社，2013.
3. 汪受传，虞坚尔等. 中医儿科学. 第 9 版. 北京：中国中医药出版社，2012.
4. 吴力群. 中西医结合儿科学. 北京：科学出版社，2012.
5. 徐立新. 儿科学. 第 2 版. 北京：人民卫生出版社，2008.
6. 董湘玉. 儿科学. 北京：人民卫生出版社，2008.
7. 胡亚美. 诸福棠实用儿科学. 第 7 版. 北京：人民卫生出版社，2005.
8. 罗笑容，许尤佳等. 中西医结合儿科学. 第 2 版. 北京：科学出版社，2008.
9. 郁晓维. 中医儿科学. 北京：中国中医药出版社，2006.
10. 肖旭腾. 中西医结合儿科学. 广州：广东高等教育出版社，2007.
11. 鸥正武. 中西医结合儿科学. 北京：中国中医药出版社，2001.
12. 曾福善，徐华. 中西医结合儿科学. 北京：中医古籍出版社，2003.
13. 申惠鹏. 中西医结合儿科学. 高等教育出版社，2006.
14. 郑建，林东红等. 中西医结合儿科学. 北京：科学技术出版社，2011.